护理专业教辅系列丛书

新编
老年护理学
考题解析

主　编　曹雪楠　王　骏　刘　芹
副主编　高仁甫　叶钰芳
主　审　白姣姣
编委会主任　陈淑英
编　者（以姓氏笔画为序）
　　　　王　骏　上海健康医学院
　　　　乐玉平　上海电子信息职业技术学院
　　　　卢　湘　复旦大学附属华东医院
　　　　叶钰芳　复旦大学附属浦东医院
　　　　刘　芹　上海思博职业技术学院
　　　　陈淑英　复旦大学护理学院
　　　　张夏霖　上海东海职业技术学院
　　　　洪　平　上海中侨职业技术大学
　　　　高仁甫　上海市建筑工程学校
　　　　曹雪楠　上海中侨职业技术大学
　　　　蓝花红　上海中侨职业技术大学

复旦大学出版社

总　序

近年来，我国以高职率先改革来引领整个职业教育的发展取得了较大的成果，职业教育的认可度在不断提升；护理专业教学模式和课程体系改革呈现新的亮点；以"以人为本"的护理理念为依据，以知识、能力、素质综合发展和高等技术应用型护理人才的培养目标为导向，以高职高专护理职业技能的培养为根本的培养特色颇有彰显。为适应《高等职业教育创新发展行动计划(2015—2018年)》的精神；为更好地帮助考生全面、系统、准确地掌握护理学的教学内容和要求；为让护生能较好地通过护士执业资格考试，严格地进行护士执业注册，帮助他们做好考前复习工作，由上海地区为主的护理高校教学骨干和临床护理一线的护理专家共同编写了"护理专业教辅系列丛书"。

本套丛书包括《新编内科护理学考题解析》《新编外科护理学考题解析》《新编妇产科护理学考题解析》《新编儿科护理学考题解析》《新编急危重症护理学考题解析》《新编基础护理学考题解析》《新编老年护理学考题解析》和《新编健康评估考题解析》。丛书内容涵盖了各专科、各岗位需具备的基础理论、专业知识、技能技巧和护理服务实践等知识要点，不仅凸显高职高专护理教育的特色，体现最新护士执业资格考试大纲的精神要求，同时也满足了护理学科需要、教学需要和社会需要。

本套丛书在编写过程中得到了上海健康医学院、上海思博职业技术学院、上海立达学院、上海济光职业技术学院、上海中侨职业技术大学、上海震旦职业学院、上海城建职业学院、上海东海职业技术学院，以及同济大学附属同济医院和上海市肺科医院、复旦大学附属华东医院和儿科医院、上海交通大学附属儿童医院和医学院附属国际和平妇幼保健院等学校及医院有关护理骨干教师、专家的大力支持和帮助，在此一并表示衷心的感谢！

希望我们的护士们能不断学习、更新知识、提升技能，为提高护士整体素质和护理专业服务水平做出自己的贡献。

张玉侠

复旦大学附属中山医院护理部主任

复旦大学护理学院副院长

美国护理科学院院士(FAAN)

2019 年 9 月 10 日

前　言

随着社会经济发展和人类文明进步,人口老龄化已成为21世纪全球重大社会趋势。目前,我国老年人口增速和规模均居全球首位,人口老龄化将成为今后较长一段时期我国的重要国情,而老年护理人才的培养关乎未来老年护理事业的发展需求。本书是基于老年护理学课程要求及参考相关教材编写而成,旨在帮助学生深入学习老年护理学相关内容,扎实掌握各项技能。

本书以基本理论和基本知识"必须、够用、能用"为原则,遵循科学、严谨、客观、规范的命题思路,注重基本技能、人文素质和工作态度的培养,帮助护生掌握和熟悉护理专业基础知识、专业知识和专业实践,力求在定位和内容选择上符合当今护理学专业的培养目标。

全书共分11章,包括绪论、老年护理相关理论、老年人的健康评估、老年人的健康保健与养老照顾、老年人的心理卫生与精神护理、老年人的日常生活护理、老年人的安全用药与护理、老年人常见健康问题与护理等;共有4种题型,包括选择题(A1型、A2型、A3型和A4型)、名词解释题、简述问答题和综合应用题,均为目前常见的护理专业考试题型;每章后有答案,部分选择题附有解析,便于读者参考。本书命题范围广,题型全面,题量丰富,针对性强,重点突出,反映难点,是考生复习强化课程知识的必备用书,也可作为护士执业资格考试和护师、主管护师资格考试的参考书。

本书在编写过程中得到了编者所在学校和医院领导的大力支持和帮助,在此表示真诚的感谢!限于编者的学识水平,书中难免会有疏漏或不足之处,恳请广大师生和读者不吝指正,以不断完善。

曹雪楠

2022 年 11 月

题型与解题说明

本书采用的题型共有选择题、名词解释题、简述问答题和综合应用题四大类。题目的内容侧重于认知领域,包括记忆、理解、应用、分析、综合和评价6个层次能力的训练。

一、选择题

1. A1型单项选择题:即单句型最佳选择题,由1个题干和5个备选答案组成,答题时只能选择其中1个符合题意要求的最佳答案,其余4个为干扰选项。A1型单项选择题主要考核对知识的记忆、理解、应用及初步分析、综合应用能力。

2. A2型单项选择题:即病历摘要型最佳选择题,由1个叙述性题干(即1个小病例)和5个备选答案组成,经答题者运用所学的知识对题目进行分析、综合、判断后选择1个最佳答案。A2型单项选择题主要考核对知识的分析、综合应用能力。

3. A3型单项选择题:即病历组型最佳选择题。此种题型有共用题干,题干为1个病情案例,然后提出几个相关的问题。每个问题均与案例有关,但测试点不同,问题之间相互独立。每个问题有5个备选答案,要求选择出最佳答案。A3型单项选择题主要考核判断能力和应用能力。

4. A4型单项选择题:即病历串型最佳选择题。此种题型也有共用题干,与A3型相似,题干部分叙述一案例,然后提出3个以上问题。当病情展开时,可以增加新的信息,问题也随之变化。每个问题由5个备选答案组成,只有1个是最佳答案。A4型单项选择题主要考核综合分析和综合应用能力。

选择题中有"＊"号者附有解析。

二、名词解释题

名词解释题需简要答出定义、基本原理和临床意义,主要考核对知识的记忆和理解能力。

三、简述问答题

简述问答题要求答题围绕问题中心,扼要阐明,主要考核对知识的应用、分析和综合应用能力。

四、综合应用题

综合应用题的资料来自临床真实病例,具有全面性、系统性,可供推理和综合分析,主要考核理论联系实际的逻辑思维能力、用书本知识解决复杂而抽象问题的能力,以及在新情况下提出独特见解(评价)的能力。

目 录

第一章 绪论 ·· 1
  选择题 ·· 1
  名词解释题 ··· 5
  简述问答题 ··· 6
  综合应用题 ··· 6
  答案与解析 ··· 6

第二章 老年护理相关理论 ·· 13
  选择题 ·· 13
  名词解释题 ··· 16
  简述问答题 ··· 16
  综合应用题 ··· 16
  答案与解析 ··· 17

第三章 老年人的健康评估 ·· 21
  选择题 ·· 21
  名词解释题 ··· 33
  简述问答题 ··· 34
  综合分析题 ··· 34
  答案与解析 ··· 35

第四章 老年人的健康保健与养老照顾 ··· 44
  选择题 ·· 44
  名词解释题 ··· 48
  简述问答题 ··· 48
  综合应用题 ··· 48
  答案与解析 ··· 49

第五章 老年人的心理卫生与精神护理 ·················· 53
    选择题 ·· 53
    名词解释题 ·· 58
    简述问答题 ·· 58
    综合应用题 ·· 59
    答案与解析 ·· 60

第六章 老年人的日常生活护理 ································ 72
    选择题 ·· 72
    名词解释题 ·· 83
    简述问答题 ·· 83
    综合应用题 ·· 84
    答案与解析 ·· 84

第七章 老年人的安全用药与护理 ······························ 91
    选择题 ·· 91
    名词解释题 ·· 95
    简述问答题 ·· 96
    综合应用题 ·· 96
    答案与解析 ·· 96

第八章 老年人常见健康问题与护理 ························ 100
    选择题 ·· 100
    名词解释题 ·· 112
    简述问答题 ·· 112
    综合应用题 ·· 113
    答案与解析 ·· 113

第九章 老年人常见疾病与护理 ································ 121
    选择题 ·· 121
    名词解释题 ·· 159
    简述问答题 ·· 159
    综合应用题 ·· 160
    答案与解析 ·· 160

第十章 老年人的临终关怀 ·········· 174
    选择题 ·········· 174
    名词解释题 ·········· 178
    简述问答题 ·········· 178
    综合应用题 ·········· 178
    答案与解析 ·········· 178

第十一章 老年人虐待问题与老年人权益保障 ·········· 182
    选择题 ·········· 182
    名词解释题 ·········· 185
    简述问答题 ·········· 185
    综合应用题 ·········· 186
    答案与解析 ·········· 186

主要参考文献 ·········· 190

第一章

绪论

选择题(1-1~1-52)

A1型单项选择题(1-1~1-52)

1-1 平均寿命一般是指
   A. 生命的质量,是以死亡作为终点
   B. 生命的长度,是以死亡作为终点
   C. 生命的起点,是以死亡作为终点
   D. 生命的开始,是以老化作为终点
   E. 生命的结束,是以衰老作为终点

1-2 根据国家卫生健康委员会发布的统计公报,2019年我国居民人均预期寿命达到
   A. 69.1岁   B. 71.4岁
   C. 73.8岁   D. 76.3岁
   E. 77.3岁

1-3* 按生长期测算法,人的最高寿命应该为多少岁
   A. 102~135岁   B. 104~145岁
   C. 106~155岁   D. 108~165岁
   E. 110~175岁

1-4 健康期望寿命的终点是指
   A. 日常生活自理能力的丧失
   B. 日常生活自理能力的缺陷
   C. 日常生活自理能力的降低
   D. 日常生活自理能力的增强
   E. 日常生活基本能自理

1-5 在全球范围内,下列哪个国家国民的健康期望寿命最长
   A. 美国   B. 德国
   C. 英国   D. 日本
   E. 中国

1-6* 中华医学会老年医学分会提出我国现行的老年人划分标准为
   A. 55岁以上   B. 60岁以上
   C. 65岁以上   D. 70岁以上
   E. 75岁以上

1-7 世界卫生组织(WHO)提出发达国家老年人的划分标准为
   A. 55岁以上   B. 60岁以上
   C. 65岁以上   D. 70岁以上
   E. 75岁以上

1-8* WHO根据现代人生理、心理结构上的变化,将长寿老人的年龄界限定为
   A. 60岁以上   B. 65岁以上
   C. 70岁以上   D. 80岁以上
   E. 90岁以上

1-9 WHO将发展中国家老龄化社会的标准定义为
   A. 60岁以上人口占总人口的10%以上
   B. 60岁以上人口占总人口的9%以上
   C. 60岁以上人口占总人口的7%以上
   D. 60岁以上人口占总人口的5%以上
   E. 60岁以上人口占总人口的3%以上

1-10 我国开始进入老年型国家是在
   A. 1978年   B. 1982年
   C. 1990年   D. 1999年
   E. 2002年

1-11 目前世界上老年人绝对数最多的国家是
   A. 印度   B. 日本
   C. 中国   D. 美国

E. 澳洲

1-12 世界人口老龄化趋势的特点,除外下列哪项
A. 女性占老年人口中的少数
B. 人口老龄化的速度加快
C. 人均寿命不断延长
D. 高龄老年人口增长速度最快
E. 发展中国家老年人口增长速度快

1-13 WHO在2016年发布的报告中显示,寿命的最大振幅出现在下列哪个洲
A. 大洋洲　　　B. 北美洲
C. 欧洲　　　　D. 非洲
E. 亚洲

1-14* 下列有关我国人口老龄化主要特点的叙述中不正确的是
A. 老年人口绝对数占世界第一位
B. 人口老化进展迅速
C. 地区发展不平衡
D. 经济发展与人口老化速度同步化
E. 与空巢化、少子化等问题伴随

1-15 根据中国大健康产业发展报告,2050年老年人口及老龄化预测
A. 60岁及以上老年人口占全国总人口的比例为34.10%
B. 60岁及以上老年人口占全国总人口的比例为28.10%
C. 60岁及以上老年人口占全国总人口的比例为22.36%
D. 60岁及以上老年人口占全国总人口的比例为7.63%
E. 60岁及以上老年人口占全国总人口的比例为6.59%

1-16 我国人口老龄化的特点常与下列哪些问题伴随
A. 高龄化、空巢化、贫困化、多子化
B. 高龄化、空巢化、富裕化、少子化
C. 高龄化、空巢化、贫困化、少子化
D. 高龄化、满堂化、贫困化、少子化
E. 高龄化、空巢化、贫困化、男性化

1-17 我国人口老龄化发展不平衡的具体表现,以下叙述中错误的是
A. 农村比城市先老
B. 东部比西部先老
C. 老龄化进度出现阶段性不平衡
D. 北京是我国最早进入老龄化的地区
E. 我国人口老龄化是一个非自然过程

1-18 人口老龄化的主要影响因素是
A. 社会负担减轻
B. 养老服务供需矛盾突出
C. 少子化家庭越来越少
D. 社会保障费用降低
E. 对医疗保险的需求减少

1-19 据2020年预测,大约需几个劳动年龄人口负担1个老人
A. 1　　　　　B. 2
C. 3　　　　　D. 4
E. 5

1-20 社会对老年人保障费用的主要支出项目是
A. 医疗费用和养老金
B. 各种涉老救助
C. 社会福利待遇
D. 居家长护服务
E. 每年增加工资

1-21 老年常见病病人对医疗保健需求的重点,一般不包括
A. 中医养生保健常识
B. 性功能指导知识
C. 用药指导和心理疏导
D. 日常饮食和生活起居
E. 常见疾病康复

1-22* 按照民政部《全国民政人才中长期发展规划(2010—2020年)》的目标,为满足我国老龄事业养老服务的发展需求,最主要需要培养
A. 高级实践护士　　B. 专科护理人员
C. 中级职称护士　　D. 助理护士
E. 持证上岗的养老护理员

1-23 养老护理员的职业定义为
A. 对老年人饮食进行指导、喂餐的服务人员
B. 对老年人生活进行照料、护理的服务人员
C. 对老年人疾病进行治疗、护理的服务人员
D. 对老年人健康进行评估、康复的服务人员
E. 对老年人进行卫生宣教、教育的服务人员

1-24* 按照养老护理员的职业等级划分,初级为
A. 五级　　　　B. 四级
C. 三级　　　　D. 二级
E. 一级

1-25* 养老护理员的培训期限,四级不少于多少标准学时
A. 180　　　　B. 150
C. 120　　　　D. 90
E. 60

1-26 下列哪项不是我国特色的应对人口老龄化问题的有效途径
A. 抓住有利时机,加快经济发展步伐
B. 强化根本利用,完善社会保障和养老服务
C. 满足老有所医,健全医疗保健防护体系
D. 减少老年人的文化生活,降低资源消费
E. 创建优良环境,实现健康老龄化和积极老龄化

1-27 1997年美国经济学家安德鲁·梅森首先提出对经济发展十分有利的是
A. 人口红利　　B. 信贷有力
C. 资源消耗　　D. 老有所养
E. 自我照顾

1-28* 老龄工作的目标"六个老有"中,下列哪项为核心

A. 老有所乐　　B. 老有所养
C. 老有所医　　D. 老有所为
E. 老有所学

1-29 WHO于1990年9月在哥本哈根会议上提出并在全世界积极推行的老年人健康生活目标是
A. 抚养比　　　B. 积极老龄化
C. 人口老龄化　D. 健康老龄化
E. 人口机会窗口

1-30 2002年马德里国际大会上提出的应对人口老龄化新思维是指下列哪项
A. 积极老龄化　B. 健康老龄化
C. 人口老龄化　D. 时尚老龄化
E. 心态老龄化

1-31 我国老年人最缺乏的是下列哪项
A. 信任感　　　B. 归属感
C. 自尊感　　　D. 失落感
E. 依赖感

1-32* 老年学的英文是
A. gerontology
B. gerontological nursing
C. geriatrics
D. sociology of gerontology
E. psychology of aging

1-33 在老年学的分支学科中,研究人类衰老的机制、人体的老年性变化及老年病防治的学科是
A. 老年学　　　B. 老年医学
C. 老年护理学　D. 老年社会学
E. 老年生物学

1-34 老年医学不包括
A. 老年基础医学　B. 老年流行病学
C. 老年临床医学　D. 老年康复医学
E. 老年护理学

1-35 1987年美国护士协会提出用"老年护理学"来代替下列哪项概念
A. 老年病理学　　B. 临终关怀护理
C. 老年病护理　　D. 老年痴呆护理
E. 精神障碍护理

1-36 下列哪项不属于老年护理的特点
   A. 需要社会家庭的共同努力
   B. 参与及引领多学科合作
   C. 强调团队合作
   D. 加强与老年人的沟通协调
   E. 在一个场所（居家）服务

1-37 老年护理的最终目标是
   A. 增强老年人自我照顾能力
   B. 延缓老年人器官衰退与恶化
   C. 提高老年人的生活质量
   D. 让老年人安享晚年
   E. 加强老年人的自我保护意识

1-38 正确的老年护理原则是
   A. 满足需求、早期防护、关注整体、因人施护、面向社会、连续照护
   B. 长期照护、关注个体、面向医院、注重治疗、因人施护、适当照料
   C. 面向家庭、早期防护、长期住院、重点康复、关注个体、医疗照护
   D. 关注整体、面向社区、因人施护、间歇照护、满足需求、临终护理
   E. 自我保护、自理生活、自我照顾、居家养老、提供服务、长护照料

1-39 1982年联合国大会批准"维也纳老龄问题国际行动计划"时，秘书长瓦尔德海姆就提出
   A. 以日本为代表的亚洲方式，是全世界解决老年问题的榜样
   B. 以中国为代表的亚洲方式，是全世界解决老年问题的榜样
   C. 以韩国为代表的亚洲方式，是全世界解决老年问题的榜样
   D. 以英国为代表的欧洲方式，是全世界解决老年问题的榜样
   E. 以美国为代表的北美洲方式，是全世界解决老年问题的榜样

1-40 对高龄老人的特殊需求，以下哪三个方面的基本服务需求尤为突出
   A. 预防疾病、治疗护理、临终关怀护理
   B. 心理疏导、社会福利、增强自理能力
   C. 医疗保健、精神安慰、日常生活照料
   D. 早期预防、积极治疗、提高治愈效果
   E. 健康教育、康复医疗、满足临终愿望

1-41 老年护理道德准则不包括以下哪项
   A. 尊老爱老，扶病解困
   B. 热忱服务，一视同仁
   C. 高度负责，精益求精
   D. 认真恪守，慎独精神
   E. 处理问题，随意进行

1-42 目前我国主要是参照以下哪个国家的老年护理职业标准
   A. 日本   B. 韩国
   C. 瑞士   D. 美国
   E. 加拿大

1-43 美国第一本《老年护理学》教材出版的时间是
   A. 1950年   B. 1968年
   C. 1976年   D. 1985年
   E. 1990年

1-44* 有关美国老年护理的发展，下列哪项不符合
   A. 1900年，作为一门学科出现
   B. 1966年，确立了老年护理专科委员会
   C. 1975年，颁发老年护理专科证书
   D. 1993年，开始证书考试并颁发特殊的老年护理执业执照
   E. 美国护士协会编写了《老年护理能力与实践标准》

1-45* 对老年护理高级实践护士的要求是
   A. 本科或本科以上学历
   B. 临床护理工作1年以下
   C. 经过护士执业考试并取得资格证
   D. 须经过专业考试并取得专业执照
   E. 具备老年护理的一般常识和技能

1-46 老年护理实践中大力开展循证护理的优点不包括下列哪项
   A. 提升服务资源的利用率

B. 提高老年人的照护质量
C. 增强护士的专业能力和防止护士的流失
D. 促进老年护理实践知识的汇集与共享
E. 促进老年护理服务的标准化和经济化

1-47 下列适用于生活不能自理老年人的养护机构是
A. 老年公寓　　B. 日间护理院
C. 养老院　　　D. 临时托老所
E. 老年病专科医院

1-48* 有关不同国家的老年护理特色的叙述，下列不妥的是
A. 日本有完善的家庭护理和法律保障
B. 加拿大设有老年照护创新中心
C. 瑞典有网络化服务管理
D. 美国有多元化护理服务
E. 挪威老年人有长护工服务

1-49 1988年我国第一所老年护理医院在下列哪个省(市)成立
A. 北京　　　B. 上海
C. 天津　　　D. 重庆
E. 深圳

1-50 根据特定的国情和传统文化，我国主要的养老模式为
A. 居家养老
B. 老年公寓养老
C. 养老院养老
D. 日间护理院养老
E. 老年病医院

1-51 人口老龄化带来的最大难题是
A. 老年人口的医疗问题
B. 老年人口的空巢问题
C. 老年人口的抚养和照料问题
D. 老年人口的需求和康复问题
E. 老年人口的休息和锻炼问题

1-52* 有关上海地区可申请享受老年人长期护理保险待遇的叙述，下列哪项是错误的
A. 年龄60周岁及以上
B. 参加本市职工医疗保险或居民医疗保险
C. 已按规定办理申领基本养老金手续
D. 评估结果的有效期为60个工作日
E. 按统一照护需求评估，评估等级为2～6级，在评估有效期内

名词解释题(1-53~1-80)

1-53 老年
1-54 衰老
1-55 老化的丘比特标准
1-56 时序年龄
1-57 心理年龄
1-58 生理学年龄
1-59 预期寿命
1-60 最高寿命
1-61 健康期望寿命
1-62 长寿老人
1-63 六十花甲
1-64 人口老龄化
1-65 高龄化
1-66 空巢化
1-67 留守老人
1-68 少子化
1-69 老年人口系数
1-70 老年人口指数
1-71 老龄化指数
1-72 年龄中位数
1-73 抚养比
1-74 人口红利
1-75 健康老龄化
1-76 积极老龄化
1-77 生活质量
1-78 银色浪潮
1-79 老年保健策略
1-80 养老机构

简述问答题(1-81~1-100)

1-81 中国人口的老龄化可分为哪几个阶段?
1-82 老化具有哪些特征?
1-83 测定最高寿命的常用方法有哪些?
1-84 中国人口的老龄化发展不平衡,具体表现在哪些方面?
1-85 健康长寿与哪些因素有关?
1-86 养老护理员培训对师资有哪些要求?
1-87 中国目前尚处在人口红利阶段,要有效地化解将来的"债务",主要的措施有哪些?
1-88 为什么说积极老龄化是应对人口老龄化的最佳策略?
1-89 简述老年护理学的特点。
1-90 为什么说老年护理的最终目标是提高老年人的生活质量?
1-91 为什么说老年护理要面向社会?
1-92 为什么对老年人要开展长期照护?
1-93 简述老年护理的道德准则。
1-94 老年护理学的发展大致经历了哪几个阶段?
1-95 美国老年护理专科护士的实践发展对我国的启示有哪些?
1-96 何谓原居安老?
1-97 何谓长期护理保险?日本的长期护理保险运作模式有哪些特点?
1-98 中国人口老龄化会带来哪些问题?如何应对?
1-99 试述老年保健的全面性原则。
1-100 简述老年专业护士应具备哪些素质。

综合应用题(1-101~1-102)

1-101 全社会老年人是一个衰弱的社会群体,面临多种生理老化、心理上的孤独、慢性疾病的折磨,他们迫切渴望老有所医、老有所养,希望能得到日常生活的照顾、精神呵护、多种需求,能安享晚年,因此老年护理是一项十分有意义的工作。

请解答:
(1) 老年护理的目标是什么?
(2) 老年护理学的范畴有哪些?
(3) 作为一名护士,在老年护理实践中应教会老人哪些常用的自我保健方法?

1-102 老人,男性,69岁。1个月前老伴因突发急性心肌梗死去世;儿子在外资企业工作,特别忙;女儿嫁给了日本人,长期居住在国外。儿女无法照顾老人,就把他送入养老院,他因此经常闷闷不乐,天天一个人在房间里发呆,也不和任何人说话。当护理人员问起他时,哭着诉说非常思念儿女和孙辈。

请解答:
(1) 根据WHO和我国对老年人群的年龄划分,该老人属于何类老人?
(2) 目前该老人表现出什么心理需求?
(3) 作为一名护士,应如何指导老人健康老化?

答案与解析

选择题

A1型单项选择题

1-1	B	1-2	E	1-3	E	1-4	A
1-5	D	1-6	B	1-7	C	1-8	E
1-9	A	1-10	D	1-11	C	1-12	A
1-13	D	1-14	D	1-15	A	1-16	C
1-17	D	1-18	B	1-19	C	1-20	A
1-21	B	1-22	E	1-23	B	1-24	A
1-25	B	1-26	D	1-27	C	1-28	B
1-29	D	1-30	A	1-31	B	1-32	A
1-33	B	1-34	E	1-35	C	1-36	E

第一章 绪论

1-37	C	1-38	A	1-39	B	1-40	C
1-41	E	1-42	D	1-43	A	1-44	E
1-45	D	1-46	C	1-47	C	1-48	E
1-49	B	1-50	A	1-51	C	1-52	D

部分选择题解析

1-3 解析：按怀孕期测算法推算得出的人类正常自然寿命应该在 100 岁以上。按细胞分裂次数与分裂周期测算得出的人类最高寿命是 120 岁。按性成熟期测算法推算得出的人类最高自然寿命应是 112~150 岁。按生长期测算法推算得出人的自然寿命应该为 110~175 岁。

1-6 解析：中华医学会老年医学分会提出，在我国 60 岁以上为划分老年人的通用标准。就年龄阶段而言 45~59 岁为老年前期，称中老年人；60~89 岁为老年期，称老年人；90 岁以上为长寿期，称长寿老人。

1-8 解析：WHO 根据现代人生理、心理结构上的变化，将人的年龄界限定为 44 岁以下为青年人，45~59 岁为中年人，60~74 岁为年轻老人，75~89 岁为老人，90 岁以上为长寿老人。

1-14 解析：我国人口老龄化的主要特点是老年人口绝对数占世界第一位，人口规模呈现总量扩张、增量提速的发展态势；人口老化进展迅速；地区发展不平衡，农村比城市先老，东部比西部先老；与高龄化、空巢化、贫困化、少子化等问题伴随；与发达国家相比，我国还属于低收入国家，呈现出"未富先老"和"未备先老"的状态，故我国人口老龄化与社会经济发展水平不相适应。

1-22 解析：按照民政部《全国民政人才中长期发展规划（2010—2020 年）》的目标，为满足我国老龄事业养老服务的发展需求，需要建立分层分级养老护理员培养制度，特别需要培养持证上岗的养老护理员。到 2020 年，培养具备老年学、护理学等专业基础知识，实践经验丰富的养老护理员 600 万人。

1-24 解析：养老护理员的职业等级分 4 级，分别为：初级（国家职业资格五级）、中级（国家职业资格四级）、高级（国家职业资格三级）、技师（国家职业资格二级）。

1-25 解析：养老护理员的培训期限，初级（五级）不少于 180 标准学时；中级（四级）不少于 150 标准学时；高级（三级）不少于 120 标准学时；技师（二级）不少于 90 标准学时。

1-28 解析：老龄工作的目标，即"六个老有"，是指老有所养、老有所医、老有所为、老有所学、老有所教、老有所乐。老有所养是核心，是其他"五个老有"的前提和基础。老有所养是指满足老年人衣、食、住、行的基本需要以及生活照料和精神慰藉的特殊需要。老有所医是重点和保障，是指满足老年人看病、治病的需要，这也是老年人生活中最关心的问题。老有所为是很多老年人晚年生活不可缺少的组成部分，他们用自己掌握的知识和技能，继续为我国现代化建设做出新的贡献。老有所学也是许多老年人生活的组成部分，根据自己的爱好，学习掌握一些新知识和新技能，既能陶冶情操，又能丰富生活。老有所教是通过思想政治教育，使广大老年人做到政治坚定、思想常新、理想永存。老有所乐是指通过开展各种各样适合老年人特点且内容丰富的文体活动，为老年人增添欢乐，使其幸福安度晚年。

1-32 解析：老年学的英文是 gerontology，老年护理学的英文是 gerontological nursing，老年医学的英文是 geriatrics，老年社会学的英文是 sociology of gerontology，老年心理学的英文是 psychology of aging。

1-44 解析：1900 年，美国明确把老年护理作为一门独立的专业；1966 年，确立了老年护理专科委员会；1975 年开始颁发老年护理专科证书；1993 年，开始证书考试并颁发特殊的老年护理执业执照；美国护士协会编写了《老年护理学实践范围与标准》，加拿大老年护理协会编写了《老年护理能力与实践标准》。

1-45 解析：对老年护理高级实践护士的要求是必须具备硕士或硕士以上学历；具备老年高级护理知识和技能；需经过专业考试，取得该专科的专业执照;具备临床护理专家的标准(指在某一专科护理领域,通过实践和学习达到硕士或者博士水平,具有较高水平的专科护理知识和技能,以及丰富的临床护理实践技能)。

1-48 解析:日本有完善的家庭护理,提供医院-社区-家庭护理机构的连续性服务;日本老年护理的迅速发展得益于较完善的各种法律制度的支持,尤其是 2000 年实施的《护理保险法》,保险的形式为强制性保险,具有社会保险性质。加拿大设有老年照护创新中心,研究设计一系列社区老年人照护用的文字工具和电子锦囊等。瑞典建立了完善的老年护理服务网络和机构,老年护理服务由政府管理和公共财政支出,成立了国家、地区各级健康管理委员会。在美国,通常老年人根据自己的身体状况和经济条件选择不同级别的养老机构进行老年护理,促进了美国多元化的护理服务。挪威的老年人护理主要通过居家养老、老年中心、老年护理院、老年疾病医院 4 种形式进行,老年护理服务的主要特点是安全快捷。

1-52 解析:上海地区可申请享受老年人长期护理保险待遇的要求包括:年龄 60 周岁及以上;参加本市职工医疗保险或居民医疗保险;已按规定办理申领基本养老金手续;按统一照护需求评估,评估等级为 2~6 级,在评估有效期内;评估结果的有效期为 2 年,"绿色通道"的有效期为 3 个月。老人在待遇有效期满后需要继续享受的,可在有效期满前 60 个工作日内,再次申请评估。

名词解释题

1-53 从生理意义上讲,老年是生命过程中组织器官走向老化和生理功能走向衰退的阶段,也即正常生命历程的最后阶段。

1-54 衰老是指机体对环境的生理和心理适应能力进行性降低、逐渐趋向死亡的现象。衰老可分为两类:生理性衰老和病理性衰老。

1-55 老化的丘比特标准包括 5 个特征:累计性、普遍性、渐进性、内生性和危害性。

1-56 时序年龄也称历法年龄,是按出生年月计算出的年龄,指个体离开母体后在地球上生存的时间。按时序年龄可分为:幼儿期(0~5 岁),童年期(6~11 岁),青春期(12~17 岁),青年期(18~24 岁),壮年期(25~44 岁),老年前期(45~59 岁),老年期(60~89 岁),长寿期(≥90 岁)。

1-57 心理年龄一般有两个含义:首先,常用心理年龄反映心情状态,心理年龄与时序年龄可不相符,心理年龄可较时序年龄年轻,亦可较时序年龄年老;其次,心理年龄是心理学"智力测验"的术语,系根据标准化测量表的"常模"(norm)以衡量智力水平。将心理年龄与时序年龄相对照,可看出受试者智力绝对水平的高低。

1-58 生理学年龄也称生物学年龄,是以正常个体生理学上或解剖学上的状况所推算的年龄,通常是同一功能状态的人的时序年龄平均值。

1-59 预期寿命也称平均寿命或平均期望寿命,是指通过回顾性死因统计和其他统计学方法,计算出特定人群能生存的平均数。它是衡量一个国家、民族和地区居民健康水平的指标之一;可以反映一个社会生活质量的高低。社会经济条件、卫生医疗水平限制着人的寿命。

1-60 最高寿命是指在没有外因干扰的条件下,从遗传学角度而言人类可能生存的最高年龄。例如,按性成熟期(14~15 岁)的 8~10 倍,生长期(20~25 岁)的 5~7 倍,细胞分裂次数(40~60 次)的 2.4 倍等来推算,人的最高寿命应该是 110~175 岁。

1-61 健康期望寿命是指去除残疾和残障后所得到的人类生存曲线,即个人在良好状态下的平均生存年数。健康期望寿命的终点是日常生活自理能力的丧失,因此平均期望寿命是健康预期寿命和寿终前依赖期的总和。

1-62 长寿老人是指 90 岁以上的老年人。

1-63 六十花甲是古代的一种年龄称谓。我国自古以来用天干地支互相错综相合纪年,可组成六十对干支,因而称作"六十干支"或"六十花甲子",所以六十岁又称作"花甲之年",花甲是对60岁以上老人的简称。

1-64 人口老龄化即社会老龄化,在人口学中被称为人口学转变,指从高出生率、高死亡率的年轻人群向低出生率、低死亡率的老年人群转变的过程,老年人口比例增高,即社会老龄化。

1-65 高龄化是指年龄在80岁以上的老年人群占60岁或65岁以上全体老年人的比例趋于上升的过程。高龄化与老龄化同是反映人口年龄结构的"老化"现象的指标。老龄化是老年人口占总人口的比例,高龄化是高龄老年人口占老年人口的比例。也就是说,高龄化是在老龄化的基础上孕育出来的,是"老龄人口中的老龄化"。

1-66 空巢是"空寂的巢穴"的意思,比喻小鸟离巢后的情景,现在空巢化被引申为老年人的子女离开后家庭的空虚、寂寞的状态。换句话说,空巢家庭即是指无子女共处,只剩下老年人独自生活的家庭。老年空巢家庭是指达到退休年龄,身边又无子女共同生活的老年人家庭,其中包括单身老年人家庭和夫妇两人家庭。

1-67 留守老人是指因子女长期离开户籍地进入城镇务工或经商或从事其他生产经营活动而在家留守的父母。农村留守老人中很多人生活特别简朴艰难,居住环境差;或承担着繁重的体力劳动;或担负着抚养、教育孙辈的重任;甚至遭遇排斥等。

1-68 少子化是指生育率下降,造成幼年人口逐渐减少的现象。少子化代表着未来人口可能逐渐变少,对于社会结构、经济发展等各方面都会产生重大影响。如果新一代增加的速度远低于上一代自然死亡的速度,更会造成人口不足,所以少子化是许多国家(特别是发达国家)非常关心的问题。

1-69 老年人口系数又称为老年人口比例,即老年人口占全部人口的比值,反映老龄化程度。WHO规定,≥60岁人口超过10%,或≥65岁人口超过7%的社会,即属老年型社会。

1-70 老年人口指数又称为老年人口负担系数,是指老年人口数占劳动力人口数(15~59岁)的百分比,表示劳动者负担老年人的轻重程度。

1-71 老龄化指数又称为老少比,即老年人口与少儿人口数之比,亦可反映人口老龄化的程度。

1-72 年龄中位数是指从零岁起,将每个年龄的人口总数逐年累加至总人口50%的人口数时的年龄,即较高年龄组与较低年龄组人各占一半时的年龄,也就是将全体人口按年龄大小排列,位于中间的年龄,可用来代表整个人口的年龄水平。年龄中位数可反映人口年龄结构的变化趋势。

1-73 抚养比即抚养系数,又称为社会负担系数,是指人口中非劳动年龄人口数与劳动年龄人口数之比。

1-74 人口红利是指在一个时期内生育率迅速下降,少儿与老年人抚养负担均相对较轻,总人口中劳动适龄人口比重上升,从而在老年人口比例达到较高水平之前,形成一个劳动力资源相对比较丰富,对经济发展十分有利的黄金时期。人口经济学家称之为人口机会窗口或人口红利,最初是由美国经济学家安德鲁·梅森于1997年首先提出。

1-75 健康老龄化是1990年9月WHO在哥本哈根会议上提出的,以应对人口老龄化的问题。其核心理念是生理健康、心理健康、适应社会良好,并将健康老龄化作为全球解决老龄问题的奋斗目标。

1-76 积极老龄化于2002年的马德里国际老龄大会上提出,它是"健康老龄化"的升级版,其基本含义是"提高老年人的生活质量,创造健康、参与、保障的最佳机遇"。

1-77 生活质量是指在一定时期内,在某一国家或地区,人们生活的社会环境和生活保障的状况,是反映人们生活的社会条件质量的特征及质量方面的具体范畴。生活质量的好坏,不仅取决于生产力发展的水平,而且取决于生产关系和社会制度的性质,特别是社会关系的状况。

1-78　21世纪是人类社会进入老龄化的世纪,有关人士将人口老龄化的发展趋势形象地比作"银色浪潮"。

1-79　老年保健策略的总体战略部署:贯彻全国老龄会议工作精神,构建更加完善的多渠道、多层次、全方位,即包括政府、社区、家庭和个人共同参与的老年保障体系,进一步形成老年人口寿命延长、生活质量提高、代际关系和谐、社会保障有力的健康老龄化社会的老年服务保健网络。做到老有所养、老有所医、老有所乐、老有所学、老有所教、老有所为。

1-80　养老机构是指为老年人提供饮食起居、清洁卫生、生活护理、健康管理和文体娱乐活动等的综合性服务机构。它可以是独立的法人机构,也可以是附属于医疗机构、企事业单位、社会团体或组织、综合性社会福利机构的一个部门或者分支机构,包括敬老院、养老院、福利院、护老院、护养院、老年公寓及老年护理院等。

简述问答题

1-81　中国人口的老龄化可分为3个阶段:第1阶段(2001—2020年)是快速老龄化阶段;第2阶段(2021—2050年)是加速老龄化阶段;第3阶段(2051—2100年)是稳定的重度老龄化阶段。

1-82　老化的特征:①累计性,即衰老非一朝一夕所致,是一些轻度或微量变化长期积累的结果,一旦表现出来则不可逆转;②普遍性,老化是同种生物在大致相同的时间范围内都可表现出来的现象,而且几乎所有生物都有老化过程;③渐进性,老化是持续渐进的演变;④内生性,老化源于生物固有的特性(如遗传),环境影响不是主要因素,但不排除受环境的影响;⑤危害性,老化过程一般对机体不利,使功能下降,乃至丧失,终至死亡。

1-83　测定最高寿命的常用方法:①按性成熟期计算。最高寿命(岁)=性成熟期(年)×(8~10)。②按生长期计算。布冯(Buffon)认为,哺乳动物的最高寿命为其生长期的5~7倍,一般称为Buffon寿命系数。最高寿命(岁)=生长期(年)×(5~7)。③按二倍体细胞分裂次数计算。美国著名老年医学专家哈夫利切克(Havflick)(1965)发现,不同种属动物的二倍体细胞在体外培养传代的次数各不相同,其传代次数与其寿命有一定内在联系。二倍体细胞传代次数越多者,则寿命越长;反之,则寿命短。

1-84　中国人口的老龄化发展不平衡,具体表现在:①城乡之间老龄化程度不平衡。农村人口老龄化的规模和速度均大于城市。目前,农村的老龄化水平高于城镇1.24%,这种城乡倒置的状况将一直持续到2040年。②老龄化地区之间分布不平衡。东部地区人口老龄化速度快于西部地区。人口老龄化发展不平衡趋势将在一定程度上影响国家的区域政策、地区经济布局及企业生产经营决策等。

1-85　健康长寿的相关因素包括良好心态、饮食健康、作息规律、日常保养、活动锻炼、遗传基因。

1-86　养老护理员培训对师资的要求:应具有本职业或相关专业较丰富的知识、实际操作经验和教学经验。培训初级养老护理员的教师应具有本职业高级职业资格证书(国家职业资格三级)或相关专业中级及以上专业技术职务任职资格;培训中级养老护理员的教师应具有本职业技师职业资格证书(国家职业资格二级)或相关专业高级以上专业技术职务任职资格;培训高级养老护理员和技师的教师应具有本职业技师职业资格证书3年以上或相关专业高级专业技术职务任职资格。

1-87　中国目前尚处在人口红利阶段,要有效地化解将来的"债务",主要的措施是:①长期保持经济又好又快增长;②尽快建立起覆盖全体居民的社会保障体系。

1-88　积极老龄化改变了以往人们的传统观点,即尽管老年人曾为社会进步做出了巨大贡献,但进入老年后,他们就成为社会的负担;强调老年人是被忽视的宝贵的社会资源,他们健康地参与社会、经济、文化与公共事务,将依然是社会财富的创造者和社会发展的积极贡献者。

1-89 老年护理学的特点:参与及引领多学科合作,在多种场合服务,强调团队合作,需要社会和家庭的共同努力。

1-90 因为老年护理的目标不仅是疾病的转归和寿命的延长,而应促进老年人在生理、心理和社会适应方面的完美状态,提高生活质量,体现生命意义和价值。老年人要在健康基础上长寿,做到年高不老,寿高不衰,更好地为社会服务,而不是单纯满足人们长寿的愿望,让老年人抱病余生。

1-91 老年护理的对象不仅是老年病人,还应包括健康的老人、老人家庭的成员。因此,老年护理必须兼顾医院、家庭和人群;护理工作场所不仅在病房,还应包括社区和全社会。

1-92 随着衰老,加上老年疾病病程长,并发症多、后遗症多,多数老年病人的生活自理能力下降,有的甚至出现严重的生理功能障碍,对护理工作有较大的依赖性,老年人需要连续性照顾,如医院外的预防性照顾、精神护理、家庭护理等。因此,开展长期护理是必要的。对各年龄段健康老人、患病老人均应做好细致、耐心、持之以恒的护理,减轻老年人因疾病和残疾而遭受的痛苦,缩短临终依赖期,对生命的最后阶段提供系统的护理和社会支持。

1-93 老年护理的道德准则:①尊老爱老,扶病解困;②热忱服务,一视同仁;③高度负责,技术求精。

1-94 老年护理学的发展大致经历了4个阶段:第1阶段,理论前期(1900—1955年),此期几乎没有任何理论作为执行护理实践活动的基础;第2阶段,理论初期(1955—1965年),老年护理的理论开始研究、建立、发展,第1本老年护理学教材问世;第3阶段,推行老年人医疗保险福利制度后期(1965—1981年),此期老年护理的专业活动和社会活动相结合;第4阶段,

1985年至今是完善和发展时期,此期形成了较完善的老年护理学理论并指导护理实践。

1-95 美国老年护理专科护士的实践标准、实践发展历程、实践范围以及美国护士资格认证中心(the American Nurses Credentialing Center,ANCC)对老年护理专科护士资格认证考试大纲等内容对我国老年护理专科护士的实践发展的启示有:需要加速培养老年专科护理人才,加快构建老年护理专科护士实践范围和标准,建立老年护理专科护士认证体系,以应对老龄化社会的发展,提高我国老年护理的专业化水平。

1-96 原居安老是指让老人养老不离家、不离亲、不离群的健康养老生活方式。体现社区与养老相结合、社区服务与社区养老相结合、社区养老与社会工作相结合;老人积极与邻里建立和谐的社交圈;体现老人社会价值,建立一种积极的养老理念,淡化老龄意识;追求精神生活的满意度,乐观面对晚年生活,提高晚年生活质量。

1-97 长期护理保险是指对因年老、疾病或伤残导致丧失日常生活能力而需要被长期照顾的人提供护理费用或护理服务的保险。日本长期护理保险运作模式具备以下特点:①保险筹资主体多元化;②护理服务层次化;③护理、医疗体系化;④护理服务预防化。日本在护理服务的评估过程中,对于可能成为被护理对象的老人设置"需要支援"服务层次,并对该层次人群进行护理预防。宗旨是:保持老年人身心健康,延缓其生活功能下降的趋势,进而减少进入护理状态的人数。具体措施包括改善老年人饮食结构、鼓励老年人自立、加强老年人保健等。目的是提高老年人护理预防意识,创设护理预防体系。

1-98 中国人口老龄化会带来的问题:劳动力减少、基本养老保险的支出总额加大、看病就医难、社会文化福利事业的发展与人口老龄化不适应、家庭养老功能减弱、老年卫生资源不足等。应对措施:①将实施健康老龄化战略纳入长期规划;②明确国家老龄工作的方向;③落

实到各地的发展计划中；④家庭养老和社会养老相结合，将实施健康老龄化战略纳入长期规划；⑤提高对老龄化问题的认识。

1-99 老年保健的全面性原则是老年保健需关注老年人的生理、心理和社会适应方面的问题，以及老年人在疾病的预防、治疗、康复和健康促进方面的问题。

1-100 老年专业护士应具备的素质：①职业道德素质，老年专业护士除应具备医务人员基本的道德素质外，还特别需要具备孝敬之心、耐心与细心和高度的慎独精神；②专业素质，要有扎实全面的专业知识，敏锐的观察能力，高超、娴熟的护理操作技术，良好的沟通技能。

综合应用题

1-101 （1）老年护理的目标是增强老年人的自我照顾能力，延缓恶化及衰退，提高生活质量，安享晚年。

（2）老年护理学的范畴：老年护理的主要工作是评估老年人健康及功能状态，制订相应的护理计划，并提供给老年人适当的护理和其他健康照顾的服务，最后评价照顾的效果。主要包括维护和促进心理健康，预防及尽量减少急、慢性疾病所造成的残障率，维持生命的尊严及舒适度，直至死亡。老年护理服务的目标是着重使老年人现有能力得到进一步发挥、恢复、保持并促进健康。老年护理人员的角色除了传统的护理照顾职责外，还包括作为协调者、沟通者、个案管理者、护理执业人员（个人或团体）的咨询者以及医疗团队里的成员或领导者、维护老年健康和权利的代言人和保护者。

（3）护士在老年护理实践中应教会老人自我保健常用的方法，包括精神心理卫生自我保健法、膳食营养自我保健法、运动自我保健法、传统医学自我保健法、物理自我保健法、生活调理自我保健法、药物自我保健法等。

1-102 （1）根据WHO和我国对老年人群的年龄划分，本题中的老人属于年轻老人。

（2）目前该老人表现出的心理需求是渴望亲情，希望得到家人、社会的关心爱护；希望待在和睦的环境中，家庭和睦、融洽，能互帮互助，友好相处。可谓"物质有价，亲情无价"。

（3）指导要点：积极认识老龄化和衰老；保持良好心境，学会自我疏导；合理膳食、均衡营养，适量运动、循序渐进；及早戒烟、限量饮酒；保证充足睡眠；定期自我监测血压、血糖，预防各种老年常见症状和常见病的发生；重视口腔保健和视、听功能下降，定期体检；外出随身携带健康应急卡。

（陈淑英）

第二章

老年护理相关理论

选择题(2-1~2-29)

A1型单项选择题(2-1~2-20)

2-1 基因程控理论由下列哪位学者提出
A. 列奥那多·海佛烈克(Leonard Hayflick)
B. 奥古斯特·魏斯曼(August Weismann)
C. 德罕·哈曼(Denham Harman)
D. 沃尔特·科恩(Walter Kohn)
E. 沃尔福特(Walford)

2-2* 下列哪种理论是人类行为的决定性因素
A. 人格发展理论 B. 隐退理论
C. 持续理论 D. 活跃理论
E. 自我效能理论

2-3* 下列哪种理论主张"天下没有不散的宴席"
A. 活跃理论 B. 隐退理论
C. 持续理论 D. 次文化理论
E. 年龄阶层理论

2-4* 下列哪种理论认为机体自我识别功能障碍可诱发一些严重疾病,加剧组织的老化
A. 持续理论
B. 免疫理论
C. 预期寿命和功能健康理论
D. 长寿和衰老理论
E. 人类需求理论

2-5 下列有关老化生物学理论的主要观点中错误的是
A. 生物老化影响所有有生命的生物体
B. 生物老化过程不同于病理过程
C. 生物老化不受非生物因素的影响
D. 机体内不同器官和组织的老化速度各不相同
E. 生物老化是随着年龄的增长而发生的

2-6* 下列哪项不属于老化的社会学理论
A. 预期寿命和功能健康理论
B. 隐退理论
C. 活跃理论
D. 年龄阶层理论
E. 次文化理论

2-7 下列哪种理论强调老年人应该用一定的时间和经历来回顾和总结自己的一生,进行自我整合
A. 人类基本需要层次理论
B. 隐退理论
C. 角色理论
D. 持续理论
E. 人格发展理论

2-8 自由基老化理论由下列哪位学者提出
A. 沃尔福特
B. 奥古斯特·魏斯曼
C. 列奥那多·海佛烈克
D. 德罕·哈曼
E. 沃尔特·科恩

2-9 免疫理论由下列哪位学者提出
A. 法伊拉(Failla)和西拉德(Sziland)
B. 奥古斯特·魏斯曼
C. 沃尔福特
D. 沃尔特·科恩

E. 德罕·哈曼

2-10 体细胞突变理论由下列哪些学者提出
A. 法伊拉和西拉德
B. 奥古斯特·魏斯曼
C. 沃尔福特
D. 沃尔特·科恩
E. 德罕·哈曼

2-11 分子交联理论由下列哪位学者提出
A. 法伊拉和西拉德
B. 奥古斯特·魏斯曼
C. 比约克斯滕
D. 沃尔特·科恩
E. 德罕·哈曼

2-12 老年次文化理论由下列哪位学者提出
A. 罗斯（Rose）
B. 奥洛夫尼科夫（Olovnikov）
C. 沃尔福特
D. 沃尔特·科恩
E. 德罕·哈曼

2-13 怀旧治疗又称为回忆疗法，其理论来源是
A. 弗洛伊德的发展理论
B. 艾里克森的心理-社会发展理论
C. 班杜拉的社会学习理论
D. 卡明和亨利的隐退理论
E. 弗洛姆的新精神分析理论

2-14* 下列哪种理论主张"老年人应与中年时代一样从事社会上的工作及参与社会活动"
A. 活跃理论　　B. 持续理论
C. 次文化理论　D. 年龄阶层理论
E. 隐退理论

2-15 下列哪种理论认为衰老与计算机编码的程序控制一样是按照预定程序进行的
A. 自由基理论
B. 分子交联理论
C. 基因程控理论
D. 体细胞突变理论

E. 人格发展理论

2-16 下列哪种理论从分子水平揭开了随机老化理论的序幕
A. 端粒-端粒酶假说理论
B. 免疫理论
C. 基因程控理论
D. 自由基理论
E. 神经内分泌理论

2-17 活跃理论认为
A. 社会与老年人之间有相互影响
B. 应该协助老年人适应退休后所面临的生活改变
C. 参与社会活动会让老年人对晚年生活的满意度增加
D. 老年人在社会团体中是一群非主流人群
E. 必须将人群按一定年龄间隔分成不同的年龄阶层

2-18 次文化理论观点认为
A. 应将人群按一定年龄间隔分成不同的年龄阶层，组成老年团体
B. 文化可以用来协助老年人适应退休后所面临的生活改变
C. 参与社会活动会让老年人对晚年生活满意度增加
D. 老年人在社会团体中是一群非主流人群，有自己特有的文化特质
E. 社会与老年人之间有某种相互影响

2-19 老化的生物学理论重点研究和探讨的是
A. 老化过程中生物体生理改变的特性和原因
B. 细胞如何老化
C. 遗传因素或环境因素的影响
D. 物理或化学刺激影响
E. 生理、心理、社会及环境方面的影响

2-20 老化的社会学理论解释
A. 社会与老年人之间的相互影响

B. 可以用来协助老年人适应退休后所面临的生活改变
C. 参与社会活动会让老年人对晚年生活的满意度增加
D. 老年人在社会团体中是一群非主流人群
E. 将人群按一定年龄间隔分成不同的年龄阶层

A2型单项选择题(2-21~2-26)

2-21 病人,男性,75岁。反复髋、膝等关节疼痛5年,常于阴冷天气、下雨时发作或加重,伴有轻度红肿和晨僵,活动有时可听到关节咔嗒声。X线检查显示膝、髋关节有骨赘改变。实验室检查无特殊发现。此病的主要发病机制是
A. 遗传基因理论
B. 自身免疫理论
C. 自身免疫理论和衰老理论
D. 神经内分泌理论
E. 衰老理论

2-22* 病人,女性,69岁。诊断为直肠癌,经手术治疗后病情稳定。随访中病人常询问自己还能活多久,癌症是否会复发。病人的这种反应可用下列哪种理论进行解释和分析
A. 疾病不确定理论
B. 慢性病归集模式
C. 弹性认知理论
D. 人格发展理论
E. 自我效能理论

2-23 病人,女性,79岁。2个月前被诊断为阿尔茨海默病。随访中家人抱怨病人的行为不可理喻,如怀疑天天照顾她的女儿偷家中的钱,不允许女儿进她的房间等。作为随访护士,下列给家属的建议中不妥的是
A. 可根据病人既往擅长并且现在尚保留的一些兴趣爱好,安排设计一些亲情活动,增加老人与家人的交流
B. 耐心与病人解释并找出证据证明女儿绝对不会偷她的钱
C. 将病人的这些行为看作是潜在的需求未能得到满足的表现
D. 找出病人可能未满足的需求并给予正确回应
E. 反思有无改变病人房间的陈设

2-24* 病人,男性,80岁。一直热爱参与老年大学组织的各种活动。家属认为老人高龄,应该在家多休息,减少外出以防意外发生。作为护士,可使用下列哪种理论对家属进行正确护理行为的引导
A. 隐退理论   B. 人格发展理论
C. 自由基理论   D. 活跃理论
E. 疾病不确定理论

2-25* 病人,男性,75岁。诊断为肺癌晚期。临终病房护士与病人交谈中,病人向护士哭诉自己不是一个好父亲,孩子们都对他很冷漠。作为护士,对于病人的自责,下列哪种分析和应对方法是正确的
A. 尽快联系病人的孩子,严厉教育他们应该理解处于临终阶段的父亲
B. 使用弗洛伊德的发展理论分析病人的问题
C. 帮助病人分析了解自己哪里做错了以及为什么会犯这些错误
D. 采用回忆疗法帮助病人接纳自己的过去,帮助老人获得人生的自我肯定
E. 首先应该告诉病人勇敢面对自己所犯的错误并积极纠正

2-26 病人,男性,65岁。诊断为慢性阻塞性肺疾病(COPD)。病人认为自己体能、耐力不好,自控力也很差,不愿意学习及接受肺功能锻炼。作为护士,可采用下列哪种理论指导病人增强其执行健康行为的自信心

A. 自我效能理论
B. 人格发展理论
C. 持续理论
D. 活跃理论
E. 疾病不确定理论

✎ **A3 型单项选择题(2-27～2-29)**

(2-27～2-29 共用题干)

病人,女性,60 岁。工程师。患高血压病 23 年,血压最高达到 190/116 mmHg,一般用药可以控制血压在正常范围。最近为某项目攻坚加班加点,每日睡眠不足 5 小时,有轻微头痛。今天讨论时突然心前区持续性疼痛半小时。入院体格检查:脉搏 90 次/分,血压 168/100 mmHg,身高 165 cm,体重 85 kg,表情焦虑。

2-27　24 小时内最关键的措施是观察
　　A. 生命体征
　　B. 瞳孔大小
　　C. 心率变化
　　D. 有无恶心、呕吐
　　E. 心电监护

2-28　此时护士应该根据下列哪项心理理论为其服务
　　A. 人类需求理论中的安全需求
　　B. 自我概念理论——支持其老有所为
　　C. 人格发展理论——治疗休养是为了以后更好地工作
　　D. 病情确实好转后可以过渡到追求自我实现
　　E. 病情虽好转但危险仍在,应先满足生理需求

2-29　医生给予扩张血管、溶栓等治疗 24 小时后,病人血压正常,头痛、心前区疼痛消失,自我感觉较好,于是想在病床上继续工作,声称工作离不开她,不工作活着没有意义。病人这是为了满足其
　　A. 生理需求
　　B. 安全需求
　　C. 社交需求
　　D. 尊重需求
　　E. 自我实现需求

✦ **名词解释题(2-30～2-40)**

2-30　老化
2-31　体细胞突变理论
2-32　神经内分泌理论
2-33　免疫理论
2-34　基因程控理论
2-35　怀旧治疗
2-36　自我效能
2-37　隐退理论
2-38　活跃理论
2-39　持续理论
2-40　老年次文化

✦ **简述问答题(2-41～2-46)**

2-41　简述老化的生物学理论对护理的意义。
2-42　简述老化的心理学理论对护理的意义。
2-43　简述老化的社会学理论对护理的意义。
2-44　简述怀旧治疗的分层。
2-45　简述隐退理论的前提。
2-46　简述慢性病轨迹模式的护理目标。

✦ **综合应用题(2-47～2-49)**

2-47　老人,男性,61 岁。退休干部。退休前在单位任重要职位,平时忙碌,应酬多。去年退休后便逐渐出现失眠、心悸等不适症状,去医院检查均未发现任何异常,家人反映其近期情绪反常,经常因小事与家人发脾气,并抱怨因为老了,所以家人不再需要他,感觉自己变得毫无用处了。因需要改善睡眠来院就诊。

请解答:
(1)使用何种社会学理论可以解释此种现象?简述其基本观点。
(2)如何指导该老人适应现在的生活?

2-48 病人,女性,79岁。确诊阿尔茨海默病1年。近1个月来,病人有时会一边说"回家",一边就要出门,对家人的解释置之不理,家人十分烦恼,通过电话随访向护士求助。

请解答:
(1) 护士可应用什么理论向家属解释病人的这种行为?
(2) 护士可向家属提供哪些护理指导?

2-49 病人,男性,60岁。入院诊断为COPD急性加重。经住院治疗10天后病情缓解,拟次日出院。护士将对病人进行出院健康教育。

请解答:
(1) 依据慢性病轨迹理论,病人出院时处于哪一疾病阶段?
(2) 基于慢性病轨迹理论,护士在出院健康教育时应着重关注哪些问题?

答案与解析

选择题

A1型单项选择题

2-1	A	2-2	E	2-3	B	2-4	B
2-5	C	2-6	A	2-7	E	2-8	D
2-9	C	2-10	A	2-11	C	2-12	A
2-13	B	2-14	A	2-15	C	2-16	D
2-17	C	2-18	D	2-19	A	2-20	A

A2型单项选择题

2-21	C	2-22	A	2-23	B	2-24	D
2-25	D	2-26	A				

A3型单项选择题

2-27 E 2-28 C 2-29 E

部分选择题解析

2-2解析:自我效能理论(self-efficacy theory)由美国心理学家、社会学习理论的创始人班杜拉(Bandura)于1977年提出。自我效能是社会学习理论框架中的一个核心概念,是个体对自己执行某一特定行为能力大小的主观判断,即个体对自己执行某一特定行为并达到预期结果的能力的自信心。人的行为既受结果期望的影响,又受自我效能期望的左右,自我效能是人类行为的决定性因素。

2-3解析:隐退理论(disengagement theory)于1961年由卡明(E. Cumming)和亨利(W. Henry)提出。该理论认为,人类社会平衡状态的维持取决于社会与老年人退出相互作用所形成的彼此有益的过程。这一过程是社会自身发展的需要,也是老年人本身衰老的必然要求。对老年人最好的关爱应该是让老年人在适当的时候以适当的方式从社会中逐渐疏离,不再像中年期或青年期那样拼命奋斗。

2-4解析:沃尔福特(Walford)于1962年提出了免疫理论。该理论认为,发生老化的基础是免疫系统功能的逐渐下降,老化不是被动耗竭而是由免疫系统介导的主动自我破坏。

2-6解析:老化的标志性社会学理论有隐退理论、活跃理论、次文化理论、交换理论、现代化理论、社会环境理论、年龄分层理论和持续理论等。

2-14解析:以活跃理论的观念来看,老年人在心理和生理上仍有继续活动的需求与必要,只有持续参与社会活动,才能保持身体健康,获得人际关系,以提升生活品质。这一理论可以帮助护士在照护老年人的过程中更好地理解老年人的需求。

2-22解析:疾病不确定理论(theory of uncertainty in illness)于1988年由美国护理学者米歇尔(Mishel)提出。该理论的建立主要源于米歇尔为癌症病人工作的经历,用于解释人们如何应对有生命威胁的慢性疾病。由于大多数癌症病人是老年人,且癌症病人在医院多科室及社区均有分布,因此理解该理论对于护士十分重要。该理论的假设主要针对人们在认知方面对疾病的反应,特别适用于个体不能明确疾病相关事件的意义时。

2-24 解析: 活跃理论(activity theory)又称为活动理论,1961年由哈维赫斯特(Havighurst)提出。其主要的论点是认为老年是中年期的延伸,主张老年人应与中年时代一样从事社会上的工作及参与社会活动。而且,社会活动是生活的基础,对各个年龄阶段的人来说都同样重要。对于一个正在变老的人,活动尤为重要,是老年人认识自我、获得社会角色、寻找生活意义的主要途径。老年人生理、心理和社会等各方面的健康均有赖于继续参加活动。

2-25 解析: 怀旧治疗又称回忆疗法(reminiscence therapy),现已作为一种有效的护理干预措施被美国护理措施分类系统(nursing intervention classification,NIC)收录,成为老年护理专科领域的核心措施之一。怀旧治疗是指运用对过去事件、感受和想法的回忆,促进人们改善情绪、提高生活质量或适应目前的环境。

名词解释题

2-30 老化是指生物体生长发育到成熟期以后,随着年龄的增长,在形态结构和生理功能方面出现的一系列退行性改变及机体功能的逐渐丧失。

2-31 体细胞突变理论认为人体衰老的重要原因在于体细胞发生自发性突变,随后突变细胞继续分裂,直至器官功能失调,甚至完全丧失。

2-32 神经内分泌理论认为在中枢神经系统的控制下,通过神经内分泌系统的调节,机体完成其生长、发育、成熟、衰老乃至死亡的一系列过程。

2-33 免疫理论认为发生老化的基础是免疫系统功能的逐渐下降,老化不是被动耗竭而是由免疫系统介导的主动自我破坏。

2-34 基因程控理论认为生物体的老化恰如计算机编码的程序控制一样,是在基因控制下,按照预定的程序进行的。

2-35 怀旧治疗是指运用对过去事件、感受和想法的回忆,促进人们改善情绪、提高生活质量或适应目前环境。

2-36 自我效能是社会学习理论框架中的一个新概念,是个体对自己执行某一特定行为能力大小的主观判断,即个体对自己执行某一特定行为并达到预期结果的能力的自信心。

2-37 隐退理论认为社会平衡状态的维持决定于社会与老年人退出相互作用所形成的彼此有益的过程。这一过程是社会自身发展的需要,也是老年人本身衰老的必然要求。

2-38 活跃理论又称为活动理论,老年是中年期的延伸,该理论主张老年人应与中年时代一样从事社会上的工作及参与社会活动。

2-39 持续理论认为,随着年龄增长,个人面对老化会倾向于维持与过去一致的生活形态,并积极寻找可以取代过去角色的相似生活形态与角色,这是老年人在环境中维持老化适应的典型方式。

2-40 由于老年人客观存在和主观感受到身心衰退,生理与心理适应新环境的能力不如年轻人,不可能与年轻人共同活动,故老年人之间会形成自己的人际圈;随着个人心态变化和人际圈的形成,他们有自己的话题和共同的观念、态度、行为,而这些与其他年龄人群的行为规范和想法不同,形成的文化称为老年次文化。

简述问答题

2-41 老化的生物学理论对护理的意义:①生物老化影响所有有生命的生物体;②生物老化是随着年龄的增长而发生的自然的、不可避免的、不可逆的及渐进的变化;③机体内不同器官和组织的老化速度各不相同;④生物老化受非生物因素的影响;⑤生物老化过程不同于病理过程;⑥生物老化可增加个体对疾病的易感性。

老化的生物学理论可帮助护士正确认识人类的老化机制,在护理实践活动中更好地服务老年人。护士可借助各种生物老化理论,结合不同个体的生理心理表现、生活经历及文化程度,指导老年人正确面对老化,甚至死亡;让老年人了解到老化与死亡是不可避免的,人不可能"长生不老"或者"返老还童"。同时,在疾病护理及健康宣教的过程中,护士也可以借助这些理论,解释老年人的一些生理改变及疾病发生的原因。

2-42 老化的心理学理论对护理的意义:根据老化的心理学理论,护士在为老年人提供服务时,不仅要关注老年人各脏器、系统的结构及生理功能的退行性改变,还应关注老年人的心理健康问题。在护理实践中,护理对象的主动参与是干预成败的关键。自我效能理论提示在老年护理评估和计划时,必须审视所制订的策略和措施是否适合老年人的个体需求,如何增强老年人执行健康行为以及接受治疗或护理干预的信心。通过评估老年人的自我效能水平,分析影响自我效能的主要因素,有针对性地提出提高老年人自我效能水平的干预措施,以此来提高护理服务的质量,对临床护理工作具有积极的指导意义。

2-43 老化的社会学理论对护理的意义:老化的社会学理论帮助护士从"生活在社会环境中的人"这个角度看待老年人,了解老年人生活的社会对他们的影响。在老化的社会学理论中,影响老化的因素有人格特征、家庭、教育程度、社区规范、角色适应、家庭设施、文化与政治经济状况等。

隐退理论中护士需注意评估正在经历社会活动减少的老年人,为其提供适度的支持和指导,以维持其生理和心理上的平衡。活跃理论要求护士辨别想要维持社会活动角色功能的老年人,并评论其身心能力是否足以从事某项活动,帮助老年人选择力所能及且感兴趣的活动。持续理论帮助护士了解老年人的人格行为,也建议护士应该评估老年人的发展及其人格行

为,并制订切实可行的计划,协助老年人适应这些变化。次文化理论可以使护士认识到老年人拥有自己特有的生活信念、习俗、价值观培养及道德规范等文化特征,护理中应该充分利用次文化团体和组织的群体支持和认同,促进老年人的适应及成功老化。护士不仅要了解老化的相关理论,还必须知道各种老化理论的适用范围和局限性。在护理实践活动中,护士可应用社会学理论协助老年人度过一个成功愉快的晚年生活。

2-44 怀旧治疗可分为基本层次和深入层次。基本层次的怀旧主要着重于鼓励老年人重温过去的事件和经验,重新感受该事件带给他们的喜怒哀乐;鼓励老年人与他人分享这些经验,以增进彼此了解,强化相互关系。深入层次的怀旧即"人生回顾"(life review),主要通过帮助老年人回忆过去的人生困难或挫折,协助他们接纳自己的过去,确认自己一生的价值,从而能坦然面对将来的死亡。

2-45 隐退理论的前提:①隐退是一个逐渐进行的过程;②隐退是不可避免的;③隐退是双方皆感满意的过程;④所有社会系统都有隐退的现象;⑤隐退是一种常模。该理论认为,老年期不是中年期的延续,老年期有自身的特殊性,老年人逐步走向以自我为中心的生活,生理、心理及社会等方面的功能逐步丧失,与社会的要求渐渐拉大距离。因此,对老年人最好的关爱应该是让老年人在适当的时候以适当的方式从社会中逐渐疏离,不再像中年期或青年期时那样拼命奋斗。

2-46 慢性病轨迹模式的护理目标:①在前轨迹阶段(pre-trajectory phase),协助病人改变态度及生活方式以促进健康及预防疾病;②在始发阶段(trajectory onset phase),协助观察和识别早期症状,促进早期诊断及治疗;③在稳定阶段(stable phase)及逆转阶段(comeback phase),可通过促进病人对治疗方案的依从性,使病人在失能限制下能够维持最高功能水平;④在急性阶段(acute phase)及危机阶段(crisis phase),以确保病人的生命安全为首要目标,按照护理问题的轻重缓急排列优先顺序,促进危机尽早结束及恢复稳定状态;⑤在不稳定阶段(unstable phase),协助病人更好地控制那些干扰其日常活动的症状;⑥在下降(downward phase)及临终阶段(dying phase),协助病人维持自我感知觉,以及接受姑息治疗,协助病人制订健康照护计划,以确保愿望实现。

综合应用题

2-47 (1)对该病人可使用老化的社会学理论中的次文化理论解释此种现象。该理论更加关注已经离开工作岗位的老年人,认同老年人不再有中年人的理想与行为,老年人群发展出独特的老年次文化。

(2)护理中应充分利用次文化团体和组织的群体支持和认同,促进老年人的适应及成功老化。如老年大学、老年活动中心、老年俱乐部等,其目的就是给老年人提供彼此互动的机会。基于共同的特质和兴趣形成的次文化体系,依赖同一文化团体的群体力量以维护老年人的自我概念和社会认同,并在相互认同和支持的互动模式中,增进自我肯定与精神生活的满足。

2-48 (1)老化的心理学理论重点研究和解释老化过程对老年人的认知思考、心智行为与学习动机的影响,故护士可应用老化心理学理论解释该病人的行为。

(2)护士可指导家属采用怀旧疗法对老人进行照护。怀旧是老年人人生回顾的正常方式,老年人回顾是不断地回溯过去的人生体验,重新回忆过去尚未解决的矛盾冲突。可选择的方法:①确定何种回忆方法最有效(如录音的自传、杂志、有组织的会议、剪贴簿、开放式的讨论和讲故事等);②利用能刺激5种感官的小道具以激起回忆(如听音乐、看照片、闻香水);③鼓励老人说出对过去发生事情的正面和负面的感受;④把回忆治疗的焦点较多集中在过程上而不是结果上;⑤对参加回忆治疗的老人表示支持、鼓励和同情;⑥协助老人表达出痛苦、愤怒和其他负面回忆;⑦协助老人建立或添加家谱;⑧根据老人集中注意力时间的长短决定每次治疗的时间;⑨根据老人的反应决定治疗的次数。

2-49 (1)该病人出院时疾病和症状得到控制,处于稳定阶段。

(2)基于慢性病轨迹理论和病人的情况,护士在进行出院健康宣教时应着重关注病人回到家中维持每日的活动、做好呼吸肌功能的锻炼等问题。

(曹雪楠)

第三章

老年人的健康评估

选择题(3-1~3-156)

A1型单项选择题(3-1~3-121)

3-1 "健康评估"作为护理学专业一门桥梁课程的作用是
　　A. 由基础课程过渡到临床课程
　　B. 由临床课程过渡到基础课程
　　C. 由医学课程过渡到护理课程
　　D. 由专业课程过渡到人文学科课程
　　E. 由护理课程过渡到医学课程

3-2 护理人员进行健康评估的重点除外下列哪项
　　A. 人体系统状况
　　B. 疾病对身体的影响
　　C. 备皮进行手术
　　D. 治疗的效果
　　E. 并发症观察

3-3 为老年人进行健康评估时下列不妥的是
　　A. 全面、系统地评估老人的整体状况
　　B. 评估老人的身体、心理和社会健康等方面
　　C. 评估时综合考虑各因素及其之间的相关影响
　　D. 重点放在可能出现的问题上
　　E. 重点放在已发生的问题上

3-4 国外推荐的老年综合健康评估模式的三部曲是指
　　A. 健康监测、健康评估、健康干预
　　B. 护理评估、护理诊断、护理计划
　　C. 病史采集、医疗诊断、治疗措施
　　D. 主观询问、科学评估、健康干预
　　E. 问诊病史、客观评估、康复干预

3-5 下列哪项不属于老年人健康评估的内容
　　A. 躯体健康　　B. 食品健康
　　C. 社会健康　　D. 精神健康
　　E. 心理健康

3-6* 下列哪项不符合对老年人进行健康评估时应遵循的原则
　　A. 了解老年人身心变化特点
　　B. 正确解读老年人辅助检查结果
　　C. 对老年人必须重视主观检查
　　D. 注意疾病的非典型性表现
　　E. 区分正常老化和现存(潜在)的健康问题

3-7 收集病人客观资料的主要方法是
　　A. 采集病史　　B. 阅读病历
　　C. 身体评估　　D. 护理记录
　　E. 详细观察

3-8 收集护理资料的目的是
　　A. 为正确诊断提供依据
　　B. 为确认预期目标提供依据
　　C. 为进行正确评价提供依据
　　D. 为正确列出护理诊断提供依据
　　E. 为正确列出护理措施提供依据

3-9 下列老年人健康评估的方法中哪项错误
　　A. 选择合适的体位
　　B. 重点检查已发生病变或有潜在病变的部位
　　C. 检查口腔和耳部时,要取下义齿和助听器

D. 触觉检查时,需用力引出老人的痛觉功能
E. 在进行感知觉检查,特别是痛觉和温觉检查时,注意不要损伤老人

3-10 以下不属于老年人健康评估方法的是
A. 交谈沟通　　B. 详细观察
C. 体格检查　　D. 测试与阅读
E. 科学研究

3-11 关于老年人健康评估的注意事项,以下哪项是错误的
A. 提供强光照射环境
B. 运用沟通技巧
C. 选择恰当的方法
D. 安排时间充分
E. 进行全面评估

3-12 为老年人进行身体评估时,室内适宜的温度是
A. 16～18℃　　B. 18～20℃
C. 20～22℃　　D. 22～24℃
E. 24～28℃

3-13* 为老年人进行健康评估,所需时间较长的最主要原因是其
A. 感官退化　　B. 反应比较慢
C. 行动较迟缓　　D. 慢性疾病多
E. 思维能力下降

3-14* 对老年人进行健康评估时运用的沟通技巧中错误的是
A. 采用关心、体贴的语气
B. 语速要慢,语音清晰,选用通俗易懂的语言,适时注意停顿和重复
C. 运用倾听、触摸等技巧,比如抚摸老人头部以示安慰
D. 注意观察非语言信息,增进与老人的情感交流
E. 为认知功能障碍的老人收集资料时,可由其家属或照顾者协助提供资料

3-15 老年人躯体健康评估不包括下列哪项
A. 健康史的采集　　B. 身体评估

C. 功能状态评估　　D. 社会功能评估
E. 辅助检查

3-16 病史的主体部分是指
A. 一般资料　　B. 主诉
C. 现病史　　D. 既往史
E. 家族史

3-17 现病史不包括
A. 起病情况　　B. 患病时间
C. 主要症状的特点
D. 系统回顾　　E. 伴随症状

3-18 既往史是指下列哪项
A. 睡眠情况　　B. 病因与诱因
C. 诊治经过　　D. 病情的演变
E. 曾经患过的疾病

3-19 对记忆功能障碍的老年病人采集健康史时,应采用下列哪种方法进行
A. 文字或图画书面形式交谈
B. 耐心倾听,不要催促
C. 向家属或陪伴者了解详细情况
D. 始终保持与老人的目光接触
E. 以不同的表达方式重复老人所说的内容

3-20* 老年综合征的表现除外下列哪项
A. 痴呆　　B. 跌倒
C. 尿失禁　　D. 肌减少症
E. 营养过剩

3-21* 护理人员为老年人进行体格检查的重点应放在
A. 视诊检查
B. 触诊检查　　C. 叩诊检查
D. 听诊检查　　E. 嗅诊检查

3-22 体格检查的注意事项应除外下列哪项
A. 检查前做好解释工作
B. 在采集病史后进行
C. 最好以日光灯为照明
D. 护士站于病人右侧
E. 充分暴露病人的受检部位

3-23 体重指数的正常范围是
A. 18.5～20.9 kg/m^2

B. 18.5～24.9 kg/m²
C. 18.5～25.9 kg/m²
D. 18.5～26.9 kg/m²
E. 18.5～29.9 kg/m²

3-24 下列对老年人生命体征的描述中正确的是
A. 老年病人在感染时常有发热的表现
B. 老年人常见高血压,少见直立性低血压
C. 测老年人脉搏时,要测1分钟
D. 先静卧3分钟后再测血压
E. 老年人的基础体温较年轻人高

3-25 被称为第五大生命体征的是
A. 体温　　　　B. 脉搏
C. 呼吸　　　　D. 血压
E. 疼痛

3-26 检查脉搏时下列哪项是错误的
A. 通常检测两侧桡动脉
B. 正常成人为60～100次/分
C. 正常时节律与心跳不一致
D. 检查者的示指、中指及无名指并拢
E. 用3指指腹进行触诊

3-27* 有关正常人24小时内体温波动的叙述,下列哪项是正确的
A. 24小时内波动超过1℃
B. 早晨略高,下午略低
C. 饭后和运动后稍低
D. 老年人体温稍偏低
E. 月经期或妊娠期略低

3-28 意识障碍的程度分类不包括下列哪项
A. 休克　　　　B. 嗜睡
C. 昏睡　　　　D. 昏迷
E. 意识模糊

3-29 导致强迫坐位最常见的病因是
A. 大量胸腔积液
B. 先天性心脏病(发绀型)
C. 左心功能不全
D. 心绞痛
E. 急性腹膜炎

3-30 胸膜炎病人应采取的体位是
A. 平卧位　　　B. 患侧卧位
C. 俯卧位　　　D. 半卧位
E. 健侧卧位

3-31 有关强迫体位,下列叙述中正确的是
A. 破伤风病人常取辗转体位
B. 胸膜炎病人常取俯卧位
C. 心绞痛病人常取侧卧体位
D. 肠绞痛病人常取仰卧体位
E. 心力衰竭病人常取端坐位

3-32 慌张步态常见于下列哪种病人
A. 脑性瘫痪　　B. 小脑疾病
C. 帕金森病　　D. 佝偻病
E. 酒精中毒

3-33 共济失调步态见于下列哪种病人
A. 脊髓疾病　　B. 脑性偏瘫
C. 腓总神经麻痹　D. 震颤麻痹症
E. 大骨节病

3-34 观察老年人的皮肤弹性和干燥情况主要是为了解下列哪种情况
A. 皮肤感染　　B. 失水状态
C. 体重　　　　D. 浅静脉充盈度
E. 循环血量

3-35 老年人在冬季容易出现皮肤瘙痒的原因不包括
A. 冬季脱衣时寒冷刺激微血管收缩,兴奋神经末梢,引起皮肤瘙痒
B. 北方冬季有暖气,室内干燥,皮肤水分蒸发加快,角质层失水,伴痒感
C. 沐浴水温较热,洗澡次数较频繁,用力搓擦
D. 老年人较少使用含有油脂的润肤剂
E. 皮肤老化,缺少皮脂滋润,角质层含水量极度降低

3-36* 皮肤色素脱失是因体内哪种酶合成障碍
A. 酪氨酸酶　　B. 胃蛋白酶
C. 糜蛋白酶　　D. 淀粉酶
E. 肠激酶

3-37* 老年人常见的皮损一般不会出现
　　A. 老年疣　　　B. 老年色素斑
　　C. 老年环状红斑　D. 老年性白斑
　　E. 老年性血管瘤

3-38 老年人头发变白、脱发的原因是
　　A. 体内黑色素分解障碍
　　B. 头发中色素增多
　　C. 衰老
　　D. 毛根再生力增强
　　E. 头皮下血管供血丰富

3-39 正常人瞳孔的直径为
　　A. 1～2 mm　　B. 2～3 mm
　　C. 3～4 mm　　D. 4～5 mm
　　E. 5～6 mm

3-40 老年人的瞳孔改变为
　　A. 扩大　　　　B. 缩小
　　C. 不变　　　　D. 针尖大小
　　E. 两侧不等

3-41 老年人眼睛异常的病变,一般不出现下列哪种
　　A. 白内障　　　B. 青光眼
　　C. 血管压迹　　D. 眼压降低
　　E. 斑点退化

3-42 老年人的外耳检查可见
　　A. 耳郭变小　　B. 耳垢潮湿
　　C. 耳垂变大　　D. 耳形扭曲
　　E. 皮肤弹性差

3-43 口角糜烂主要是缺乏下列哪种维生素
　　A. 维生素A　　B. 维生素C
　　C. 维生素K　　D. 维生素D
　　E. 维生素B_2

3-44 口腔黏膜真菌感染多见于下列哪种病人
　　A. 维生素B_2缺乏症
　　B. 急性腹痛
　　C. 心肺功能不全
　　D. 急性发热性疾病
　　E. 长期使用广谱抗生素

3-45 老年妇女乳房视诊评估的主要内容是
　　A. 乳房质地　　B. 乳房压痛
　　C. 乳房弹性　　D. 乳房包块
　　E. 乳头位置及大小

3-46 下列有关乳房触诊的叙述中错误的是
　　A. 一般取站位或侧卧位
　　B. 以指腹轻施压力
　　C. 旋转或来回滑动触诊
　　D. 先查健侧,后查患侧
　　E. 按照外上、外下、内下、内上的顺序进行

3-47* 老年人肺部叩诊多为下列哪种音
　　A. 清音　　　　B. 浊音
　　C. 实音　　　　D. 鼓音
　　E. 过清音

3-48 胸廓前后径明显增大,甚至与左右径相等、肋间隙增宽,属于下列哪种胸
　　A. 桶状胸　　　B. 扁平胸
　　C. 鸡胸　　　　D. 漏斗胸
　　E. 串珠胸

3-49* 老年人心前区评估的改变是指下列哪项
　　A. 心尖搏动出现在锁骨中线旁
　　B. 第一和第二心音增强
　　C. 心尖搏动幅度大
　　D. 静息时心率增快
　　E. 胸廓变软

3-50* 腹膜刺激征是指
　　A. 压痛、反跳痛、肌紧张
　　B. 墨菲征阳性
　　C. 麦氏点压痛
　　D. 闭孔内肌试验阳性
　　E. 颈项强直、克尼格征(简称克氏征)和布鲁辛斯基征(简称布氏征)阳性

3-51 听诊老年人腹部时,其肠鸣音可出现下列哪种情况
　　A. 正常　　　　B. 减少
　　C. 亢进　　　　D. 消失
　　E. 增强

3-52 正常人的肠鸣音为
A. 1~3次/分　　B. 4~5次/分
C. 6~8次/分　　D. 9~10次/分
E. >10次/分

3-53 老年妇女因雌激素缺乏导致外阴发生变化,主要变化为
A. 阴毛稀疏,呈灰色
B. 阴毛密集,呈黑色
C. 阴唇皱褶增多,阴蒂变大
D. 阴道壁干燥、发红
E. 阴道变宽

3-54 老年男性前列腺逐渐发生组织增生,可导致哪里梗阻,从而出现排尿困难
A. 阴囊　　　　B. 输精管
C. 后尿道　　　D. 附睾管
E. 睾丸

3-55 正常人脊柱活动度最大的是
A. 颈椎　　　　B. 胸椎
C. 腰椎　　　　D. 骶椎
E. 尾椎

3-56 正常人脊柱应有几个生理性弯曲
A. 1个　　　　B. 2个
C. 3个　　　　D. 4个
E. 5个

3-57 老年人脊柱后凸多见于
A. 佝偻病
B. 胸椎结核
C. 风湿性脊柱炎
D. 椎间盘退行性变
E. 类风湿关节炎

3-58* 有关老年人脑萎缩,下列叙述中正确的是
A. 随年龄增长,均有脑萎缩
B. 临床最主要的症状是痴呆
C. 60岁左右开始有重度脑萎缩
D. 生理性脑萎缩需特殊治疗
E. 老年人都有病理性脑萎缩

3-59 老年人功能状态评估内容除外下列哪项

A. 日常生活能力
B. 功能性日常生活能力
C. 客观性资料收集能力
D. 高级日常生活能力
E. 自我护理活动的能力

3-60 评估老年人基本日常生活能力使用较为广泛的量表是
A. Katz日常生活功能指数量表
B. Barthel量表
C. Kenny自护量表
D. Lawton功能性日常生活能力（IADL）量表
E. Pfeffer功能活动问卷

3-61 Katz日常生活功能指数量表设计制订的主要意义是
A. 预测老年人某些疾病的发生发展和康复状况
B. 预测老年人各项功能能否独立完成的程度
C. 预测老年人机体形态进行性退行性变的程度
D. 用于评价老年人急性病变的严重程度和康复效果
E. 用于评价老年人慢性疾病的严重程度及治疗效果

3-62 Lawton IADL量表的总分值范围是
A. 0~14分　　B. 0~10分
C. 0~7分　　　D. 0~5分
E. 0~3分

3-63 对老年人辅助检查结果异常的解读,下列说法中错误的是
A. 由于疾病引起的异常改变
B. 正常的老年期变化
C. 受老年人服用的某些药物的影响
D. 辅助检查值异常是由生理性老化所致
E. 护士通过长期观察和反复检查,可正确解读老年人的辅助检查数据

3-64* 老年女性贫血的诊断标准是

A. 血红蛋白<90 g/L,红细胞数<2.5×10^{12}/L

B. 血红蛋白<110 g/L,红细胞数<3.5×10^{12}/L

C. 血红蛋白<60 g/L,红细胞数<2.0×10^{12}/L

D. 血红蛋白<120 g/L,红细胞数<4.0×10^{12}/L

E. 血红蛋白<160 g/L,红细胞数<4.5×10^{12}/L

3-65 以下关于辅助检查结果的描述中错误的是

A. 老年人尿蛋白、尿胆原与年轻人无明显差异

B. 老年人肾排糖阈值升高,可出现血糖升高而尿糖阴性的现象

C. 尿沉渣中的白细胞>20个/HP才有病理意义

D. 血细胞沉降率(简称血沉)在40 mm/h以下,应考虑感染、肿瘤及结缔组织病

E. 老年人中段尿培养污染率高,可靠性较低

3-66* 老年人生化与功能检查常见的生理性变化,下列哪项可能降低

A. 血尿酸   B. 总蛋白
C. 肌酐清除率 D. 甘油三酯
E. 空腹血糖

3-67 下列对老年人心电图检查的描述中错误的是

A. 心电图检查有利于及时发现老年人无症状的心肌缺血、心肌梗死等病变

B. 随着年龄的增长,老年人的心电图常有非特异性改变

C. P波轻度低平,P-R间期延长

D. T波变平

E. ST段特异性改变

3-68 心理评估最基本的方法是

A. 会谈法   B. 自然观察法
C. 心理测量法 D. 医学检测法
E. 实验观察法

3-69 下列哪项不属于我国心理学家提出的关于情绪情感的种类

A. 基本情绪情感
B. 与接近事物有关的情绪情感
C. 与自我评价有关的情绪情感
D. 与他人有关的情感体验
E. 特殊的情绪情感

3-70 情感与情绪相比,下列哪项叙述不妥

A. 相对比较稳定
B. 持久性的心理体验
C. 内在体验形式存在
D. 具有较强的激动性
E. 具有深刻性

3-71 有关情绪和情感的叙述,下列哪项是正确的

A. 情感通过情绪表达
B. 情绪有较强的稳定性
C. 情感具有情景性和激动性
D. 情绪与社会性需求满足与否有关
E. 情绪是在情感稳定的基础上建立并发展起来的

3-72 在情绪情感分类中,肯定与否定属于

A. 正情绪情感
B. 基本情绪情感
C. 与他人有关的情感体验
D. 与自我评价有关的情绪情感
E. 与接近事物有关的情绪情感

3-73 患病后孤独感最多见于

A. 儿童   B. 青年人
C. 中年人 D. 老年人
E. 成年人

3-74 下列哪项属于情感性应对方式

A. 客观地看待问题
B. 将问题化解
C. 希望事情会变好
D. 接受事实

E. 努力控制局面

3-75 病后产生的焦虑心理,属于病人的何种反应
A. 情绪反应　　B. 情感反应
C. 语言障碍反应　D. 行为反应
E. 认知反应

3-76 焦虑状态自评量表测得某病人的分值为58分,则该病人有
A. 轻度焦虑　　B. 中度焦虑
C. 重度焦虑　　D. 极重度焦虑
E. 不能确定

3-77 下列哪项是焦虑和抑郁共有的症状
A. 惊慌　　　　B. 激惹
C. 无助感　　　D. 情绪波动大
E. 注意力无法集中

3-78* 焦虑自评量表的正常总分值为
A. 50分以下　　B. 60分以下
C. 70分以下　　D. 80分以下
E. 90分以下

3-79 影响焦虑程度的因素除外下列哪项因素
A. 焦虑的原因
B. 焦虑的严重性
C. 焦虑的结果
D. 个体对焦虑的承受能力
E. 焦虑的诱因

3-80 下列哪项不是老年人的认知变化
A. 免疫力　　　B. 记忆力
C. 知觉　　　　D. 智力
E. 感觉

3-81 认知活动包括
A. 思维、语言、记忆
B. 思维、语言、定向
C. 思维、推理、行为
D. 思维、语言、行为
E. 思维、行为、记忆

3-82* 下列对简易智力状态检查结果的解释中错误的是
A. 未受教育文盲组17分

B. 教育年限≤6年组20分
C. 教育年限>6年组22分
D. 测量结果低于分界值,可认为被测量者有认知功能缺损
E. 分界值与受教育程度有关

3-83 记忆力不包括以下哪项
A. 回忆　　　　B. 再认
C. 认知　　　　D. 保持
E. 识记

3-84 以下老年人的思维特点中哪项是正确的
A. 语音流畅
B. 计算速度快
C. 对语言的理解速度减慢
D. 思考问题能集中精力
E. 联想比较迅速

3-85 老年人对下列哪种情况记忆力较好
A. 听过或看过一段时间的事物
B. 曾感知过而不在眼前的事物
C. 生疏事物的内容
D. 与过去有关的事物
E. 需要死记硬背的内容

3-86 简易操作智力状态问卷的评估,主要适用于下列哪项
A. 有认知缺损的老人
B. 社区老年人群调查
C. 老人角色适应能力
D. 老年人认知状态的前后比较
E. 了解老年人家庭环境的状况

3-87 下列哪项不是简易操作智力状态问卷评估的内容
A. 定向　　　　B. 空间定位
C. 注意力　　　D. 长期记忆
E. 短期记忆

3-88 不属于角色基本特性的是
A. 多样性　　　B. 对应性
C. 单一性　　　D. 扮演性
E. 客观性

3-89* 决定个体主体行为的角色是

A. 独立角色　　B. 基本角色
C. 第二角色　　D. 母亲角色
E. 第三角色

3-90 由个体所处的社会环境和职业所确定的角色属于
A. 一般角色　　B. 基本角色
C. 独立角色　　D. 病人角色
E. 主要角色

3-91 角色形成必须经历的两个阶段是
A. 角色认知、角色匹配
B. 角色认知、角色模糊
C. 角色认知、角色负荷
D. 角色认知、角色转换
E. 角色认知、角色表现

3-92 模仿行为属于角色形成过程中的
A. 角色表现阶段
B. 角色认知阶段
C. 角色冲突阶段
D. 角色成熟阶段
E. 角色强化阶段

3-93 个体达到自己所认识的角色要求而采取行动的过程属于
A. 角色模仿行为
B. 角色形成行为
C. 角色认知行为
D. 角色表现行为
E. 角色深入行为

3-94 下列关于角色认知的正确描述是
A. 认知是角色形成的过程
B. 认知是角色形成的最后阶段
C. 模仿是角色认知的基础
D. 认知是角色成熟的过程
E. 认知是个体角色的实际表现

3-95 对个体的期望过高或难以达到时出现的角色适应不良称为
A. 角色冲突
B. 角色模糊
C. 角色匹配不当
D. 角色负荷不足

E. 角色负荷过重

3-96* 病人角色期望与角色表现间存在差距而产生的角色适应不良称为
A. 角色冲突　　B. 角色缺如
C. 角色模糊　　D. 角色强化
E. 角色消失

3-97 已适应病人角色的个体迅速转入常态角色的行为属于
A. 角色冲突　　B. 角色强化
C. 角色缺如　　D. 角色消退
E. 角色厌倦

3-98 疾病确诊后病人不能正视和承认的行为称为
A. 病人角色冲突　B. 病人角色强化
C. 病人角色缺如　D. 病人角色消退
E. 病人角色转移

3-99 下列哪项不是角色适应不良的类型
A. 角色冲突　　B. 角色模糊
C. 角色负荷过重　D. 角色匹配得当
E. 角色负荷不足

3-100 角色适应不良的身心行为反应不包括
A. 头痛、头晕、乏力
B. 焦虑、抑郁、易激惹
C. 血肾上腺素、胆固醇、甘油三酯降低
D. 心电图表现异常
E. 心率和心律异常

3-101 角色功能评估的意义应除外
A. 明确个体对角色的感知
B. 了解病人角色的适应状况
C. 对承担角色的满意度
D. 深入评估病人的身心状况
E. 知晓病人角色适应不良类型

3-102 下列角色适应评估的相关护理诊断中最突出的是
A. 角色紊乱
B. 照顾者角色障碍
C. 无能为力
D. 焦虑、恐惧

E. 父母角色冲突

3-103 老年人社会健康评估的角色变更特点不包括以下哪项
A. 角色功能　　B. 家庭状况
C. 所处环境　　D. 躯体改变
E. 文化背景

3-104 下列哪种行为属于健康的生活方式
A. 吸烟　　　　B. 酗酒
C. 熬夜　　　　D. 规律运动
E. 网上聊天

3-105 社会评估的内容不包括
A. 文化评估　　B. 身体评估
C. 家庭评估　　D. 环境评估
E. 角色适应评估

3-106 下列哪项不是社会评估的目的
A. 评估个体的角色适应
B. 评估个体的文化背景
C. 评估个体的环境状况
D. 评估个体的家庭功能
E. 评估个体的心理特征

3-107 下列社会评估的注意事项中哪项是错误的
A. 评估对象是直系亲属
B. 选择合适的评估方法
C. 提供适宜的评估环境
D. 运用人际沟通的技巧
E. 安排充分的评估时间

3-108 下列有关环境的定义中不正确的是
A. 自然环境又称物理环境
B. 人的环境分为外环境与内环境
C. 人的外环境是指生理、心理环境
D. 个性和压力应属于人的内环境
E. 优良的社会环境是人类健康保障的决定性因素

3-109 保障个体衣、食、住、行等基本需求的是
A. 文化教育　　B. 生活方式
C. 心理环境　　D. 经济条件
E. 社会关系

3-110 在社会环境因素中,对健康影响最大的是
A. 教育水平　　B. 经济状况
C. 生活方式　　D. 社会关系
E. 居住环境

3-111 文化的特征不包括
A. 民族性　　　B. 继承性
C. 特异性　　　D. 获得性
E. 共享性

3-112* 人类学家将文化比喻为金字塔,位于塔顶的是
A. 习俗　　　　B. 信念
C. 信仰　　　　D. 沟通
E. 价值观

3-113 有关信念和价值观的关系,下列叙述中哪项不妥
A. 帮助个体认识自己的健康问题
B. 影响个体对健康问题的决策
C. 价值观是信念、态度和行为的基础
D. 二者是一种稳固的生活理想
E. 确立个体患病时选择不同的治疗方法

3-114 对文化休克的描述,下列哪项不妥
A. 由美国人类学家奥博格(Oberg)提出
B. 能产生生理、心理适应不良
C. 可表现为各种情感反应
D. 主要指人体重要脏器功能衰竭
E. 个体生活在陌生环境中所产生的迷惑与排斥感

3-115 塑造新的健康信念和有利于健康的生活方式,其文化照顾的表达方式为
A. 文化照顾缺如
B. 文化照顾强加
C. 文化照顾维护
D. 文化照顾调适
E. 文化照顾重建

3-116 不属于习俗评估内容的是
A. 每日进食几餐

B. 属于哪个民族
C. 主食有哪些
D. 喜欢的称谓是什么
E. 讲何种语言

3-117 最小的社会活动组织形式是
A. 家庭　　　　B. 学校
C. 社团　　　　D. 公司
E. 单位

3-118 家庭特征不包括
A. 家庭是一个个体,不共同生活不能算作一个家庭
B. 婚姻是家庭的基础,是建立家庭的依据
C. 组成家庭的成员应以有较密切的经济情感交往为条件
D. 有血亲关系,虽然不共同生活也算作一个家庭
E. 家庭至少应包括2个或以上的成员

3-119* 下列哪项是我国最主要的家庭类型
A. 核心家庭　　B. 单亲家庭
C. 主干家庭　　D. 联合家庭
E. 重组家庭

3-120 子女从父母家庭中相继分离出去后,老人独自生活为家庭生活周期的
A. 空巢期　　　B. 中年期
C. 创业期　　　D. 老年期
E. 衰老期

3-121* 下列哪项不属于老年人APGAR家庭功能评估表中的内容
A. 舒适度　　　B. 情感度
C. 亲密度　　　D. 成长度
E. 合作度

✎ A2型单项选择题(3-122~3-137)

3-122 老人,男性,67岁。和妻子离婚后情绪低落,经常酗酒、赌博,把家中的积蓄全部赌光,最后不得不把住房也抵押。下列哪项不属于该家庭功能失衡的主要刺激源
A. 酗酒　　　　B. 离婚
C. 赌博　　　　D. 破产
E. 残疾

3-123 病人,男性,68岁。自诉旅游劳累后咳嗽、发热、气急1天。今晨起尿量减少、四肢发冷来院就诊。护士常规应为该病人做哪项健康评估
A. 身体评估
B. X线检查
C. 血常规检查
D. CT或MRI检查
E. 心电图检查

3-124* 病人,男性,64岁。患十二指肠溃疡19年,近几个月来疼痛节律性有所改变,用抗酸药和质子泵抑制剂也不能缓解。为了解有无并发症的发生,医生可采用下列哪项检查
A. 溃疡压痛点
B. 胃镜检查
C. X线钡餐检查
D. 测生命体征
E. 血淀粉酶测定

3-125 病人,女性,79岁。自述常在咳嗽用力等情况下突然出现心悸,每次发作约数分钟至1小时不等,多数能自行缓解,为突然停止。至医院就诊时心电图检查示阵发性室上性心动过速。体格检查:体温36.5℃,脉搏180次/分,呼吸20次/分,血压110/70 mmHg;心律齐。根据上述内容,下列哪项是主观资料
A. 咳嗽用力后突然出现心悸
B. 阵发性室上性心动过速
C. 血压110/70 mmHg
D. 脉搏180次/分,心律齐
E. 体温36.5℃

3-126 病人,女性,66岁。昨晚和老伴吵架,一晚没睡好。今天中午因吃坏东西出

现恶心、呕吐、腹痛、腹泻,自服小檗碱(黄连素)6 片未见好转。去医院检查粪便,有红、白细胞和巨噬细胞。请问该老年病人辅助检查异常的原因是
A. 正常的老年期变化
B. 服用黄连素的反应
C. 急性细菌性痢疾引起
D. 休息睡眠不佳引起
E. 情绪激动造成

3-127* 病人,男性,86 岁。最近出现不明原因的体重下降,十分疲乏,握力下降,行走速度减慢。根据 Fried 衰弱表型,该病人属于下列哪种
A. 健壮老人 B. 衰弱前期
C. 衰弱期   D. 衰弱后期
E. 强健老人

3-128 病人,男性,76 岁。有脑动脉硬化病史。昨天傍晚开始不能对答家属问题,较强烈刺激下可有短时意识清醒,醒后可简短回答提问,当刺激减弱后很快进入睡眠状态。该病人的情形属于下列哪种意识障碍
A. 嗜睡   B. 昏睡
C. 意识模糊 D. 浅昏迷
E. 深昏迷

3-129 病人,男性,70 岁。原有慢性支气管炎,近来出现逐渐加重的呼吸困难。进行胸部叩诊时,估计会出现下列哪种叩诊音
A. 清音   B. 浊音
C. 实音   D. 鼓音
E. 过清音

3-130 病人,男性,77 岁。COPD 病史 9 年,某天提重物时突感左胸刺痛。体格检查:左胸叩诊鼓音,气管移向右侧。可考虑为
A. 大量胸腔积液
B. 阻塞性肺气肿
C. 自发性气胸
D. 大叶性肺炎
E. 左侧胸膜增厚

3-131 病人,男性,68 岁。排尿速度减慢多年,最近 2 周加重。下列哪项诊断可能性最大
A. 尿潴留   B. 尿路感染
C. 肾小球肾炎 D. 肾病综合征
E. 前列腺增生

3-132 病人,女性,61 岁。有子宫肌瘤病史。平时月经量较多,常感全身疲乏无力,面色和口唇稍白,医生初步诊断缺铁性贫血。做血常规检查,除了红细胞和血红蛋白下降以外,还可以有下列哪项检查异常
A. 血清总蛋白升高
B. 血清铁增高
C. 血细胞比容<0.35
D. 白细胞计数增高
E. 叶酸缺乏

3-133 病人,男性,79 岁。因患肺结核经常咳嗽、咳痰,昨晚突然咳出鲜红色血液 300 ml,当时十分紧张和害怕,心悸、出汗、四肢发抖。下列哪项异常情绪最突出
A. 恐惧   B. 喜悦
C. 紧张   D. 易怒
E. 抑郁

3-134* 病人,女性,72 岁。因经常和子女发生口角而闷闷不乐,活动减少,有时哭泣,影响晚上睡眠,老年抑郁量表评分为 19 分。病人属于下列哪种
A. 轻度抑郁 B. 情绪正常
C. 中度抑郁 D. 情绪高涨
E. 重度抑郁

3-135 病人,女性,69 岁。经常和儿媳妇发生争吵,最近情绪低落、食欲减退、体重下降、心悸、十分疲劳。该病人基本属于下列哪种情绪障碍
A. 焦虑   B. 抑郁

C. 恐惧　　　　D. 易激惹
E. 情绪高涨

3-136　病人,男性,62岁。任建材公司总经理,由于工作繁忙、责任大,无法退休。多年来胃部一直不适,未引起重视,很少参加体检。今年体检发现上腹部有一肿块,通过胃镜检查证实胃癌。但他否认自己患胃癌,不承认这一事实。估计他属于病人角色适应不良类型中的哪种
　　A. 正常角色　　B. 角色缺如
　　C. 角色冲突　　D. 角色消退
　　E. 角色强化

3-137*　老人,男性,65岁。中学期间和一位女同学感情很好,毕业后谈恋爱,工作数年后打算结婚,但遭到女方父母强烈反对,无法登记结婚,故一直同居到现在(约38年)。此类家庭属于
　　A. 丁克家庭　　B. 主干家庭
　　C. 空巢家庭　　D. 单亲家庭
　　E. 同居家庭

A3型单项选择题(3-138~3-148)

(3-138~3-139共用题干)

病人,男性,76岁。装修新房后即刻入住,1个月后出现全身疲乏、头晕、头胀、头痛,皮肤、黏膜有小红点,晨起刷牙时常有齿龈出血,有时出现鼻出血。

3-138　估计皮肤的小红点是下列哪项
　　A. 斑疹　　　　B. 丘疹
　　C. 玫瑰疹　　　D. 出血点
　　E. 环形红斑

3-139　引起该老人患病的主要原因是
　　A. 居住环境　　B. 经济状况
　　C. 社会关系　　D. 文化信念
　　E. 家庭和睦

(3-140~3-141共用题干)

病人,女性,63岁。因经常出现乳房胀痛,自己触摸有小结节,觉得乳头和乳晕色泽较以前深,来院咨询,以明确诊治。

3-140　应给病人做什么检查
　　A. 血常规
　　B. 心电图
　　C. 超声心动图
　　D. 乳腺B超或钼靶
　　E. 血生化检测

3-141　明确诊断后首要的治疗方案是
　　A. 手术治疗
　　B. 化学治疗(简称化疗)
　　C. 放射治疗(简称放疗)
　　D. 中药治疗
　　E. 免疫治疗

(3-142~3-143共用题干)

病人,男性,67岁。有慢性支气管炎和阻塞性肺气肿病史。最近因感冒,剧烈咳嗽后突感胸痛、呼吸急促,X线检查提示"气胸征象",今日急诊住院。

3-142　下列哪项是客观资料
　　A. COPD　　　　B. 感冒
　　C. 胸痛　　　　D. 气胸征象
　　E. 呼吸急促

3-143　护士对病室评估的项目,除外下列哪项
　　A. 采光通风是否良好
　　B. 饮食卫生状况如何
　　C. 温度、相对湿度是否适宜
　　D. 是否符合安全要求
　　E. 药品储藏是否可靠

(3-144~3-146共用题干)

老人,女性,64岁。一直在中外合资企业任文职。退休后因家庭原因继续工作,去做推销员,公司规定每个月要推销10台跑步机,几个月下来,不能胜任,无法适应此角色。

3-144　该老人一般不会出现下列哪项角色适应不良
　　A. 角色冲突
　　B. 角色模糊
　　C. 角色负荷过重

D. 角色负荷不足
E. 角色匹配不当

3-145* 护士在为该老人做健康指导时,正确做法是
A. 劝其休息　　B. 任劳任怨
C. 坚持工作　　D. 要有毅力
E. 加强责任感

3-146* 下列哪项不是该老人角色的心理需要
A. 恢复健康的需要
B. 保障安全的需要
C. 寻求关心的需要
D. 特殊津贴的需要
E. 角色适应的需要

(3-147～3-148 共用题干)

一位高级研究员近40岁才和一位医生结婚,生了一个儿子。儿子从小就很受宠,在幼儿园欺负其他小孩,小学和人打架,中学谈恋爱、吸烟、酗酒,工作后赌博、吸毒。目前这对老年夫妻60多岁,已退休,儿子坐牢。

3-147 对这儿子进行社会环境评估的重点不包括下列哪项
A. 经济状况　　B. 社会关系
C. 文化教育　　D. 社会支持
E. 生活方式

3-148 这对老年夫妻应该吸取的教训是对孩子不要
A. 过分尊重　　B. 过分赏识
C. 过分严厉　　D. 过分对抗
E. 过分溺爱

A4型单项选择题(3-149～3-156)

(3-149～3-156 共用题干)

病人,男性,72岁。原有慢性肺源性心脏病(简称肺心病)病史。因子女工作特别忙,老伴身体不佳,他们俩一直独自居住,感到很孤独,经常哭泣,也很少和他人交往。自诉近来经常感冒、咳嗽、咳痰、胸闷气促、口唇发绀,急诊入院诊断为呼吸衰竭。

3-149 护士在为病人进行护理评估收集资料

时,下列哪项为客观资料
A. 咳嗽、咳痰　　B. 胸闷、气促
C. 肺心病病史　　D. 经常感冒
E. 口唇发绀

3-150 估计体格检查会有何发现
A. 扁平胸　　B. 交替脉
C. 球结膜充血　　D. 左心室肥大
E. 巩膜黄染

3-151 确诊呼吸衰竭最可靠的实验室检查是
A. 血常规　　B. 尿常规
C. 肝肾功能　　D. 血气分析
E. 电解质变化

3-152* 护士为病人做心电图,可有下列哪项改变
A. 肺型P波
B. 电轴左偏
C. V_1 导联 Qr 型
D. V_5 导联 R/S＞1
E. 额面平均电轴≤90°

3-153 该病人最突出的心理护理诊断是
A. 紧张　　B. 悲观
C. 焦虑　　D. 恐惧
E. 绝望

3-154 该病人属于下列哪种家庭
A. 空巢家庭　　B. 主干家庭
C. 核心家庭　　D. 丁克家庭
E. 联合家庭

3-155 该病人的孤独心理属于何种反应
A. 情感反应　　B. 情绪反应
C. 认知反应　　D. 行为反应
E. 语言障碍反应

3-156 护士对该老人最重要的健康指导是
A. 加强平时学习
B. 增加经济收入
C. 改善居住环境
D. 养成良好的生活习惯
E. 希望社会支持

名词解释题(3-157～3-185)

3-157 文化照顾

3-158 老年综合健康评估
3-159 健康评估
3-160 健康监测
3-161 健康干预
3-162 健康史
3-163 老年综合征
3-164 老年衰弱综合征
3-165 功能性日常生活能力
3-166 高级日常生活能力
3-167 可视化标尺技术
3-168 情绪
3-169 情感
3-170 焦虑
3-171 抑郁
3-172 心理防御
3-173 认知
3-174 感觉
3-175 知觉
3-176 记忆
3-177 压力
3-178 压力应对
3-179 一般角色
3-180 家庭角色
3-181 社会角色
3-182 社会环境
3-183 人格特征
3-184 文化休克
3-185 家庭功能

简述问答题（3-186～3-202）

3-186 在临床护理实践中如何发挥护士的判断能力？
3-187 老年人综合健康评估主要量表有哪些？
3-188 简述老年人的7种心理变化。
3-189 简述老年人健康评估的方法与注意事项。
3-190 老年人体检的内容包括哪些？
3-191 简述 Katz 日常生活功能指数量表的评定内容和结果解释。
3-192 简述情绪与情感的区别与联系。
3-193 评估焦虑的量表有哪些？
3-194 评估抑郁的量表有哪些？
3-195 简述简易智力状态检查评估的范围和正常值。
3-196 如何评价角色适应不良？
3-197 怎样对工作环境进行评估？
3-198 老年人居住环境安全的评估要素有哪些？
3-199 简述文化的特性与评估的重要性。
3-200 家庭评估常用量表有哪些？
3-201 恶性肿瘤病人常见的心理护理诊断有哪些？
3-202 护理工作中会产生哪些压力？如何应对？

综合分析题（3-203～3-205）

3-203 病人，女性，65岁。1年前清晨常有刺激性干咳，有时痰中带血丝，未注意。最近咳嗽、咳痰明显，有时有胸痛，今上午咳出鲜红色血痰，通过医院 X 线胸片和 CT 检查，提示支气管肺癌。对于这突如其来的打击，病人十分痛苦，曾对人说想自杀。

请解答：

（1）列出该病人目前存在的心理护理诊断。

（2）可以发挥哪些有效的应对措施，做好病人的心理护理？

3-204 病人，女性，50岁。发现血压升高，医生给予倍他乐克治疗，由于工作较忙，吃完药后没有去医院定时配药，曾出现短暂性脑缺血发作数次。最近头晕、头胀、头痛明显，昨日和家人发生争吵后突然昏迷，送医院急诊。经抢救后，病情基本稳定。今日下午转入神经内科病房进一步治疗和护理。

请解答：

（1）对于该病人，病室环境的评估要求应

包括哪些内容?

(2) 列出该病人相关的护理诊断。

3-205 病人,男性,67岁。某公司研究员。有乙型肝炎病史,10年前因腹胀B超检查发现有腹水。3年前突然出现呕血与黑粪,继后出现肝性脑病。1周前做CT检查证实原发性肝癌而住院治疗。治疗方式是手术治疗后再行化疗。病人表现出沮丧、恐惧。

请解答:

(1) 该病人属于文化休克的哪一期?

(2) 怎样采用凯博文(Kleinman)提出的"健康信念注解模式"对该病人进行健康信念的评估?

答案与解析

选择题

A1 型单项选择题

3-1	A	3-2	C	3-3	D	3-4	A
3-5	B	3-6	C	3-7	C	3-8	D
3-9	D	3-10	E	3-11	A	3-12	D
3-13	A	3-14	C	3-15	D	3-16	C
3-17	D	3-18	E	3-19	C	3-20	E
3-21	A	3-22	C	3-23	B	3-24	C
3-25	E	3-26	C	3-27	C	3-28	A
3-29	C	3-30	B	3-31	B	3-32	C
3-33	A	3-34	B	3-35	C	3-36	A
3-37	C	3-38	C	3-39	C	3-40	B
3-41	D	3-42	E	3-43	E	3-44	E
3-45	E	3-46	A	3-47	E	3-48	A
3-49	A	3-50	A	3-51	B	3-52	B
3-53	A	3-54	C	3-55	A	3-56	D
3-57	D	3-58	B	3-59	C	3-60	A
3-61	E	3-62	A	3-63	D	3-64	B
3-65	D	3-66	C	3-67	B	3-68	A
3-69	E	3-70	D	3-71	A	3-72	C
3-73	D	3-74	C	3-75	D	3-76	A
3-77	E	3-78	A	3-79	C	3-80	A
3-81	B	3-82	C	3-83	A	3-84	C
3-85	D	3-86	D	3-87	B	3-88	A
3-89	B	3-90	A	3-91	E	3-92	B
3-93	C	3-94	B	3-95	C	3-96	A
3-97	D	3-98	C	3-99	D	3-100	C

3-101	D	3-102	A	3-103	D	3-104	D
3-105	B	3-106	E	3-107	A	3-108	C
3-109	D	3-110	C	3-111	C	3-112	A
3-113	A	3-114	C	3-115	C	3-116	B
3-117	A	3-118	A	3-119	A	3-120	C
3-121	A						

A2 型单项选择题

3-122	E	3-123	A	3-124	B	3-125	A
3-126	C	3-127	C	3-128	B	3-129	E
3-130	C	3-131	B	3-132	C	3-133	A
3-134	C	3-135	C	3-136	B	3-137	E

A3 型单项选择题

3-138	D	3-139	D	3-140	D	3-141	A
3-142	C	3-143	D	3-144	B	3-145	A
3-146	D	3-147	A	3-148	E		

A4 型单项选择题

3-149	E	3-150	C	3-151	B	3-152	A
3-153	B	3-154	A	3-155	B	3-156	D

部分选择题解析

3-6 解析: 对老年人进行健康评估时应遵循的原则是了解老年人身心变化特点,正确解读老年人辅助检查结果,区分正常老化和现存(潜在)的健康问题,注意疾病非典型性表现。由于老年人感受性降低,多种疾病并存,发病后往往没有典型的症状和体征,容易出现漏诊和误诊,因此对老年人必须重视客观检查,故 C 项是错误的。

3-13 解析: 为老年人进行健康评估,所需时间较长的最主要原因是老年人感官退化,引起反应比较慢、行动较迟缓、听力有所下降、思维能力下降。应让老年人有充足的时间去回忆、去考虑。

3-14 解析: 护理人员应采用关心、体贴的语气提出问题,语速减慢,语音清晰,选用通俗易懂的语言,适时注意停顿和重复。适当运用耐心倾听、触摸、拉近空间距离等技巧,但需注意不要随便触摸老人的头部,以示尊重。收集非语言性信息,增进与老人的情感交流,必要时可由其家属或照顾者协助提供资料。

3-20 解析: 2013 年亚太地区老年医学会议提出,常见的老年综合征包括步态不平衡、谵妄、跌倒、视力障碍、听力障碍、卧床、尿失禁、痴呆、压力性溃疡、肌减少症、营养不良、衰弱 12 个种类。营养过剩不属于老年综合征。

3-21 解析: 体格检查的基本方法有视诊、触诊、叩诊、听诊和嗅诊检查。护理人员为老年人进行体格检查的重点应放在视诊检查。视诊是通过视觉进行观察和了解病人全身或局部病变特征的一种检查方法。全身情况包括年龄、发育、营养、意识状态、面容、表情、体位、姿态等;身体各部位情况包括皮肤、黏膜、舌苔、头颈、胸廓、腹部、四肢、肌肉、骨骼、关节等。视诊比较适合护理人员进行病情观察和护理评估。

3-27 解析: 正常人 24 小时内体温略有波动,一般上下相差不超过 1℃;早晨体温略低,中午较高,下午又较低;饭后和运动后体温稍高;妇女在月经期前或妊娠中体温略高;老年人体温稍偏低。

3-36 解析: 正常皮肤含有一定量的色素,这些色素是由苯丙氨酸在体内经氧化酶催化形成酪氨酸,再经酪氨酸催化生成多巴,最后形成黑色素。色素丢失是由于酪氨酸酶缺乏使体内的酪氨酸不能转化为多巴而形成黑色素的缘故。

3-37 解析: 老年人常见的皮损有 4 种:老年疣、老年色素斑、老年性白斑和老年性血管瘤。环状红斑是系统性红斑狼疮的特征性皮肤损害表现。

3-47 解析: 清音是正常肺部的叩诊音。浊音是叩击被少量含气组织覆盖的实质脏器时产生,如叩击心或肝被肺段边缘所覆盖的部分,或在病理状态下如肺炎的叩诊音。鼓音正常情况下可见于胃泡区和腹部,病理情况下可见于肺内空洞、气胸、气腹等。实音是在叩击心和肝等实质脏器所产生的音响,在病理状态下可见于大量胸腔积液或肺实变等。过清音多见于肺气肿病人。老年人常呈桶状胸改变,由于生理性死腔增多,肺部叩诊常呈过清音,尤其是患有慢性支气管炎的老人。

3-49 解析: 老年人心前区评估的改变包括胸廓坚硬,使心尖搏动幅度减小;听诊第一和第二心音减弱,心室顺应性变低,可闻及第四心音;静息时心率变慢;主动脉瓣、二尖瓣发生钙化、纤维化,脂质堆积,导致瓣膜僵硬和关闭不全,听诊时可闻及异常舒张期杂音,并可传播到颈动脉。但老年人因驼背或脊柱侧弯引起心脏下移,可使心尖搏动出现在锁骨中线旁。

3-50 解析: 腹膜刺激征是指压痛、反跳痛、肌紧张,主要见于急性腹膜炎病人。墨菲征阳性主要见于急性胆囊炎病人。麦氏点压痛和闭孔内肌试验阳性主要见于急性阑尾炎病人。颈项强直、克氏征和布氏征阳性主要见于颅内压增高病人。

3-58 解析: 脑萎缩包括小儿脑萎缩、成人脑萎缩、老年脑萎缩。其中以老年人多见,一般老年人 60 岁左右开始有轻度脑萎缩,常以生理性脑萎缩为主,且老年女性多于男性,但并非随着年龄增长老年人均有脑萎缩。老年人脑萎缩在临床最主要的症状是痴呆,尤其是老年人易发生老年痴呆症。生理性脑萎缩不需特殊治疗。

3-64 解析: 老年女性贫血的诊断标准是红细胞计数 $<3.5×10^{12}/L$,血红蛋白$<110\ g/L$,血细胞比容<0.35,故 B 是正确的。

3-66 解析: 老年人生化与功能检查常见的生理性变化:肌酐清除率降低,血尿酸、总蛋白、甘油三酯、空腹血糖均轻度升高。

3-78 解析: 焦虑自评量表使用方法:让被评估者认真阅读每个项目,理解后根据最近1周的实际情况在适当的地方打勾。如果被评估者文化程度太低而看不懂问题内容,可由评估者逐项读给被评估者听,然后由被评估者自己作出评定。每项按1、2、3、4四级评分。评定完后将20项评分相加,得总分,然后乘以1.25,取其整数部分,即得到标准总分。正常总分值为50分以下。50~59分为轻度焦虑;60~69分为中度焦虑;70~79分为重度焦虑。

3-82 解析: 简易智力状态检查结果的解释:总分是0~30分,分界值与受教育程度有关,未受教育文盲组17分,教育年限≤6年组20分,教育年限>6年组24分。测量结果低于分界值,可认为被测量者有认知功能缺损。故C教育年限>6年组22分是错误的。

3-89 解析: 基本角色又称为第一角色,是决定个体的主体行为,由每个人的年龄、性别所赋予的角色,如儿童、妇女、老人等。第二角色又称为一般角色,为人们完成每个生长发育阶段特定任务所必须承担的、由所处社会情形和职业所确定的角色,如母亲角色、护士角色等。第三角色又称为独立角色,是可自由选择的,为完成某些暂时性发展任务而临时承担的角色,如各种学术团体的会员;但有时是不能自由选择的,如病人角色。

3-96 解析: 病人角色冲突:个体在适应病人角色过程中与其常态的各种角色发生心理冲突和行为矛盾,期望与表现有差距。病人角色缺如:即没有进入病人角色,不承认自己有病或对病人角色感到厌倦,也即对病人角色的不接纳和否认。病人角色强化:当需要病人角色向日常角色转化时仍沉溺于病人角色,对自己能力怀疑、失望,对原承担的角色恐惧。病人角色消退:某些原因使一个已适应了病人角色的人必须立即转入常态角色,在承担相应责任与义务时使已具有的病人角色行为退化,甚至消失。故病人角色期望与角色表现间存在差距而产生的角色适应不良应该是角色冲突。

3-112 解析: 文化的要素有知识、艺术、价值观、信念与信仰、习俗、道德、法律与规范等。不同文化背景的个体,其价值观、信念和信仰、习俗、语言等可直接影响健康和健康保健。人类学家将文化比喻为金字塔:塔顶为社会群体文化中的"习俗",可视性强,易通过外显行为观察,最具体且易于表达;中层为"信念与信仰";塔底为社会群体文化中的"价值观",它既深沉又抽象,可视性差,因而最难评估。价值观、信念和信仰、习俗是构成文化的核心要素,与个体的健康密切相关。

3-119 解析: 核心家庭已成为我国最主要的家庭类型。核心家庭的特点是人数少、结构简单,家庭内只有一个权力和活动中心,家庭成员间容易沟通、相处。主干家庭又称直系家庭,是指由2代或2代以上夫妻组成,每代最多不超过一对夫妻,且中间无断代的家庭。其特点是家庭内不仅有一个主要的权力和活动中心,还有一个权力和活动的次中心存在。在我国主干家庭曾为主要家庭类型,但随着社会的发展,此家庭类型已不再占主导地位。单亲家庭是指由离异、丧偶或未婚的单身父亲或母亲及其子女或领养子女组成的家庭。其特点是人数少、结构简单,家庭内只有一个权力和活动中心,但可能会受其他关系的影响。此外,经济来源相对不足。重组家庭是指夫妇双方至少有一人已经历过一次婚姻,并可有一个或多个前次婚姻的子女及夫妇重组的共同子女。其特点是人数相对较多,结构复杂,几个权力和活动的次中心。联合家庭是指包括父母、已婚子女、未婚子女、孙子女、曾孙子女等几代居住在一起的家庭。其特点是人数多,结构复杂,家庭内存在一个主要的权力和活动中心,几个权力和活动的次中心。

3-121 解析: 常用于家庭功能评估的量表包括:①APGAR家庭功能评估表,涵盖了家庭功能的5个重要组成部分,即适应度(A)、合作度

(P)、成长度(G)、情感度(A)、亲密度(R)；②Procidano 和 Heller 的家庭支持量表。根据 APGAR 家庭功能评估表的 5 个重要组成部分，B、C、D、E 是正确的。

3-124 解析：溃疡压痛点可作为对溃疡病的诊断参考；测生命体征是用来判断病人的病情轻重和危急程度的指征；血淀粉酶测定主要是诊断急性胰腺炎的指标；X 线钡餐检查是让病人喝下对比剂（钡剂）以后，在 X 线透视下观察肠道病变，准确性不如胃镜高；胃镜可以更直观地观察胃肠道的病变，并通过病理切片报告来证实病变，另外还可以进行相应的治疗。

3-127 解析：Fried 衰弱表型：①不明原因体重下降；②疲乏；③肌力减退（握力下降）；④运动减慢（步速减慢）；⑤低体能。具有 1～2 项为衰弱前期，具有 3 项以上为衰弱，而无以上 5 项人群为无衰弱的健壮或强健老人。

3-134 解析：1982 年 Brink 等人创制老年抑郁量表（GDS）作为专用老年人的抑郁筛查表。它具有无可否认的优越性。用于一般目的时可采用以下标准：0～10 分，正常；11～20 分，轻度抑郁；21～30 分，中重度抑郁。该老年女性病人因和子女经常发生口角而闷闷不乐，活动减少，有时哭泣，影响晚上睡眠，根据老年抑郁量表评为 19 分，应属于轻度抑郁。

3-137 解析：家庭的种类：①主干家庭，又称直系家庭，是指由 2 代或以上夫妻组成，每代最多不超过一对夫妻，且中间无断代的家庭；②核心家庭，由父母和未婚子女组成的家庭；③扩展家庭，又称亲族家庭，在核心家庭基础上演化而来的直系双偶家庭；④联合家庭，指家庭中有任何一代含有 2 对或以上夫妻的家庭，如父母和 2 对以上已婚子女组成的家庭；⑤重组家庭，指夫妇双方至少有一人已经历过一次婚姻，并可有一个或多个前次婚姻的子女及夫妇重组的共同子女；⑥丁克家庭，是指由夫妇 2 人组成的无子女家庭；⑦同居家庭，是指同居为形式的家庭组成，男女在无正式婚约、缺乏法律保障的情况下，承诺着双方面的情感，亲密且

有性行为关系的同居；⑧空巢家庭，是指子女长大成人后从父母家庭中相继分离出去，只剩下老年一代人独自生活的家庭；⑨单亲家庭，是指由离异、丧偶或未婚的单身父亲或母亲及其子女或领养子女组成的家庭；⑩特殊家庭，是指失独、鳏寡孤独、老加残、长期空巢这 4 类家庭。这位 65 岁老年男性和女方相爱，因家人反对无法登记结婚，同居 38 年，故应属于同居家庭。

3-145 解析：老年人生理性老化表现在身高和体重下降，关节的灵活性降低，动作迟缓、笨拙，腰酸腿痛，记忆力减退，反应迟钝等。老年人心理性老化，主要表现：①已经没有任何创新的意图了，而且经常感到空虚乏味；②对需要付出较多脑力的工作，越来越感到力不从心；③认定自己属于时代的落伍者等。因为该老年妇女已 64 岁，根据老人心身老化的特点，护士在为该老人做健康指导时，正确做法是劝其休息，进行老年养生，延缓衰老。

3-146 解析：按照马斯洛的需要层次理论，人的需要分为 5 个层次，即生理需要、安全需要、爱及归属的需要、自尊需要、自我实现需要。该老人除了具有常人一样的心理需要，还有其特殊角色背景的特别心理需要。例如，恢复健康的需要、保障安全的需要、角色适应的需要、群体归属的需要、寻求关心的需要、获取信息的需要、赢得尊重的需要、寻求刺激的需要，特殊津贴的需要不在此列。

3-152 解析：这位老人有慢性肺心病病史，该病可导致肺动脉高压进而引起右心室肥厚、扩大。心电图可以表现为电轴右偏，顺钟向转位，额面平均电轴≥90°，肺型 P 波，V_1 导联 qR 型，V_5 导联 R/S<1，RV_1 加 SV_5≥1.05 mV。因为右心冠状动脉阻力增加，导致右心室心肌血流减少，会出现右心室心肌缺血的表现。心电图可出现右心导联 ST-T 改变。

名词解释题

3-157 文化照顾是指用一些人们认识到的价

值观、信念和已定型的表达方式,来帮助、支持个体(或群体)维持健康、改善生活方式或面对死亡与残疾。20世纪60年代,美国跨文化护理学的奠基人马德琳·M.莱宁格首先将多元文化的理论引用到护理学中,提出了文化照顾这个概念。她指出,在护理上应该赋予文化的价值和内涵,提供符合个体文化背景的健康照顾,即文化照顾。

3-158　老年综合健康评估(comprehensive geriatric assessment,CGA)又称为老年健康综合功能评估,或老年综合健康多维评价。1930年由英国伦敦医院医生率先提出,主要针对住院老年病人进行,目的是给予针对性治疗,帮助卧床病人下床活动,以回归家庭和社会。

3-159　健康评估是指研究诊断个体、家庭和社区现存或潜在的健康问题或生命过程的反应的基本理解、基本技能和基本方法的学科。

3-160　健康监测是指对特定人群或人群样本的健康状况的定期观察或不定期调查及普查。健康管理过程中的健康监测是指对特定目标人群或个人的健康危险因素进行定期和不间断的观察,以掌握其健康及疾病状况。健康监测可采用日常健康监测、健康调查和专项调查的形式。健康监测是获取健康相关信息的主要途径,可为健康风险评价提供基础数据和科学依据。

3-161　健康干预一般指健康管理,是指一种对个人或人群的健康危险因素进行全面管理的过程。其宗旨是调动个人及集体的积极性,有效地利用有限的资源来达到最大的健康效果。

3-162　健康史是指评估对象目前和既往的健康状况,以及其对自身健康状况的认识及日常生活和社会活动能力等方面的资料。

3-163　老年综合征是指老年人因多种疾病或多种原因造成的同一种临床表现或问题的综合征。常见的老年综合征包括跌倒、痴呆、尿失禁、谵妄、晕厥、抑郁症、疼痛、失眠、药物乱用和帕金森病等。老年综合征严重影响老年人的身心健康。

3-164　老年衰弱综合征是由于年龄增加,造成机体退行性变和多种慢性疾病,引起机体容易受伤的综合征。65岁以上老年人衰弱的发生率达到7%~12%,80岁以上老年人达到33%。衰弱是一种由于多种原因导致身体功能降低和不良后果的脆弱性表现,表现为机体对应激刺激调节能力减弱。老年人处于衰弱状态时,一个微小临床事件就可以引起健康状况发生显著改变和失衡,使临床过程变得危重、复杂,日常生活活动能力下降,由意识清楚到意识障碍,再到卧床不起,甚至死亡。

3-165　功能性日常生活能力(instrumental activities of daily living,IADL)是老年人在家中或寓所内进行自我护理活动的能力,包括购物、家庭清洁和整理、使用电话、付账单、做饭、洗衣、旅游等。这一层次的功能提示老年人是否能独立生活并具备良好的日常生活功能。

3-166　高级日常生活能力(advanced activities of daily living,AADL)反映老年人的智能能动性和社会角色功能,包括主动参加社交、娱乐、职业活动等。高级日常生活能力的缺失要比日常生活能力和功能性日常生活能力的缺失出现更早。

3-167　可视化标尺技术是将用于测量高度或深度的刻度尺,通过可视化把数据转换成图形,使人们在可视化标尺相应位点上进行标明。

3-168　情绪是人对客观事物态度的体验,是一种以人的需要为中介的心理活动,反映客观外界事物与人主观需要之间的关系。因此,"体验"是情绪和情感的基本特征。情绪是暂时性的、与生理需求满足与否有关的心理活动。

3-169　情感是人对客观事物态度的体验,是一种以人的需要为中介的心理活动,反映客观外界事物与人主观需要之间的关系。因此,"体验"是情绪和情感的基本特征。情感是稳定的、与社会性需求满足与否相联系的、人类特有的心理活动。

3-170　焦虑是指一种缺乏明显客观原因的内心不安或无根据的恐惧,预期即将面临不良处境的一种紧张情绪。除孤独外,焦虑是人最普遍的情绪体验。焦虑是由危险或对威胁的预感而诱发产生的。

3-171 抑郁是在个体失去某种其重视或追求的东西时产生的情绪体验。处于抑郁状态者可有情感、认知、动机以及生理等多方面的改变。情感方面主要表现为情绪低落、心境悲观、自我感觉低沉、生活枯燥无味、哭泣、无助感;认知方面表现为注意力不集中、思维缓慢、不能做出决定;动机方面表现为过分依赖、生活懒散、逃避现实,甚至想自杀;生理方面表现为易疲劳、食欲减退、体重下降、睡眠障碍、运动缓慢迟钝,以及机体其他功能减退。

3-172 心理防御是指个体在应付心理压力或挫折以及适应环境时潜意识采用的心理策略,在某种意义上它也属于压力应对的范畴。

3-173 认知是指人们获得知识或应用知识的过程,或信息加工的过程,是指人认识外界事物的过程,即对作用于人的感觉器官的外界事物进行信息加工的过程。这是人最基本的心理过程,包括感觉、知觉、记忆、想象、思维和语言等。

3-174 感觉是客观事物的个别特性作用于人的感觉器官时在人脑中的直接反映,包括视觉、听觉、嗅觉、味觉、触觉等,是认识的起点。但它只能反映事物表面的、个别的特性,是最简单、最低级的反映形式。

3-175 知觉是客观事物直接作用于感官而在头脑中产生的对事物整体的认识,是感性认识的一种形式,比感觉完整,是对感觉的综合;反映事物表面的各种不同特性的总和以及它们的相互联系。知觉具有整体性、恒常性、意义性、选择性的特征。

3-176 记忆是对认识过的事物能够回忆。心理学范畴是指人对经历过的事物的一种反映,包括识记(对当前事物的认识并记住)、再认(该事物重新出现后能够认识出来)和重现(把头脑中印象回想起来)。

3-177 压力在心理行为学中是指人的精神遭遇外界影响而带来的心理紧张,或者痛苦,使人因这些因素而感觉精神状态不佳、面色萎靡、内心沉重,更有甚者痛苦不堪。压力不是刺激的本身,而是机体对刺激的反应状态。

3-178 压力应对是任何一种健康的或不健康的、有意识的或无意识的努力,来预防、消除或减弱应激源或用最小的痛苦来耐受应激带来的效应。

3-179 一般角色即第二角色,是个体所必须承担的、由所处的社会环境和职业所规定的角色,即在各种社会环境中影响个体行为,包括:各生长发育阶段中为完成特定任务所必须承担的角色,以及与职业有关的角色,如父母、夫妻、儿女、医生、护士、军人等;个体为完成暂时性任务而承担的角色,如观众、听众等。

3-180 家庭角色是指家庭成员在家庭中的特定身份,代表着他(她)在家庭中所应执行的职能,反映出他(她)在家庭中的相对位置和与其他成员之间的相互关系。

3-181 社会角色是指在社会系统中与一定社会位置相关联的、符合社会要求的一套个人行为模式,也可以理解为个体在社会群体中被赋予的身份及该身份应发挥的功能。

3-182 社会环境有狭义和广义之分。狭义的社会环境指组织生存和发展的具体环境,具体而言就是组织与各种公众的关系网络。广义的社会环境则包括社会政治环境、经济环境、文化环境和心理环境等大的范畴,它们与组织的发展也是息息相关的。组织开展公共关系活动,对组织生存、发展大环境和小环境都有积极的意义。

3-183 人格特征是由罗特(Rotter)提出的有关社会学习理论的控制观,它是在长期社会学习经历中形成的非常稳定的人格特征,影响着个体对外界事物的感受,据此可将其分为内控型和外控型。

3-184 文化休克是指个体生活在陌生、不熟悉的文化环境中所产生的一种迷失、疑惑、排斥,甚至恐惧的感觉;是因沟通障碍、日常活动改变、孤独、风俗习惯以及信仰的差异而产生的生理、心理适应不良。

3-185 家庭功能主要是满足家庭成员的基本生活需求,维护家庭成员的安全与健康,维持家庭及社会的期望等。具体包括:繁衍和养育功能、经济功能、情感支持功能、社会化功能和健康照顾功能。

简述问答题

3-186 判断是肯定或否定某事物具有某种属性或某行动方案具备可行性的思维方式。判断可以以现实为基础,也可以超离现实;可以以社会常态为根据,也可以违背社会常态。护士在临床护理实践工作中应考虑到由于个体的判断能力常受个体的情绪(焦虑等)、智力、受教育水平、社会经济状况、文化背景等的影响,并随年龄而变化,评估时应尽量排除并充分考虑这些因素的干扰,不断提高自己的判断能力。

3-187 用于老年人综合健康评估的主要量表有:①美国老年人资源与服务评估量表(older American resources and services,OARS);②综合评价量表(the comprehensive assessment and referral evaluation,CARE);③费城老年中心多水平评价量表(Philadelphia geriatric centre multilevel assessment instrument,PGCMAI)。上述量表均包括躯体健康、精神健康、日常活动能力、经济及社会资源状况等方面的评估内容。

3-188 老年人常见的7种心理变化:衰老感、孤独寂寞、空虚无聊、情绪多变、健忘、话多和睡眠障碍。

3-189 老年人健康评估的方法:交谈、观察、体格检查、阅读和测试。注意事项:①提供适宜的环境;②安排充分的时间;③选择得当的方法;④运用沟通的技巧;⑤获取客观的资料;⑥进行全面评估。

3-190 老年人体检的内容:①基本的常规体检,包括身高、体重、血常规、尿常规、肝功能和肾功能等;②心脑血管检查,这是老年人体检的重点,包括测血压和心电图检查,必要时做心脏彩色B超、颈动脉B超;③眼底检查;④血糖和血脂检测;⑤骨密度检测;⑥甲胎蛋白检测;⑦血流动力学检测。

3-191 Katz日常生活功能指数量表的内容包括:更衣、进食、沐浴、入厕、控制大小便。评定结果解释:通过与被测者、照顾者交谈或被测者自填问卷,确定各项评分,计算总分值。总分值的范围是0~12分,分值越高,提示被测者的日常生活能力越强。

3-192 情绪与情感的区别:就定义而言,情绪是暂时性的、与生理需求满足与否有关的心理活动;情感则是稳定的、与社会性需求满足与否相联系的、人类特有的心理活动。从个体发展来看,情绪发展在先,情感体验产生在后。新生儿出生不久就有了反映身体舒适状态满足与否的"笑""哭"等情绪反应,而情感则是在与社会接触的过程中逐渐产生的。孩子对母亲的依恋与爱的情感就是在不断受到关怀、爱抚的过程中使愉悦的情绪体验持久稳定下来而逐渐培养起来的。因此,情绪不稳定具有较强的情境性、激动性和暂时性,而情感则为有较强的稳定性、深刻性和持久性,是对事物态度的反映,构成个性或道德品质中稳定的因素。在表现形式上,情绪有明显的冲动性和外部表现,而情感则多以内在体验的形式存在。

情绪与情感的联系:情感是在情绪稳固的基础上建立发展起来的,情感通过情绪的方式表达出来。同时,情感的尺度决定着情绪表现的力度,情感的性质决定在一定情境下情绪的表现形式。因此,在情绪发生过程中多含有情感的因素,所以情绪与情感是相互依赖的,它们既是在有机体种族发生的基础上产生的,又是人类社会历史发展的产物。

3-193 评估焦虑的量表有:①焦虑自评量表(self-rating anxiety scale,SAS);②状态-特质焦虑问卷(state-trait anxiety inventory,STAI);③儿童社交焦虑量表(social anxiety scale for children,SASC);④交往焦虑量表(interaction anxiousness scale,IAS);⑤萨拉森考试焦虑量表(Sarason test anxiety scale,TAS);⑥汉密尔

顿焦虑量表(Hamilton anxiety scale，HAMA)；⑦贝克焦虑量表(Beck anxiety inventory，BAI)。

3-194 评估抑郁的量表有：①汉密尔顿抑郁量表（Hamilton depression scale，HAMD)；②老年抑郁量表(the geriatric depression scale，GDS)；③流行病学调查中心用抑郁量表(the center for epidemiological studies depression CES-D)；④Zung抑郁自评量表（self-rating depression scale，SDS)；⑤贝克抑郁自评量表(Beck depression inventory，BDI)；⑥病人健康问卷抑郁量表-9(the depression module of the patient health questionnaire-9，PHQ-9)。

3-195 简易智力状态检查评估的范围有11个方面，即时间定向、地点定向、语言即刻记忆、注意和计算能力、短期记忆、物品命名、重复能力、阅读理解、语言理解、语言表达和绘图。正常值：0～30分。

3-196 角色适应不良是指当个体角色表现与角色期望不协调或无法达到角色期望的要求时发生的身心行为反应。个体会出现相应的生理、心理方面的不良反应，如头痛、头晕、乏力、睡眠障碍、心律和心率异常、心电图异常表现；血肾上腺素、胆固醇、甘油三酯升高及凝血时间异常等生理反应；产生紧张、焦虑、抑郁、易激惹、自责，甚至绝望等不良情绪。常见的类型有角色冲突、角色模糊、角色匹配不当、角色负荷过重或角色负荷不足。

3-197 工作环境评估包括：有无污染源，有无安全作业条例及执行与否，有无工作防护措施等。主要的评估项目与内容：①整洁程度，环境是否整洁、宽敞、明亮，空气是否流通，通风设施是否完好。②刺激物，室内有无粉尘、化学物、石棉、烟雾等刺激物存在，有无异味、刺激性气味，是否有相关环境监测，检测结果是否符合环境要求。③污染源，工作环境有无废水、废气、放射物质等污染源的存在。④安全因素，是否存在安全危害因素，如高温、高电压、强噪声、放射线、重型机器或大型电器、裸露电源或电线、强酸、强碱等；有无安全作业条例；工作中是否应用防护措施，如安全帽、安全镜、防护衣物或其他防护措施。

3-198 老年人居住环境安全的评估要素包括：①一般居室，如光线是否充足，通风是否良好，温度是否适宜，地面是否平整、干燥、无障碍物，是否防滑，地毯是否平整、不滑动，家具放置是否稳固、固定有序，有无阻碍通道，拐角是否圆滑，床高度是否在老人膝盖下、是否与其小腿长度基本相等；电线安置如何，是否方便，是否远离火源、热源；取暖设备设置是否妥善；紧急电话号码是否放在易见、易取的地方，应急灯或铃是否正常等。②厨房，如地板有无防滑措施，燃气"开""关"的按钮标志是否醒目等。③浴室，如浴室门锁是否内外均可打开，地板有无防滑措施，便器高低是否合适，有无设扶手，浴盆高度是否合适，盆底是否垫防滑胶毡等。④楼梯，如光线是否充足，台阶是否平整、无破损，高度是否合适，台阶之间色彩差异是否明显，有无扶手等。

3-199 文化的特性：文化具有鲜明的民族性、继承性、发展性、获得性、共享性、复合性与双重性等特性。这些特性决定了它对健康影响的广泛性和持久性。评估的重要性：①有助于护士了解影响个体健康的各种文化因素，如个体的文化背景、对健康的观念、家庭与社会结构、生活习惯和生活行为、传统的治疗疾病方法等；②为个体制订符合其文化背景，既适合共性又能满足个体需要、切合实用的护理措施。

3-200 家庭评估常用评定量表有：①Smilkstein的家庭功能量表；②Procidano和Heller的家庭支持量表；③家庭环境量表(FES)；④家庭功能评定量表(FAD)；⑤家庭亲密度和适应性量表(FACES Ⅱ)；⑥领悟社会支持量表(PSSS)；⑦APGAR家庭功能评估表。

3-201 恶性肿瘤病人常见的心理护理诊断有：紧张、焦虑、恐惧、绝望、自我形象紊乱、自尊紊乱等。

3-202 护理工作中会产生的压力:疾病影响、工作压力大、工作负担重、医护关系和护患关系处理不恰当等。应对措施:要意志坚强,勇于面对挫折,努力学会适应,正确处理压力,激发人体正常心理防御机制,激发希望和勇气,自我价值感得到维持,与他人的关系改善,人际、社会以及经济环境改善,生理功能逐步康复。

综合分析题

3-203 (1)该病人目前最突出的心理护理诊断:绝望,与得知患恶性肿瘤会死亡的因素有关。

(2)有效的应对措施包括:①充分发挥丰富的家庭、社会、经济资源;②尽量缩短压力源的强度与持续时间;③结识有成功应对经验的人;④请个体意志坚强、勇于面对挫折、自信且能正确处理压力的人现身说法。积极做好病人的心理护理。

3-204 (1)对于该病人,病室环境的评估要求包括:①环境整洁、卫生、宽敞、明亮、舒适,无异味、无臭味;光线、通风适度,温度、相对湿度适宜,环境无噪声;病房设施能满足病人的基本生理需求,如热水供应、厕所洁净、饭菜营养可口等。②安全措施,走廊、卫生间或浴室要有扶手,地面干燥、平整、防滑,病床旁、卫生间或浴室内有呼叫系统,夜间灯光照明适宜、合理,推车、平车性能完好,病床的升降控制完好、安全,病床的移动脚轮固定,有紧急情况下安全撤离的出口标记,电源、插座妥善安置,用氧时有防火、防油、防震标记,备用氧的安置符合安全要求,空调或其他冷暖设备性能完好、使用安全。

(2)该病人相关的护理诊断:①焦虑,与担心疾病预后有关;②恐惧,与脑出血突发昏迷有关;③绝望,与疾病严重且缺少家人支持有关;④疲乏,与脑出血后发生脑力和体力下降有关;⑤无能为力感,与脑出血后个体已无法适应以往的生活,独立生活能力下降有关;⑥角色紊乱,与个人感到自己的角色有了很大的改变、家庭人际关系不和等有关。

3-205 (1)该病人属于文化休克的觉醒期。

(2)采用Kleinman提出的"健康信念注解模式"对该病人进行健康信念评估,内容包括:①对您来说,健康指什么?不健康又指什么?②通常您在什么情况下才认为自己有病并就医?③您认为导致您健康问题的原因是什么?④您怎样及何时发现您有该健康问题的?⑤该健康问题对您的身心产生了哪些影响?严重程度如何?发作持续多长时间?⑥您认为你该接受何种治疗?您希望通过治疗达到哪些效果?⑦您的病给您带来的主要问题有哪些?⑧对这种病您最害怕的是什么?

(王 弦)

第四章

老年人的健康保健与养老照顾

✤ 选择题(4-1~4-45)

✎ A1型单项选择题(4-1~4-24)

4-1 老年健康保健任务的完成需要依赖
　　A. 养老院
　　B. 托老所
　　C. 三级综合医院
　　D. 社区卫生服务中心
　　E. 完善的医疗保健服务体系

4-2 老年保健的目标是
　　A. 实现老有所医
　　B. 实现老有所教
　　C. 实现老有所乐
　　D. 实现健康老龄化
　　E. 实现老有所为

4-3 老年保健的重点人群不包括
　　A. 独居老人
　　B. 高龄老人
　　C. 丧偶老人
　　D. 住院的老人
　　E. 患病的老人

4-4* 老年人中的精神障碍者主要是
　　A. 痴呆老人
　　B. 抑郁症老人
　　C. 精神分裂症老人
　　D. 强迫症老人
　　E. 进食障碍老人

4-5 老年保健起源于哪个国家
　　A. 美国　　　　B. 英国
　　C. 美国　　　　D. 日本
　　E. 德国

4-6 "轮换住院制度"是哪个国家对长期住院老人实施的制度
　　A. 中国　　　　B. 德国
　　C. 英国　　　　D. 意大利
　　E. 法国

4-7* 美国社会保障法保障的人群不包括下列哪个
　　A. 老年人
　　B. 妇女
　　C. 盲人
　　D. 鳏寡者及其子女
　　E. 失业者

4-8 日本是世界上位于第几位的长寿国
　　A. 第五　　　　B. 第四
　　C. 第三　　　　D. 第二
　　E. 第一

4-9 哪个国家的老年保健事业对不同老年人有不同的对策
　　A. 日本　　　　B. 韩国
　　C. 泰国　　　　D. 美国
　　E. 越南

4-10 我国老年保健的发展分为几个阶段
　　A. 2个　　　　B. 3个
　　C. 4个　　　　D. 5个
　　E. 6个

4-11 中国老龄问题全国委员会于哪一年成立
　　A. 1982年　　　B. 1984年
　　C. 1986年　　　D. 1995年

E. 1999 年

4-12 《中华人民共和国老年人权益保障法》颁布实施于哪一年
A. 1982 年　　B. 1996 年
C. 1999 年　　D. 2001 年
E. 2005 年

4-13 下列哪项不是老年保健的基本原则
A. 全面性原则
B. 区域化原则
C. 费用统一承担原则
D. 功能分化原则
E. 费用分担原则

4-14 下列哪项不是联合国老年政策原则
A. 独立性原则
B. 参与性原则
C. 自我实现原则
D. 尊严性原则
E. 保障性原则

4-15 方便老年人医疗服务的主要形式是
A. 老年人疗养院
B. 日间老年护理站
C. 社区卫生服务中心
D. 养老院
E. 三级综合医院

4-16* 我国真正实现"老有所医"主要依靠
A. 个人力量　　B. 家庭力量
C. 社会力量　　D. 国家力量
E. 国家、集体、个人合理分担

4-17 自我保健需要强调和重视的是
A. 自我　　B. 保健
C. 预防　　D. 治疗
E. 护理

4-18 老年人自我保健的具体措施不包括
A. 自我观察
B. 严重疾病的自我治疗
C. 自我预防
D. 自我护理
E. 定期体格检查

4-19 自我保健的核心内容是
A. 自我观察　　B. 自我体检
C. 自我治疗　　D. 自我预防
E. 自我护理

4-20 老年人自我观察的内容不包括
A. 疼痛的部位和性质
B. 重要生理指标
C. 身体结构改变
D. 身体功能变化
E. 生活方式

4-21 下列老年自我保健说法中错误的是
A. 根据自身情况选择
B. 采用非药物疗法和药物疗法相结合
C. 药物治疗为主
D. 综合性保健措施
E. 建立健康的生活方式

4-22 下列老年人进行自我治疗的方法中错误的是
A. 患有慢性肺心病的老年人在家中用氧气袋吸氧
B. 患有高血压病的老年人自行服药
C. 患有糖尿病的老年人自行皮下注射胰岛素
D. 患有肺气肿的老年人使用雾化吸入改善通气功能
E. 患有心绞痛的老年人自行服用硝酸甘油止痛

4-23 老年人居住在家中，由专业人员对老年人提供服务和照顾的一种新型社会化养老模式是指
A. 机构养老照顾模式
B. 居家养老照顾模式
C. "医养结合"养老照顾模式
D. 以房养老模式
E. 乡村田园养老

4-24 我国主要采取的养老模式是居家养老，其主要优点是
A. 居家养老服务是经济高效的养老服务方式
B. 居家养老服务是缺乏专业性的服务

C. 居家养老十分安全,一般不容易出现悲剧

D. 居家养老可以减轻每个家庭子女的护理压力

E. 居家养老社区护工对老人能做到完全的照顾

A2型单项选择题(4-25～4-37)

4-25 病人,男性,80岁。日本人。患高血压病、脑梗死,需长期卧床。日本的老年保健事业对该类老年人采取的对策不包括

A. 设置老年人服务总站
B. 建立家庭护理支持中心
C. 建立老年人家庭服务中心
D. 建立"银色人才"中心
E. 设置福利器械综合中心

4-26* 病人,男性,81岁。患阿尔茨海默病5年,需要老年保健服务,老年保健费用采取"费用分担"原则。该原则主张老年保健费用由

A. 政府及保险金承担
B. 保险金及个人承担
C. 政府、保险金及个人承担
D. 政府及个人承担
E. 单位及个人承担

4-27* 病人,男性,70岁。患脑梗死,目前左侧肢体瘫痪。老伴已去世,子女在外地工作。最适合他的养老服务机构是下列哪个

A. 老年公寓
B. 日间老年护理站
C. 养老院
D. 临时托老所
E. 居家养老服务机构

4-28 病人,男性,70岁。身高175 cm,体重100 kg。喜好高盐饮食,患高血压病10年。以下属于自我观察内容的是

A. 定期测血压
B. 控制饮食

C. 坚持运动
D. 按时服药
E. 穿防滑鞋

4-29 病人,男性,65岁。做手工时不慎将手指擦伤,随即寻找家中药箱进行自行处理。他的行为属于

A. 自我治疗
B. 自我护理
C. 自我观察
D. 自我预防
E. 自我急救

4-30 病人,女性,67岁。患肥胖症,平时坚持晨练、控制饮食。她的行为属于

A. 自我观察
B. 自我急救
C. 自我治疗
D. 自我预防
E. 自我护理

4-31 病人,女性,68岁。患糖尿病3年,经常参加医院组织的糖尿病公益讲座,平时能够控制饮食,加强运动,保护好自己的双足。她的行为属于

A. 自我治疗
B. 自我护理
C. 自我观察
D. 自我预防
E. 自我急救

4-32 病人,男性,70岁。患心绞痛5年,平时出门随身携带急救药盒。他的行为属于

A. 自我治疗
B. 自我护理
C. 自我急救
D. 自我预防
E. 自我观察

4-33 王某,女性,67岁。经常到老年活动中心参加琴棋书画、阅读欣赏、体育文娱活动,并热心参与社会活动。这主要体现了老年保健策略中的

A. 老有所医
B. 老有所养
C. 老有所乐
D. 老有所为
E. 老有所教

4-34 张某,女性,65岁。报名参加了老年大学,学习绘画、缝纫等活动。这主要体现了老年保健策略中的

A. 老有所养
B. 老有所学
C. 老有所教
D. 老有所为
E. 老有所乐

4-35* 李某,女性,66岁。经常参加社会活动,如引导社区人员进行垃圾分类,为社会继续做贡献,实现老年人自身价值。这主要体现了老年保健策略中的
A. 老有所养   B. 老有所医
C. 老有所为   D. 老有所乐
E. 老有所学

4-36* 病人,女性,70岁。患高血压病、糖尿病、冠心病,选择"医养结合"照护模式养老。请问该模式的服务对象不包括下列哪种疾病病人
A. 慢性病   B. 易复发病
C. 大病恢复期 D. 残障
E. 心理疾病

4-37 病人,男性,80岁。患高血压病30年,因子女不在身边,住进了"退休新村"养老。这种养老模式属于
A. 乡村田园养老
B. 异地养老
C. 候鸟式养老
D. 互助养老照顾
E. 智慧养老

A3型单项选择题(4-38~4-43)

(4-38~4-39共用题干)

某社区总人口1000人,60岁以上老年人有220人,占社区总人口的22%。人口老龄化倾向明显。

4-38 该社区中,下列哪类人不是该社区老年保健服务工作的重点人群
A. 高龄老人
B. 有精神障碍的老人
C. 刚丧偶的老人
D. 新近出院的老人
E. 健康老人

4-39 为促进该社区老人的健康老龄化,以下做法中错误的是
A. 普及社区护理
B. 指导老年人养成科学的生活方式
C. 指导老年人按自己喜欢的生活方式生活
D. 指导老年人做好自我保健
E. 指导老人养成良好的卫生习惯

(4-40~4-41共用题干)

病人,男性,70岁。患有冠心病,选择居家养老模式。

4-40 我国居家养老的优点是
A. 更注重老年人的意愿和情感需要
B. 减轻家庭照顾负担
C. 覆盖面较窄
D. 创造就业机会
E. 促进老龄化产业的发展

4-41 居家养老服务的提供者不包括
A. 老年社区
B. 老年公寓
C. 老年人日间服务中心
D. 托老所
E. 养老院

(4-42~4-43共用题干)

病人,男性,74岁。患高血压病20年、冠心病10年。

4-42 适合该病人的健身项目不包括下列哪项
A. 踢球   B. 散步
C. 慢跑   D. 太极拳
E. 跳舞

4-43 属于自我治疗内容的是
A. 心前区疼痛时舌下含服硝酸甘油
B. 定期测血压
C. 低盐饮食
D. 学习高血压相关知识
E. 保持良好的心态

A4型单项选择题(4-44~4-45)

(4-44~4-45共用题干)

病人,男性,72岁。患脑梗死,老伴健在,子女在外地工作,目前采用"医养结合"养老照顾模式。

4-44 "医养结合"养老照顾模式的优点不包括下列哪项
A. 有效整合现有的医疗资源
B. 对失能老人开展医疗护理、康复训练
C. 实现一站式服务
D. 拓展养老机构的功能
E. 充分发挥专业分工的优势

4-45 4年后,老伴患阿尔茨海默病,生活无法自理,此时适合两位老人的养老照顾模式是
A. 居家养老照顾模式
B. 机构养老照顾模式
C. 智慧养老模式
D. 互助养老照顾模式
E. 以房养老模式

❋ 名词解释题(4-46～4-58)

4-46 老年保健
4-47 自我保健
4-48 老年自我保健
4-49 养老
4-50 照顾
4-51 养老机构
4-52 居家养老照顾模式
4-53 机构养老照顾模式
4-54 "医养结合"养老照顾模式
4-55 智慧养老模式
4-56 互助养老照顾模式
4-57 以房养老模式
4-58 候鸟式养老模式

❋ 简述问答题(4-59～4-72)

4-59 老年保健的重点人群有哪些?
4-60 简述老年保健的基本原则。

4-61 简述联合国老年政策原则。
4-62 联合国老年政策原则中的独立性原则包括哪些内容?
4-63 联合国老年政策原则中的参与性原则包括哪些内容?
4-64 联合国老年政策原则中的保健与照顾原则包括哪些内容?
4-65 老年保健的任务是什么?
4-66 老年保健的策略有哪些?
4-67 养老照顾模式有哪些?
4-68 居家养老照顾模式的服务内容有哪些?
4-69 居家养老服务的提供者有哪些?
4-70 居家养老照顾模式的主要优点有哪些?
4-71 机构养老照顾模式的主要不足有哪些?
4-72 "医养结合"养老照顾模式的主要优点有哪些?

❋ 综合应用题(4-73～4-74)

4-73 病人,男性,75岁。有高血压病病史20年,1个月前因突然发生脑梗死导致右侧肢体偏瘫、口角歪斜而住院治疗。经过药物治疗,病情稳定,转入康复中心进行肢体功能康复训练。经过数月的康复训练,肢体功能有所恢复,但是日常生活仍然需要他人协助,不能外出活动。回到家中,病人情绪很低落。老伴已去世,有一儿子在外地工作,无力对老人提供照顾。

请解答:
(1) 该病人应选择何种养老照顾模式?
(2) 此种养老照顾模式有哪些优点?

4-74 病人,女性,65岁。有高血压病病史10年,心绞痛病史5年。子女均不在身边。

请解答:
(1) 自我保健活动包括哪些内容?
(2) 该病人可采取哪些措施进行自我保健活动?

答案与解析

选择题

A1 型单项选择题

4-1	E	4-2	D	4-3	D	4-4	A
4-5	B	4-6	C	4-7	B	4-8	E
4-9	A	4-10	B	4-11	A	4-12	B
4-13	C	4-14	E	4-15	C	4-16	E
4-17	A	4-18	B	4-19	D	4-20	E
4-21	C	4-22	D	4-23	B	4-24	A

A2 型单项选择题

4-25	D	4-26	C	4-27	C	4-28	A
4-29	A	4-30	D	4-31	B	4-32	C
4-33	C	4-34	B	4-35	C	4-36	E
4-37	B						

A3 型单项选择题

4-38	E	4-39	C	4-40	A	4-41	E
4-42	A	4-43	A				

A4 型单项选择题

4-44	E	4-45	B

部分选择题解析

4-4 解析： 老年人中的精神障碍者主要是痴呆老人。痴呆包括血管性痴呆和阿尔茨海默病。

4-7 解析： 1934 年，美国成立了经济保障咨询委员会，并起草了社会保障法，它是保障老年人、失业者、盲人、鳏寡者及其子女最基本收入的法律。

4-16 解析： 要改善老年人口的医疗状况，就必须首先解决好医疗保障问题。通过深化医疗保健制度的改革，逐步实现社会化的医疗保险，运用立法的手段，按照国家、集体、个人合理分担的原则，将大多数的公民纳入这一体系当中，才能改变目前支付医疗费用的被动局面，真正实现"老有所医"。

4-26 解析： 老年保健的费用应采取多渠道筹集社会保障基金的办法，即政府承担一部分、保险公司的保险金补偿一部分、老年人自付一部分。

4-27 解析： 机构养老照顾模式适合于高龄多病和无人照料的老年人。机构养老照顾模式主要是以各种养老机构为载体，包括敬老院、福利院、养老院、老年公寓、老年护理院、托老所、临终关怀医院等，实现社会化的养老功能。本题中的老人因无人照料，因此选择养老院。其他选项均为居家养老服务的提供者。

4-35 解析： 老有所为可分为两类：①直接参与社会发展，即老人将自己掌握的知识和积攒的经验直接运用于社会活动中，如从事各种技术咨询服务、人才培养和医疗保健服务等；②间接参与社会发展，如为社会献计献策、参加社会公益活动、编史或写回忆录、参与家务劳动、支持子女工作等。本题中的老人经常参加社会活动，如引导社区人员进行垃圾分类，体现了老年保健策略中的老有所为。

4-36 解析： "医养结合"服务对象是患有慢性病、大病恢复期、易复发病、残障、失能及绝症晚期老人，不包括患心理疾病病人。

名词解释题

4-46 老年保健是指在平等地享用卫生资源的基础上，充分利用现有的人力、物力，以维护和促进老年人的健康为目的，发展老年保健事业，让老年人得到基本的医疗、护理、康复和保健等服务。

4-47 自我保健是指人们为保护自身健康所采取的一系列综合性保健措施。

4-48 老年自我保健是指健康或罹患某些疾病的老年人，利用自身所掌握的医学知识、科学的养生保健方法和简单易行的治疗、护理和康复手段，依靠自己、家庭及周围的资源进行自我观察、诊断、预防、治疗和护理等活动。

4-49 养老是指老年人随着年龄的增长,躯体功能逐渐衰退,日常生活自理能力减弱,需要外界提供经济、生活和心理情感等方面的支持。

4-50 照顾又称照护,全面或者全方位照料和护理,是指对因高龄、患病等身心功能存在或可能存在障碍的老年人提供的医疗、保健、护理、康复、心理、营养及生活服务等全面的照顾。

4-51 养老机构是指为老年人提供健康管理、饮食起居、清洁卫生、生活护理、文体娱乐活动等综合性服务的机构。

4-52 居家养老照顾模式是指以家庭为核心、以社区为依托、以专业化服务为依靠,由专业人员或社区志愿者及家人为居家老年人提供以日常生活照料和照顾为主要内容的社会化服务。

4-53 机构养老照顾模式是指老年人居住在专业的养老机构中,由养老机构中的服务人员提供全方位、专业化服务的养老照顾。

4-54 "医养结合"养老照顾模式是指将医疗资源与养老资源相结合、养老机构和医院功能相结合,即集医疗、护理、康复、养生、养老于一体,实现社会资源利用的最大化,为老年人提供生活照料和医疗、康复、护理服务的新型养老照顾模式。

4-55 智慧养老模式是利用新一代先进的信息化技术手段(如互联网、云计算、可穿戴设备等),为老年人提供便捷、高效、灵活、个性化、高质量的生活照料、健康管理、精神慰藉、医疗护理、康复训练、安全监管及应急救助等服务。

4-56 互助养老照顾模式是指老人与家庭外的其他人或同龄人,在自愿基础上相互结合、相互扶持、相互照顾的一种模式。

4-57 以房养老模式是指老年人将自己购买的房屋出租、出售、抵押,以获取一定数额的养老金来维持自己的生活或养老服务的一种养老模式。

4-58 候鸟式养老模式是指老年人像候鸟一样随着季节和时令的变化而变换生活地点的养老模式。

简述问答题

4-59 老年保健的重点人群包括:高龄老人、独居老人、丧偶老人、患病老人、新近出院的老人及患精神障碍的老人。

4-60 老年保健的基本原则包括:全面性原则、区域化原则、费用分担原则及功能分化原则。

4-61 联合国老年政策原则包括:独立性原则、参与性原则、保健与照顾原则、自我实现或自我成就原则及尊严性原则。

4-62 联合国老年政策原则中的独立性原则包括:①老年人应通过收入、家庭和社会支持以及自助等途径,享有足够的衣、食、住、行和保健;②老年人应拥有继续工作的机会或获得其他收入的机会;③老年人应参与决定在何时采取何种方式从劳动力队伍中退休;④老年人应有获得适宜的教育和培训的机会;⑤老年人应生活在安全且与个人爱好和能力变化相适应的环境中;⑥老年人应尽可能长期居住在家中。

4-63 联合国老年政策原则中的参与性原则包括:①老年人应能够保持融入社会,积极参与制定、实施与其健康直接相关的政策和措施,并与年轻人分享他们所掌握的知识和技能;②老年人应能够寻找和创造为社区服务的机会,在适合他们兴趣和能力的岗位上做志愿者服务工作;③老年人应形成自己的协会或组织。

4-64 联合国老年政策原则中的保健与照顾原则包括:①老年人应享有与其社会文化背景相一致的家庭及社区照顾和保护;②老年人应享有卫生保健护理服务,以维持或重新获得最佳的生理、心理与情绪健康水平,预防或推迟疾病的发生;③老年人应享有社会和法律服务,以增强自主能力,获得权益保障和保护;④老年人应利用适宜的服务机构,在一个具有人文关怀和安全的环境中,获得政府提供的保障、康复、心理和社会性服务及精神支持;⑤老年人在任何场所中,均能享受人权和基本的自由,包括充分尊重他们的尊严、利益、需求、信仰、隐私,以及对其自身保健和生活质量的决定权。

4-65 老年保健的任务包括:①运用老年医学知识开展老年病的防治工作,加强老年病的监测,控制慢性病和伤残的发生;②开展健康教育,指导老年人的日常生活和健身锻炼,提高健康意识和自我保健能力,延长健康期望寿命,提高生活质量,为老年人提供满意的医疗保健服务。

4-66 老年保健的策略包括:①老有所医(老年人的医疗保健);②老有所养(老年人的生活保障);③老有所乐(老年人的文化生活);④老有所学和老有所为(老年人的发展与成就);⑤老有所教(老年人的教育及精神生活)。

4-67 养老照顾模式包括:①居家养老照顾模式;②机构养老照顾模式;③"医养结合"养老照顾模式;④其他:智慧养老模式、互助养老照顾模式、以房养老模式、旅游养老模式、候鸟式养老模式、异地养老模式、乡村田园养老模式等。

4-68 居家养老照顾模式的服务内容主要包括:基本生活照料、烹调、清洁等家政服务,陪护老人、倾听老人诉说等亲情服务和精神慰藉,休闲娱乐设施支持等。

4-69 居家养老服务的提供者主要有居家养老服务机构、老年社区、老年公寓、老年人日间服务中心、托老所的医疗保健、护理、家政服务等人员和社会志愿者等。

4-70 居家养老照顾模式的主要优点包括:①居家养老符合多数老年人的传统观念,老年人居住在熟悉的家中,可以享受家庭的温暖,精神愉悦,有利于身心健康;②居家养老所需费用较低,可减轻家庭的经济负担;③可以缓解机构养老服务的压力;④有利于推动和谐社区的发展和建设,在社区内形成尊老、助老的优良风气,提高社会道德风尚。

4-71 机构养老照顾模式的主要不足包括:①家庭和社会经济负担加重;②养老机构的管理体制和运营机制不能完全满足老年人的需求;③削弱原有社会支持和家庭支持系统。

4-72 "医养结合"养老照顾模式的主要优点包括:①能有效整合现有的医疗资源和养老资源,拓展养老机构的功能,体现老有所养、老有所医、老有所乐;②在提供给老人传统的基本生活需求保障、日常照顾的基础上,能对老年人特别是失能、半失能老人和"空巢"老人开展医疗护理、康复训练、健康保健等服务;③在老年人日常生活、慢病管理、康复锻炼、医疗需求、健康体检及临终关怀服务中实现一站式服务,可以提高老年人的生活品质和生命质量。

综合应用题

4-73 (1)该病人应选择机构养老照顾模式。

(2)机构养老照顾模式的主要优点包括:①养老机构采用集中管理模式,能够使老年人得到专业化、全方位的照顾和医疗护理服务;良好的生活环境、无障碍的居住条件和齐全的配套设施能使老年人的生活更加便利与安全。②养老机构中多样化的社会活动和丰富多彩的娱乐文化生活能够帮助老人减轻孤独感,从而提高其生活质量。③可以减轻家庭成员的照顾负担。老年人的子女可以减轻日常照顾老人的压力,有更多的时间与精力投入工作和学习中。④可以充分发挥专业分工的优势,创造就业机会,进而缓解就业压力。

4-74 (1)自我保健活动应包括:①不断获得高血压病、心绞痛的自我保健知识,并形成自我保健机制;②利用学习和掌握的保健知识,根据自己的健康保健需求自觉地、主动地进行自我保健活动,做到持之以恒。

(2)该病人可采取的自我保健活动措施包括:①自我观察。通过各种方法观察自身的健康状况,及时发现异常或危险信号,做到疾病的早发现、早诊断、早治疗。自我观察内容包括:观察与生命活动有关的重要生理指标,如定期测血压;观察心前区疼痛的部位和特征;观察身体结构和功能的变化等。通过自我观察,随时掌握自身的健康状况,一旦有意外发生,及时寻求医疗保健服务。②自我预防。建立健康的生活方式;养成良好的生活习惯;采用低能量、低盐、低脂饮食;坚持适当的运动,以有氧运动为主,提高身体抵抗力;讲究心理卫生,保持最佳的心理状态;定期体检。③自我治疗。心绞痛发作时立即舌下含服硝酸甘油。④自我护理。增强日常生活自理能力,运用所学的家庭护理知识进行自我照料、自我调节、自我参与及自我保护等相关护理活动。⑤自我急救。熟知急救电话,外出时随身携带急救卡。

(刘 芹)

第五章

老年人的心理卫生与精神护理

选择题(5-1~5-56)

A1型单项选择题(5-1~5-30)

5-1* 下列容易诱发老年人离退休心理障碍的因素中不正确的是
A. 居住环境 B. 人际关系
C. 职业性质 D. 个人爱好
E. 以上都不是

5-2 下列关于老年期心理-精神障碍特点的叙述中正确的是
A. 起病潜隐
B. 病程进展迅速
C. 表现出典型的精神症状
D. 对服用的精神药物的耐受性较好
E. 以上都不是

5-3* 下列指导老年人家庭共同维护老年人心理健康的措施中不正确的是
A. 指导家人与老人相互理解
B. 促进家庭成员的相互沟通
C. 认真对待老人的再婚问题
D. 老人要善于倾听子女的意见和建议
E. 子女与父辈发生矛盾后要尽量回避以减少争执

5-4* 下列加强老年人自身心理健康维护的措施中不正确的是
A. 鼓励老人尽量减少脑力劳动
B. 指导老人做好社会角色转换时的心理调适
C. 教育老年人正确看待死亡
D. 指导老人做好日常生活保健
E. 指导老人树立正确的健康观

5-5* 老年人对下列哪种情况的记忆力较好
A. 曾感知过而不在眼前的事物
B. 生疏事物的内容
C. 理解记忆
D. 与过去有关的事物
E. 需要死记硬背的内容

5-6 关于老年人的记忆力,下列叙述中不正确的是
A. 对感知过事物的长时间记忆减退
B. 对感知过事物的再认能力比回忆好
C. 对死记硬背的事物记忆差
D. 对归纳判断的逻辑记忆差
E. 记忆力存在个体差异

5-7* 离退休综合征属于
A. 适应性障碍 B. 文化休克
C. 压力源 D. 自理缺陷
E. 病理改变

5-8* 下列对老年人智力特点的叙述中错误的是
A. 知觉整合能力随增龄而逐渐减退
B. 近事记忆力及注意力逐渐减退
C. 词汇理解能力随增龄而逐渐减退
D. 晶体智力并不随增龄而逐渐减退
E. 流体智力随增龄而减退较早

5-9 下列老年人记忆力下降的表现中不正确的是
A. 远期记忆下降
B. 再认能力减退
C. 回忆能力减退

D. 记忆的广度降低
E. 机械记忆力下降

5-10* 下列哪项不是老年人心理变化的特点
A. 日常生活能力下降
B. 对事物的整体认识下降
C. 以自我为中心
D. 遗忘
E. 定向力下降

5-11 老年人对刚感知过的事物有印象,但持续时间较短,这种记忆称为
A. 逻辑记忆　　B. 机械记忆
C. 近事记忆　　D. 初级记忆
E. 次级记忆

5-12* 下列有关记忆相关因素的叙述中不正确的是
A. 生理因素　　B. 精神状况
C. 社会环境　　D. 性格问题
E. 记忆的训练

5-13 导致老年人抑郁的原因中,除外
A. 增龄引起的生理、心理功能退化
B. 慢性疾病如高血压病、冠心病、糖尿病及癌症等
C. 较多的应激事件
D. 消极的认知应对方式
E. 鼓励老人适当增加脑力劳动

5-14* "空巢家庭"的含义是
A. 分居老人组成的家庭
B. 夫妻中一人过世,只剩一人独自生活的家庭
C. 无子女共处,只剩老人独自生活的家庭
D. 无父母,只剩子女单独生活的家庭
E. 以上都不是

5-15* 老年人最常出现的认知改变是
A. 感觉改变　　B. 知觉改变
C. 记忆力改变　D. 思维改变
E. 人格改变

5-16 人类认知过程的最高形式且更为复杂的心理过程是

A. 感觉　　　　B. 知觉
C. 记忆力　　　D. 思维
E. 人格

5-17 关于心理健康,下列叙述中不正确的是
A. 个体心境发展的最佳健康状态
B. 仅指无心理疾病
C. 能积极调整自己的心理状态
D. 个体有良好的适应能力
E. 能不断完善自我

5-18 在人的各种感觉中,老化最明显的是
A. 痛觉　　　　B. 味觉
C. 视觉　　　　D. 触觉
E. 听觉

5-19 以下老年抑郁症常见护理诊断/问题应除外
A. 活动增多　　B. 应对无效
C. 无望感　　　D. 睡眠型态紊乱
E. 有自杀的危险

5-20 下列几种记忆中老年人保持较好的是
A. 逻辑记忆　　B. 机械记忆
C. 近事记忆　　D. 回忆记忆
E. 形象记忆

5-21* 关于老年人的思维特点,下列叙述中不正确的是
A. 思维衰退较早
B. 计算速度减慢
C. 计算能力减退
D. 心算能力减退
E. 联想缓慢

5-22* 关于老年人的人格改变,下列叙述中不正确的是
A. 与增龄无关
B. 性格趋向于外向型
C. 总体上是稳定连续的
D. 常表现为以自我为中心
E. 情绪易激动

5-23* 关于老年人焦虑,下列叙述中不正确的是
A. 普遍存在

B. 焦虑百害而无一益
C. 可分为急性焦虑和慢性焦虑
D. 焦虑是对未来事件的恐惧不安
E. 常伴有自主神经功能紊乱

5-24* 急性焦虑的典型表现是
A. 血压升高　　B. 紧张不安
C. 脉搏加快　　D. 惊恐发作
E. 尿频尿急

5-25* 当老年人的自尊需要得不到满足，又不能恰如其分、实事求是地分析自己时，容易产生的心理问题是
A. 焦虑　　B. 恐惧
C. 抑郁　　D. 自卑
E. 绝望

5-26 关于老年人常见心理问题的防治，下列叙述中不正确的是
A. 鼓励老年人树立正确的人生观、价值观
B. 一旦出现症状，服用药物控制最好
C. 养成规律的生活习惯
D. 多参加社会实践活动
E. 鼓励家属和社会给予支持

5-27 阿尔茨海默病病人的首发症状是
A. 妄想
B. 记忆障碍
C. 人格改变
D. 语言功能障碍
E. 视空间技能障碍

5-28 常规治疗焦虑症的药物不包括
A. 地西泮　　B. 奋乃静
C. 咪达唑仑　　D. 劳拉西泮
E. 阿普唑仑

5-29* 老年人产生自卑的原因不包括
A. 生活能力下降
B. 丧偶
C. 自我能力下降
D. 角色转换障碍
E. 家庭矛盾

5-30 对焦虑症病人的生命安全威胁最大的是

A. 药物不良反应
B. 暴力行为冲动
C. 噎食
D. 自杀、自伤倾向
E. 特殊治疗引起的并发症

A2型单项选择题(5-31～5-36)

5-31* 病人，女性，63岁。自入院以来，一直沉默寡言，闷闷不乐，有时偷偷流眼泪，情绪极度低落。这位病人的主要心理问题是
A. 焦虑　　B. 抑郁
C. 恐惧　　D. 孤独
E. 自卑

5-32* 病人，男性，61岁。退休干部。自半年前退休后很少外出，不愿说话，不与人交流，经常唉声叹气，出现失眠、食欲减退，有时莫名发脾气。该病人可能患有
A. 焦虑症　　B. 空巢综合征
C. 抑郁症　　D. 退休综合征
E. 脑衰弱综合征

5-33* 病人，男性，57岁。某机关退休干部。在家整日无所事事，别人不再叫他某某领导，感觉很不适应。这位病人的主要心理矛盾是
A. 角色转变与社会适应的矛盾
B. 老有所为与身心衰老的矛盾
C. 老有所养与经济保障不充分的矛盾
D. 安度晚年与意外刺激的矛盾
E. 以上都不是

5-34* 老人，男性，58岁。承担村里老年秧歌队组织工作，近日为迎接上级领导检查，压力很大，担心工作做不好，出现难以入睡、易醒。应采用下列哪项检查方法
A. 老年人日常生活能力量表
B. 老年抑郁量表
C. 焦虑状态特质问卷

D. 简易精神神经量表

E. 老年人痴呆量表

5-35 老人,女性,62岁。因延聘后工作压力大,出现睡眠障碍。这位老人的主要心理问题是

A. 焦虑　　　　B. 恐惧

C. 抑郁　　　　D. 自卑

E. 悲观

5-36 病人,男性,70岁。2年前被诊断为焦虑症,常因小事发脾气。护士下列用语中不恰当的是

A. "您是因为胃炎可能癌变才觉得焦虑吗?"

B. "您能谈谈你的焦虑感受吗?"

C. "请您在我的指导下进行放松。"

D. "下面我给您介绍一下焦虑症的性质。"

E. "我们可以想一些办法来缓解身心不适。"

A3型单项选择题(5-37~5-52)

(5-37~5-40 共用题干)

病人,男性,65岁。3个月前妻子亡故后不久即出现易发脾气、手抖、步态不稳、近事记忆障碍明显而远事记忆尚可等情况。既往有高血压病病史20年、糖尿病病史10年。

5-37* 该病人最可能的诊断是

A. 阿尔茨海默病

B. 血管性痴呆

C. 老年抑郁症

D. 老年躁狂症

E. 创伤后应激障碍

5-38 下列检查中最有意义的是

A. 头颅CT检查　　B. EEG检查

C. CSF检查　　　 D. 智商测定

E. 脑血流图检查

5-39 对该病人最有效的治疗措施是

A. 抗抑郁治疗

B. 抗精神病治疗

C. 心理治疗

D. 生活技能训练

E. 脑血管病治疗+抗精神病治疗

5-40 该病记忆力障碍的初期表现为

A. 顺行性遗忘　　B. 逆行性遗忘

C. 近事遗忘　　　D. 远事遗忘

E. 综合记忆障碍

(5-41~5-42 共用题干)

病人,女性,62岁。近半年来无明显诱因自觉心情不好,脑子反应迟钝,感觉自己没能力,没希望了,伴失眠早醒,食欲缺乏。在家人的劝说下到某医院门诊,服药不详。近10天突然表现话多,自觉心情特别愉悦,有使不完的劲,到处张罗事,夜里只睡1~2小时,说不累,且易激动。在家属劝说下病人住院治疗。

5-41* 该病人最初的诊断考虑为

A. 心因性反应　　B. 心境障碍

C. 应激相关障碍　D. 精神分裂症

E. 抑郁发作

5-42* 病人当前的精神状态属下列诊断中的

A. 躁狂发作　　　B. 抑郁复发

C. 缓解状态　　　D. 癔症发作

E. 焦虑状态

(5-43~5-45 共用题干)

病人,女性,70岁。退休工人。近2个月来出现情绪低落,对什么都没有兴趣,话少,感疲乏无力,在家多卧床,不思饮食,失眠、早醒。有时说自己得绝症了,活着没意思;有时又心烦、发脾气。

5-43 对该病人应首先考虑的诊断是

A. 躯体疾病所致抑郁焦虑

B. 抑郁发作

C. 广泛性焦虑障碍

D. 偏执型精神分裂症

E. 精神分裂症

5-44* 对该病人首选的治疗是

A. 左米纳普伦　　B. 多虑平

C. 米安色林　　　D. 阿米替林

E. 氯丙嗪

5-45* 该病人发生自杀、自伤最可能的时期是
　　A. 疾病严重期　B. 症状完全消除
　　C. 症状减轻时　D. 出院前期
　　E. 以上都不是

(5-46~5-48 共用题干)

病人,女性,75岁。5年来间歇性情绪低落,经常说自己心情不好,高兴不起来,对任何事物都缺乏兴趣,每天都唉声叹气,觉得活着没意思。

5-46 该病人应诊断为
　　A. 精神分裂症
　　B. 躁狂发作
　　C. 抑郁发作
　　D. 偏执型精神障碍
　　E. 焦虑症

5-47 该病人的首选治疗药物为
　　A. SSRI
　　B. 三环类抗抑郁药
　　C. 万拉法新
　　D. 米氮平
　　E. 地西泮

5-48 评估该病人时特别要注意病人的
　　A. 情绪状态
　　B. 思维过程
　　C. 有无自杀先兆
　　D. 人际关系
　　E. 生活自理能力

(5-49~5-50 共用题干)

病人,女性,65岁。因失眠、乏力、少语、少动3个月,加重2周就诊。体格检查:意识清醒、消瘦、语音低,情绪低落,诉"不想活了"。诊断为抑郁症收入院。

5-49 评估该病人时首先要注意的问题是
　　A. 躯体的营养状况
　　B. 认知与感知状况
　　C. 有无自伤、自杀行为
　　D. 睡眠与休息状况
　　E. 注意安慰和开导

5-50 针对该病人首要的心理护理是

　　A. 鼓励病人抒发自己的内心情感
　　B. 调动病人的积极情绪
　　C. 帮助病人学习新的应对技巧
　　D. 与病人建立良好的护患关系
　　E. 劝阻病人的自杀想法

(5-51~5-52 共用题干)

病人,男性,36岁。患类风湿关节炎20年,全身关节活动受限,生活部分自理。3天前病人试图自杀时被家人发现,及时将其送往医院接受治疗,门诊以重度抑郁症收治入院。

5-51 在实施病人的入院护理时,需要避免的做法是
　　A. 将病人安排在离护士站近的房间
　　B. 将病人安排在单人间
　　C. 严格检查病人入院携带的物品
　　D. 向病人介绍主管护士
　　E. 向病人介绍同病房的其他病人

5-52 对病人实施给药护理时,正确的做法是
　　A. 将药物放在床头柜上,让病人自行服用
　　B. 将药物交给家属,让其给患者服用
　　C. 将药物混合在病人食物内,一同服用
　　D. 护士看护病人服药,确认服下后离开
　　E. 病人拒绝服药时,应以命令或强制的方式执行

A4 型单项选择题(5-53~5-56)

(5-53~5-56 共用题干)

病人,男性,70岁。退休前是银行职员。3年前开始记忆力下降并进行性加重,刚吃完饭就忘记,说没吃饭;记不住孙子的名字,把子女错认为别人;在家乱翻东西,自己忘记存折放在什么地方,找不到便认为被女儿偷去;显得很焦虑。躯体及神经系统检查无特殊。

5-53 该病人最可能的诊断是
　　A. 阿尔茨海默病
　　B. 脑肿瘤

C. 脑血管病
D. 人格改变
E. 抑郁症

5-54 为改善认知功能，最适合病人的药物是
A. 钙通道阻滞剂
B. 脑血管扩张药物
C. 胆碱酯酶抑制剂
D. 脑循环改善剂
E. 抗精神病药

5-55 针对病人的精神症状，正确的护理措施是
A. 给予及时制止
B. 让病人认识到其行为的异常
C. 转移病人的注意力后耐心解释和疏导，帮助病人稳定情绪
D. 不去理睬病人的行为
E. 保护约束

5-56 对该病人的家庭康复指导应为
A. 指导家庭成员认识病人的症状，掌握相关的训练方法
B. 协助病人维持尊严
C. 使病人尽快适应病后的生活方式
D. 不要过多干预病人
E. 对病人出现的症状及时给予纠正

名词解释题(5-57~5-70)

5-57 焦虑
5-58 抑郁
5-59 孤独
5-60 自卑
5-61 离退休综合征
5-62 空巢综合征
5-63 老年期抑郁症
5-64 老年期痴呆
5-65 汉密尔顿焦虑量表
5-66 状态-焦虑量表
5-67 特质焦虑量表
5-68 老年抑郁量表
5-69 急性焦虑
5-70 慢性焦虑

简述问答题(5-71~5-109)

5-71 简述老年人的心理特点。
5-72 老年人心理变化的影响因素有哪些？
5-73 老年人心理发展的主要矛盾有哪些？
5-74 导致老年人焦虑的原因有哪些？
5-75 简述老年人焦虑的预防与护理。
5-76 简述导致老年人抑郁的可能原因。
5-77 简述老年抑郁的防护原则。
5-78 导致老年人孤独的原因有哪些？
5-79 简述老年人孤独的预防与护理。
5-80 老年人产生自卑的原因有哪些？
5-81 简述老年人自卑的预防与护理。
5-82 引起离退休综合征的原因有哪些？
5-83 简述离退休综合征的预防与护理。
5-84 简述产生空巢综合征的原因。
5-85 简述空巢综合征的主要表现。
5-86 简述空巢综合征的预防与护理。
5-87 老年人心理健康的10条参考标准。
5-88 简述老年人人格健全的主要表现。
5-89 简述维护和促进老年人心理健康的措施。
5-90 简述如何促进老年人与家庭成员的情感沟通。
5-91 简述老年抑郁症常见护理诊断。
5-92 简述老年抑郁症治疗、护理的总体目标。
5-93 简述老年抑郁症日常生活护理措施。
5-94 简述老年抑郁症病人自杀的预防。
5-95 简述老年抑郁症病人的心理护理。
5-96 简述老年抑郁症病人的健康指导。
5-97 简述老年期痴呆病人常见护理诊断。
5-98 简述老年期痴呆治疗护理的总体目标。
5-99 简述老年期痴呆病人的日常生活护理及照料指导。
5-100 简述老年期痴呆自我照顾能力的训练。
5-101 简述照料老年失智症病人服药的注意事项。

第五章 老年人的心理卫生与精神护理

5-102 简述老年期痴呆病人的智能康复训练。
5-103 简述老年期痴呆病人的安全护理。
5-104 简述老年期痴呆病人的心理护理。
5-105 简述老年期痴呆病人的健康指导。
5-106 简述阿尔茨海默病的临床表现。
5-107 简述阿尔茨海默病的护理措施。
5-108 简述老年抑郁症的临床表现。
5-109 简述老年抑郁症的护理措施。

综合应用题(5-110~5-113)

5-110 病人,男性,82岁。半年前妻子去世,仅有一子,在国外工作,目前独居,经济状况尚好,自理能力差。平素体健,半年来体重下降5 kg,医院体检示无明显器质性病变。追问平日生活,自诉妻子过世后很少外出,食欲有所减退,无明显饥饿感,食量减少。

请解答:
(1) 该病人的消瘦可能与哪些因素有关?
(2) 采用哪些措施可有效改善病人的营养状况?

5-111 病人,女性,61岁。自去年退休(原为某高校教授)以来一直觉得睡眠情况不好,医院体检示无明显器质性病变。追问平时作息习惯,自诉以前工作较忙,每日睡眠时间在7小时左右,目前晚间睡眠时间变少,多梦,早醒,为弥补夜间睡眠的不足,现每日下午睡眠达2~3小时,不参加锻炼。

请解答:
(1) 该病人的睡眠状况可能与哪些因素有关?
(2) 采用哪些措施可有效改善病人的睡眠状况?

5-112 病人,男性,72岁。既往从未有过脑卒中发作。近2年来逐渐出现记忆力减退,起初表现为新近发生的事容易遗忘,如经常失落物品,找不到刚用过的东西,看书读报后不能回忆其中的内容等。症状持续加重,近半年来表现为出门不知归家,忘记自己亲属的名字,把老伴当作自己的女儿。言语功能障碍明显,讲话无序,不能说出家中某些常用物品的名字。个人生活不能料理,有情绪不稳和吵闹行为,家人感觉身心疲惫。体格检查未发现神经系统定位征,CT检查提示轻度脑萎缩。

请解答:
(1) 该病人最可能的诊断是什么?有何依据?
(2) 请列出主要护理诊断。
(3) 请列出护理措施要点。

5-113 病人,男性,66岁。与老伴一起生活美满,女儿长大成人,事业有成。然而每当他想到父亲是66岁这一年去世,再联想到自己也到了这个年龄,不由自主地感到悲哀。半年来,他总是郁郁寡欢。起初,他感到自己患了绝症,原因是躯体不适,以消化系统疾病最多见,如胃痛、便秘、腹痛、打嗝、食欲减退,以及失眠、多梦等。在多家医院做了详细检查后,他得知自己的胃肠一切正常,但他不相信这些结果,仍到处求医。另外,病人情绪特别易激动,发脾气,常为一些小事与家人争吵不休,弄得家人谁也不敢惹他。他常感到自己年轻时候做过许多错事,不可饶恕(其实,他一直是谨慎严肃的人)。为此他常担心自己和家庭遭到不幸,不敢走出家门,有时坐卧不安,难以入睡,变得越来越消沉,无精打采、有孤独感、不想说话、行动迟缓,表情淡漠呆滞。以往很感兴趣的事(如打牌、炒股、跳舞)变得索然无味。他感觉到自己老了,什么都干不了了。近来,病人越来越悲观,感到自己没用,真是生不如死,感到父亲在天之灵向他发出召唤,于是想触电身亡,由于开关跳闸而自杀未遂。但病人仍不断试图自杀。家人为此着急万分,时时刻刻要人守护他。

请解答:
(1) 该病人最可能的诊断是什么?有何依据?
(2) 请列出主要护理诊断。
(3) 请列出护理措施要点。

答案与解析

选择题

A1 型单项选择题

5-1	D	5-2	A	5-3	E	5-4	A
5-5	C	5-6	D	5-7	A	5-8	A
5-9	C	5-10	A	5-11	D	5-12	A
5-13	E	5-14	C	5-15	C	5-16	A
5-17	B	5-18	B	5-19	A	5-20	A
5-21	A	5-22	B	5-23	B	5-24	D
5-25	D	5-26	B	5-27	B	5-28	B
5-29	B	5-30	D				

A2 型单项选择题

5-31	B	5-32	D	5-33	A	5-34	C
5-35	A	5-36	A				

A3 型单项选择题

5-37	A	5-38	A	5-39	D	5-40	C
5-41	E	5-42	A	5-43	B	5-44	A
5-45	C	5-46	C	5-47	A	5-48	C
5-49	C	5-50	E	5-51	B	5-52	D

A4 型单项选择题

5-53	A	5-54	C	5-55	C	5-56	A

部分选择题解析

5-1 解析： 离退休综合征产生的原因：①离退休前缺乏足够的心理准备；②离退休前后生活境遇反差过大，如社会角色、生活内容、家庭关系等的变化；③适应能力差或个性缺陷；④社会支持缺乏；⑤失去价值感。

5-3 解析： 维护和促进老年人心理健康的措施之一：促进老年人与家庭成员的情感沟通。家庭是老年人晚年生活的主要场所。处理好与家人的关系，尤其是处理好与两代或几代人的人际关系显得十分重要。因为家庭关系和睦，家庭成员互敬互爱有利于老年人的健康长寿；相反，家庭不和，家庭成员之间关系恶劣，则对老年人的身心健康极其有害。

5-4 解析： 维护和促进老年人心理健康的措施之一：帮助老年人正确认识和评价衰老、健康和死亡。①生老病死是自然规律。每个物种都有其生命周期，人也不例外。古往今来，没有人可以长生不老，也没有让人长生不老的药。如果总处于一种年龄增长、生命垂暮、死亡将至的心理状态，就会加速心理及生理的衰老；若能以轻松自如的平常心态接受生老病死，则可能延缓衰老。②年老并不等于无为、无用。老年人阅历丰富、知识广博，很多老人为家庭、为社会继续发挥余热，实现其老有所为、老有所用的理想，获得心理的满足和平衡。③树立正确的健康观。研究表明，老年人往往多病，并对自己的健康状况持消极态度，对疾病过分忧虑。不能实事求是地评价自己的健康状况，过度担心自己的疾病和不适，会导致神经性疑病症、焦虑、抑郁等心理精神问题，加重疾病和躯体不适，加速衰老，对健康十分不利；只有正确对待疾病，才能采取适当的求医行为，顽强地与疾病抗争，促进病情稳定和康复。正确的老年健康观为：能保持生活自理，有社会功能，并最大限度地发挥自主性，但并非没有疾病。④树立正确的生死观。死亡是生命的一个自然结果，衰老与死亡相邻。当死亡的事实不可避免时，若不能泰然处之，就可能没有足够时间和精力处理未尽心愿。只有树立正确的生死观，克服对死亡的恐惧，才能以无畏的勇气面对将来生命的终结，也才能更好地珍惜生命，使生活更有意义和乐趣，提高生命质量。

5-5 解析： 神经递质乙酰胆碱影响着人的学习记忆，老年人可能由于中枢胆碱能递质系统的

第五章 老年人的心理卫生与精神护理

功能减退,导致记忆力减退。老年人记忆力变化的特点为:有意记忆为主,无意记忆为辅;近事容易遗忘,而远事记忆尚好;再认能力可,回忆能力相对较差,有命名性遗忘;机械记忆不如年轻人,在规定时间内速度记忆衰退,但理解性记忆、逻辑性记忆常不逊色。记忆与人的生理因素、精神状况、记忆的训练、社会环境等相关。

5-7 解析:离退休综合征是指老年人由于离退休后不能适应新的社会角色、生活环境和生活方式的变化而出现焦虑、抑郁、悲哀、恐惧等消极情绪,或因此产生偏离常态行为的一种适应性的心理障碍。这种心理障碍往往还会引发其他生理疾病,影响身体健康。

5-8 解析:智力分流体智力和晶体智力两大类。流体智力是指获得新观念、洞察复杂关系的能力,如知觉速度、机械记忆、识别图形关系等,主要与人的神经系统的生理结构和功能有关。晶体智力是指对词汇、常识等的理解能力,与后天的知识、文化和经验的积累有关。随着年龄增长,老年人的流体智力呈逐渐下降的趋势,高龄后下降明显;而晶体智力则保持相对稳定,随着后天的学习和经验积累,有的甚至还有所提高,到高龄后才缓慢下降。大量研究证实,智力与年龄、受教育程度、自理能力等有密切关系。

5-10 解析:老年人心理变化的特点是指心理能力和心理特征的改变,包括感知觉、智力和人格特征等。

5-12 解析:记忆力相关因素不包括生理因素,但是包括病理性因素:如果患者有器质性病变可能引起脑细胞功能衰竭,患者可能会出现记忆力下降的症状。常见的器质性病变包括脑炎、脑出血、脑梗死等。

5-14 解析:"空巢家庭"是指家中无子女或子女成人后相继分离出去,只剩下老人独自生活的家庭。生活在空巢家庭中的老人常由于人际疏远、缺乏精神慰藉而产生被疏离、舍弃的感觉,出现孤独、空虚、寂寞、伤感、精神萎靡、情绪低落等一系列心理失调症状,称为空巢综合征。

5-15 解析:老年人最常出现的认知改变是记忆力改变,感觉和知觉也会发生一定程度的退行性变化,但是思维、人格等复杂的认知活动没有固定变化模式。

5-21 解析:思维是人类认知过程的最高形式,是更为复杂的心理过程,但由于老年人记忆力的减退,无论在概念形成、解决问题的思维过程,还是创造性思维和逻辑推理方面都受到影响,而且个体差异较大。

5-22 解析:老年期人格(即人的特性或个性,包括性格、兴趣、爱好、倾向性、价值观、才能和特长等)逐渐发生相应改变,如由于记忆减退,说话重复唠叨,再三叮嘱,总怕别人和自己一样忘事;学习新事物的能力降低、机会减少,故多根据老经验办事,保守、固执、刻板,因把握不住现状而易产生怀旧和发牢骚等;对健康和经济的过分关注与担心易产生不安与焦虑。

5-23 解析:焦虑是一种很普遍的现象,几乎人人都有过焦虑的体验。适度的焦虑有益于个体更好地适应变化,有利于个体通过自我调节保持身心平衡等,但持久过度的焦虑则会严重影响个体的身心健康。

5-24 解析:急性焦虑主要表现为惊恐发作,老年人发作时突然感到不明原因的惊慌、紧张不安、心烦意乱、坐卧不安、失眠,或激动、哭泣,常伴有潮热、大汗、口渴、心悸、气促、脉搏加快、血压升高、尿频、尿急等躯体症状。严重时,可以出现阵发性气喘、胸闷,甚至有濒死感,并产生妄想和幻觉。急性焦虑发作一般持续几分钟到几小时,之后症状缓解或消失。

5-25 解析:自卑是指自我评价偏低,即自己瞧不起自己,是一种消极的情感体验。当人的自尊需要得不到满足,又不能恰如其分、实事求是地分析自己时,就容易产生自卑心理。

5-29 解析:老年人产生自卑的原因:①老化引起的生活能力下降;②疾病引起的部分或全部生活自理能力和适应环境能力的丧失;③离退休后,角色转换障碍;④家庭矛盾。

5-31 解析:抑郁与焦虑一样,是一种极复杂的情绪状态,正常人也经常以温和方式体验到,只是作为病理性情绪,抑郁症状持续的时间较长,并可使心理功能下降或社会功能受损。抑郁程度和持续时间不一,当抑郁持续2周以上,表现符合《精神障碍诊断与统计手册》第5版(DSM-V)的诊断标准则为重型抑郁障碍或抑郁症。抑郁症高发年龄在50~60岁。抑郁症是老年期最常见的功能性精神障碍之一,抑郁情绪在老年人中更常见。

5-32 解析:离退休综合征是指老年人由于离退休后不能适应新的社会角色、生活环境和生活方式的变化而出现焦虑、抑郁、悲哀、恐惧等消极情绪,或因此产生偏离常态行为的一种适应性心理障碍。这种心理障碍往往还会引发其他生理疾病,影响身体健康。离退休综合征经过心理疏导或自我心理调适大部分在1年内可以恢复正常,个别需较长时间才能适应,少数病人可能转化为严重的抑郁症,也有的并发其他身心疾病,极大地危害老年人的健康。

5-33 解析:离退休本身是一种正常的角色变化,但不同职业群体的人对离退休的心理感受不同。有些老干部在离退休之前,有较高的社会地位和广泛的社会联系,其生活的重心是机关和事业,离退休后,从昔日紧张有序的工作中突然松弛下来,生活的重心变成了家庭琐事,广泛的社会联系骤然减少,并因无所事事的现状与他们强烈的社会责任感发生冲突而使他们感到很不习惯、很不适应。

5-34 解析:可用焦虑状态特质问卷对老人的焦虑程度进行评定。焦虑包括指向未来的害怕不安和痛苦的内心体验、精神运动性不安以及伴有自主神经功能失调表现三方面症状,分急性焦虑和慢性焦虑两类。

5-37 解析:阿尔茨海默病(AD)临床上以记忆障碍、失语、失用、失认、视空间技能损害、执行功能障碍以及人格和行为改变为特征,病因迄今未明。65岁以前发病,称早老性痴呆;65岁以后发病,称老年期痴呆。

5-41 解析:老年抑郁症的临床症状与中青年抑郁症相比有较大的临床变异,症状多样化,趋于不典型。老年抑郁症病人更易以躯体不适的症状就诊,而不是抑郁心境。

5-42 解析:狂躁症的典型症状是心境高涨、思维奔逸和活动增多。特征有:①感觉过分自信,甚至有浮夸想象;②比平常更少的睡眠;③无法停止说话;④思想飞快转动;⑤很容易分神;⑥在性生活和社交场合中太活跃,大部分时间都觉得激动不安;⑦不考虑后果;⑧不会长时间坐在一个地方;⑨过于严格地处理事情。

5-44 解析:目前临床上应用的抗抑郁药主要有:①三环类和四环类抗抑郁药,以多塞平、阿米替林、氯丙嗪、麦普替林、米安色林等为常用。这些药物应用时间较久,疗效肯定,但可出现口干、便秘、视物模糊、直立性低血压、嗜睡、心动过速、无力、头晕、皮疹、癫痫等不良反应,对老年病人不作为首选药物。②选择性5-羟色胺再摄取抑制剂,主要包括氟西汀、帕罗西汀、氟伏沙明、舍曲林、西酞普兰及艾司西酞普兰6种。常见不良反应有头痛、影响睡眠、食欲缺乏、恶心等,症状轻微,多发生在服药初期,之后可消失,不影响治疗的进行。③5-羟色胺和去甲肾上腺素再摄取抑制剂(serotonin-norepinephrine reuptake inhibitor,SNRI),后者主要有文拉法辛、米那普仑、度洛西汀、左米那普仑等。近年上市的左米那普仑的安全性、耐受性较好,但对其过敏者、正在使用单胺氧化酶抑制剂病人、尿路梗阻病人(如前列腺疾病病人)以及哺乳期妇女禁用。④单胺氧化酶抑制剂和其他新药物,因前者毒副作用大,后者临床应用时间不长,可供选用,但不作为一线药物。

5-45 解析:自杀观念与行为是抑郁症病人最严重而危险的症状,病人往往事先计划周密,行动隐蔽,甚至伪装病情好转以逃避医务人员与家属的注意,并不惜采取各种手段与途径,以达到自杀的目的。

名词解释题

5-57 焦虑是指个体感受到威胁时的一种不

愉快的情绪状态，也就是人们对环境中一些即将面临的、可能会造成危险或威胁的重大事件或者预示要做出重大努力进行适应时心理上出现的一种期待情绪。

5-58 抑郁是指个体失去某种其重视或追求的东西时所产生的情绪体验，是一种最常见的情绪反应。其显著特征是情绪低落，典型症状为兴趣减退甚至消失，常伴有失眠、悲哀、自责、性欲减退等，严重者可出现自杀行为。

5-59 孤独是指一种心灵的隔膜，一种被疏远、被抛弃和不被他人接纳的情绪体验。

5-60 自卑即自我评价偏低，是一种消极的情感体验。当人的自尊需要得不到满足，又不能恰如其分、实事求是地分析自己时，就容易产生自卑心理。

5-61 离退休综合征是指老年人由于离退休后不能适应新的社会角色、生活环境和生活方式的变化而出现的焦虑、抑郁、悲哀、恐惧等消极情绪，或因此产生偏离常态行为的一种适应性心理障碍。这种心理障碍往往还会引发其他生理疾病，影响身体健康。

5-62 空巢综合征是指生活在空巢家庭中的空巢老人常由于人际疏远、缺乏精神慰藉而产生被疏离、舍弃的感觉，出现孤独、空虚、寂寞、伤感、精神萎靡、情绪低落等一系列心理失调症状。

5-63 老年期抑郁症是指发病于老年期的、以显著持久的情绪低落为主要特征，并伴有相应的思维、行为和自主神经系统方面的多种症状的综合征。

5-64 老年期痴呆是指发生在老年期，由于大脑退行性变、脑血管性病变、感染、外伤、肿瘤、营养不良等多种原因引起的，以认知障碍为主要临床表现的一组综合征。

5-65 汉密尔顿焦虑量表(HAMA)由汉密尔顿于1959年编制。最早是精神科临床中常用的量表之一，包括14个项目。《CCMD-3中国精神疾病诊断标准》将其列为焦虑症的重要诊断工具，临床上常将其用于焦虑症的诊断及程

度划分的依据。

5-66 状态-焦虑量表是描述一种通常为短暂性不愉快的情绪体验，如紧张、恐惧、忧虑和神经质，伴有自主神经系统的功能亢进。

5-67 特质焦虑量表(简称T-AI)，包括第21~40题。特质焦虑是指相对稳定的、作为一种人格特质且具有个体差异的焦虑倾向。

5-68 老年抑郁量表是由Brank等在1982年编制、专用于老年人抑郁的筛查，针对老人1周以来最切合的感受进行测评。

5-69 急性焦虑主要表现为惊恐发作，发作时突然感到不明原因的惊慌、紧张不安、心烦意乱、坐卧不安、失眠，或激动、哭泣，常伴有潮热、大汗、口渴、心悸、气促、脉搏加快、血压升高、尿频、尿急等躯体症状。严重时，可以出现阵发性气喘、胸闷，甚至有濒死感，并产生妄想和幻觉。急性焦虑发作一般持续几分钟到几小时，之后症状缓解或消失。

5-70 慢性焦虑表现为经常提心吊胆，有不安的预感，平时比较敏感，处于高度的警觉状态，容易激怒，生活中稍有不如意就心烦意乱，易与他人发生冲突、注意力不集中、健忘等。持久过度的焦虑可严重损害老年人的身心健康，加速衰老，增加失控感，损害自信心，并可诱发高血压、冠心病。

简述问答题

5-71 老年人的心理变化特点主要表现在以下6方面：①感知觉的变化。随着老化，老年人的感觉器官逐渐衰退，出现老花眼、听力下降、味觉减退等，这些都会给老年人的生活和社交活动带来诸多不便。②记忆的变化。老年人近事容易遗忘，而远事记忆尚好；再认能力可，回忆能力相对较差，有命名性遗忘。③智力的变化。老年人的流体智力呈逐渐下降的趋势，高龄后下降明显；而晶体智力则保持相对稳定，随着后天的学习和经验积累，有的甚至还有所提高。④思维的变化。由于老年人记忆力的减退，无论在概念形成、解决问题的思维过程，还

是创造性思维和逻辑推理方面都受到影响,而且个体差异较大。⑤人格的变化。记忆减退,说话重复唠叨;学习新事物的能力降低、机会减少,故多根据老经验办事,保守、固执,易产生怀旧和发牢骚等。⑥情感与意志的变化。老化过程中情感活动是相对稳定的,即使有变化也是生活条件、社会地位变化所造成的,并非年龄本身所决定。

5-72 老年人心理变化的影响因素包括:①各种生理功能减退。随着年龄的增加,各种生理功能减退,出现老化现象,如神经组织,尤其是脑细胞逐渐发生萎缩并减少。②社会地位的变化。由于社会地位的改变,可使一些老年人发生种种心理上的变化,如孤独感、自卑、抑郁、烦躁等。③家庭人际关系的亲疏。离退休后,老年人主要活动场所由工作单位转为家庭。家庭成员之间的关系,对老年人影响很大,如子女对老人的态度、代沟产生的矛盾、相互间的沟通理解程度等。④营养状况不佳。当营养不足时,尤其是神经组织及细胞缺乏营养时,常可出现精神不振、乏力、记忆力减退、对外界事物不感兴趣,甚至发生抑郁及其他精神神经症状。⑤体力或脑力过劳。体力及脑力过劳均会使记忆减退、精神不振、乏力、思想不易集中,甚至产生错觉、幻觉等异常心理。⑥睡眠障碍。绝大多数老年人存在入睡困难、觉醒次数多与早醒等睡眠问题,严重者出现睡眠障碍。⑦疾病。有些疾病会影响老年人的心理状态,如脑动脉硬化,导致脑组织供血不足、脑功能减退,促使记忆力减退加重,晚期甚至会发生老年期痴呆等。

5-73 老年人心理发展的主要矛盾:①角色转变与社会适应的矛盾;②老有所为与身心衰老的矛盾;③老有所养与经济保障不充分的矛盾;④安享天伦之乐与空巢家庭的矛盾;⑤安度晚年与生活变故的矛盾。

5-74 导致老年人焦虑的原因:①体弱多病,行动不便,力不从心;②疑病性神经症;③各种应激事件,如离退休、丧偶、丧子、经济窘迫、家庭关系不和、搬迁、社会治安以及日常生活常规被打乱等;④某些疾病,如抑郁症、老年失智症、甲状腺功能亢进症、低血糖、直立性低血压等,以及某些药物不良反应,如抗胆碱能药物、咖啡因、β受体阻滞剂、皮质类固醇、麻黄碱等均可引起焦虑反应。

5-75 老年人焦虑的预防与护理:①评估焦虑程度。可用汉密尔顿焦虑量表和焦虑状态特质问卷对老人的焦虑程度进行评定。②针对原因处理。指导和帮助老年人及其家属认识分析焦虑的原因和表现,正确对待离退休问题,想法解决家庭经济困难,积极治疗原发疾病,尽量避免使用或慎用可引起焦虑症状的药物。③指导老年人保持良好心态。帮助老人的子女学会谦让和尊重老人,理解老人的焦虑心理,鼓励和倾听老人的内心宣泄,真正从心理精神上去关心体贴老人。④重度焦虑用药治疗。重度焦虑病人应遵医嘱使用抗焦虑药物如地西泮、利眠宁等进行治疗。

5-76 导致老年人抑郁的可能原因:①增龄引起的生理、心理功能退化;②慢性疾病,如高血压病、冠心病、糖尿病及癌症等,与躯体功能障碍和因病致残导致自理能力下降或丧失;③较多的应激事件,如离退休、丧偶、失独、经济窘迫、家庭关系不和等;④低血压症;⑤孤独;⑥消极的认知应对方式等。

5-77 老年抑郁的防护原则:减轻抑郁症状,减少复发,提高生活质量,促进健康状况,降低医疗费用和死亡率。主要措施包括严防自杀,避免促发因素,采用认知心理治疗、药物治疗,对药物无效或不能耐受者和有自杀倾向者需采用电休克治疗。

5-78 导致老年人孤独的原因:①离退休后远离社会生活;②无子女或因子女独立成家后成为空巢家庭;③体弱多病,行动不便,降低了与亲朋来往的频率;④性格孤僻;⑤丧偶。

5-79 老年人孤独的预防与护理:①社会予以关注和支持。对离开工作岗位而尚有工作能力和学习要求的老年人,各级政府和社会要为他们创造工作和学习的机会。社区应经常组织适合于老年人的各种文体活动,如广场交谊舞、打腰鼓、书画剪纸比赛等,鼓励老年人积极参加;对于卧病在床、行动不便的老人,社区应派专人定期上门探望。②子女注重精神赡养。子女必须从内心深处诚恳地关心父母,充分认识到空巢老人在心理上可能遭遇的危机,和父母住同一城镇的子女,与父母房子的距离最好不要太远;身在异地的子女,除了托人照顾父母外,更要注重对父母的精神赡养,尽量常回家看望老人,或经常通过电话等与父母进行感情和思想的交流。丧偶的老年人独自生活,易感到寂寞,子女照顾也非长久之计,别人代替不了老伴的照顾,如果有合适的对象,子女应该支持老人的求偶需求。③老年人需要再社会化。老年人应参与社会,积极而适量地参加各种力所能及的有益于社会和家人的活动,在活动中扩大社会交往,做到老有所为,既可消除孤独与寂寞,更从心理上获得生活价值感的满足,增添生活乐趣,也可以通过参加老年大学的学习以消除孤独,培养广泛的兴趣爱好,挖掘潜力,增强幸福感和生存的价值。

5-80 老年人产生自卑的原因:①老化引起的生活能力下降;②疾病引起的部分或全部生活自理能力和适应环境的能力的丧失;③离退休后角色转换障碍;④家庭矛盾。

5-81 老年人自卑的预防与护理:①应为老年人创造良好、健康的社会心理环境,尊老敬老;②鼓励老年人参与社会,做力所能及的事情,挖掘潜能,得到一些自我实现,增加生活的价值感和自尊;③对生活完全不能自理的老人,应注意保护,在不影响健康的前提下,尊重他们原来的生活习惯,使老年人受尊重的需要得到满足。

5-82 引起离退休综合征的原因:①离退休前缺乏足够的心理准备;②离退休前后生活境遇反差过大,如社会角色、生活内容、家庭关系等的变化;③适应能力差或个性缺陷;④社会支持缺乏;⑤失去价值感。

5-83 离退休综合征的预防与护理:①正确看待离退休。老年人到了一定的年龄,由于职业功能的下降,退休是一个自然的、正常的、不可避免的过程。②做好离退休心理行为准备。快到离退休年龄时,老年人可适当地减少工作量,多与已离退休人员交流,主动及早地寻找精神依托;退休前积极做好各种准备,如经济上的收支、生活上的安排,若能安排退休后即做一次探亲访友或旅游有利于老年人的心理平衡。培养一至几种爱好,根据自己的体力、精力及爱好,安排好自己的活动时间,或预定一份轻松的工作,使自己退而不闲。③避免因退休而产生的消极不良情绪。老年人离开工作岗位,常有"人走茶凉"的感觉,由此而造成心理上的失落、孤独和焦虑。老年人应该勇于面对诸如此类的消极因素,不妨顺其自然,不予计较。④营造良好环境。要为老年人营造坦然面对离退休的良好环境。家人要热情温馨地接纳老人,尽量多陪伴老人;单位要经常联络、关心离退休老人,发挥离退休党支部桥梁作用,有计划地组织离退休人员学习、外出参观,从而减少其心理问题。⑤建立良好的社会支持系统。作为老年人退休后的第二活动场所,社区要及时建立离退休老年人的档案,并组织各种有益于老年人身心健康的活动,包括娱乐、学习、体育活动,或老有所为的公益活动,陪伴空巢老人等,让老年人感到老有所用、老有所乐。此外,还要为社区中可能患有离退休综合征或其他疾病或经济困难的老年人提供特殊帮助。

5-84 产生空巢综合征的原因:①对离退休后的生活变化不适应,从工作岗位上退下来后感到冷清、寂寞;②对子女情感依赖性强,有"养儿防老"的传统思想,及至老年需要儿女做依靠的时候,儿女却不在身边,不由得心头涌起孤苦伶仃、自卑、自怜等消极情感;③本身性格方面的缺陷,对生活兴趣索然,缺乏独立自主、振奋精神、重新设计晚年美好生活的信心和勇气。

5-85 空巢综合征的主要表现:①精神空虚,无所事事。子女离家之后,父母原来多年形成的紧张有规律的生活被打破,突然转入松散的、无规律的生活状态,无法很快适应,进而出现情绪不稳、烦躁不安、消沉抑郁等。②孤独、悲观、社会交往少。长期的孤独使空巢老人情感和心理上失去支柱,对自己存在的价值表示怀疑,陷入无趣、无欲、无望、无助状态,甚至出现自杀的想法和行为。③躯体化症状。受"空巢"应激影响产生的不良情绪可导致一系列的躯体症状和疾病,如失眠、早醒、睡眠质量差、头痛、食欲缺乏、心慌气短、消化不良、高血压病、冠心病、消化性溃疡等。

5-86 为避免空巢综合征的侵袭,可采取以下措施:①未雨绸缪,正视"空巢";②夫妻扶持,相惜相携;③回归社会,安享悠闲;④对症下药,心病医心;⑤子女关心,精神赡养;⑥政策扶持,社会合力。

5-87 老年人心理健康的10条参考标准:①有充分的安全感;②充分了解自己,并能对自己的能力做出恰当的估计;③有切合实际的目标和理想;④与现实环境保持接触;⑤能保持个性的完整与和谐;⑥具有从经验中学习的能力;⑦能保持良好的人际关系;⑧能适度地表达与控制自己的情绪;⑨在不违背集体意识的前提下有限度地发挥自己的才能与兴趣爱好;⑩在不违反社会道德规范的情况下,能适当满足个人的基本需要。

5-88 老年人人格健全的主要表现:①以积极进取的人生观为人格的核心,积极情绪多于消极情绪。②能够正确评价自己和外界事物,能够听取别人意见,不固执己见,能够控制自己的行为,办事盲目性和冲动性较少。③意志坚强,能经得起外界事物的强烈刺激;在悲痛时能找到发泄的方法,而不致于被悲痛所压倒;在欢乐时能有节制地欢欣鼓舞,而不是得意忘形和过分激动;遇到困难时,能沉着地运用自己的意志和经验去加以克服,而不是一味地唉声叹气或怨天尤人。④能力、兴趣、性格与气质等各个心理特征和谐而统一。

5-89 维护和促进老年人心理健康的措施:①帮助老年人正确认识和评价衰老、健康和死亡。②做好离退休的心理调节。培养对生活的新兴趣,转移离退休后孤独、忧郁、失落的情绪,是避免患离退休综合征的重要措施。③鼓励老年人适当用脑。坚持适量的脑力劳动,使脑细胞不断接受信息刺激,对于延缓脑的衰老和脑功能的退化非常重要。研究表明,对老年人的视、听、嗅、味、触的器官进行适当的刺激,可增进其感、知觉功能,提高记忆力、智力等认知能力,减少老年期痴呆的发生。老年人应坚持学习,活到老学到老,通过书报、电视、网络等不断获得新知识。④妥善处理家庭关系。家庭是老年人晚年生活的主要场所。处理好与家人的关系,尤其是处理好与两代或几代人的人际关系十分重要。因为家庭关系和睦,家庭成员互敬互爱,有利于老年人的健康长寿;相反,家庭不和,家庭成员之间关系恶劣,则对老年人的身心健康极有害。

5-90 促进老年人与家庭成员的情感沟通的方法:①鼓励老年人主动调整自己与其家庭成员的关系,在老有所为、老有所乐的同时多关心下一代,家庭成员要为老人的衣、食、住、行、学、乐等创造条件,为老人提供便利和必要的情感、经济和物质上的帮助,共同建立良好的亲情。②空巢家庭中,老年人应正确面对子女成家立业离开家的现实,不过高期望和依赖子女对自身的照顾,善于利用现代通信与子女沟通,并及早由纵向的父母与子女的关系转向横向的夫妻关系,子女则应经常看望或联系父母,让父母得到天伦之乐的慰藉。③支持丧偶老年人再婚。老年人丧偶以后,只要有合适的对象,一方面老年人自己要冲破习俗观念,大胆追求;另一方面子女要理解、支持老年人再婚,使老年人晚年不再孤寂。④注重日常生活中的心理保健。培养广泛的兴趣爱好,培养良好的生活习惯,坚持适量运动。⑤营造良好的社会支持系统。

5-91 老年抑郁症常见护理诊断:①应对无效,与不能满足角色期望、无力解决问题、认为自己丧失工作能力成为废人、社会参与改变、对将来丧失信心、使用心理防卫机制不恰当等有关。②无望感,与消极的认知态度有关。③睡眠型态紊乱,与精神压力有关。④有自杀的风险。

5-92 老年抑郁症治疗、护理的总体目标:老年抑郁症病人能减轻抑郁症状,减少复发的危险,提高生活质量,促进身心健康状况,减少医疗费用和死亡率。治疗原则包括:采取个体化原则,及早治疗,必要时住院治疗;对有严重自杀倾向或曾有自杀行为及有严重并发症者,则以药物治疗为主,配合心理治疗、电抽搐治疗。

5-93 老年抑郁症日常生活护理措施:①保持合理的休息和睡眠。生活要有规律,鼓励病人白天参加各种娱乐活动和适当的体育锻炼,按摩神门、内关、三阴交等穴位促进睡眠;晚上入睡前喝热水、热水泡脚或洗热水澡,避免看过于兴奋、激动的电视节目或会客、谈病情。为病人创造舒适安静的入睡环境,确保病人充足睡眠。②加强营养。饮食方面既要注意营养成分的摄取,又要保持食物的清淡。多吃高蛋白、富含维生素的食品,如牛奶、鸡蛋、瘦肉、豆制品、水果、蔬菜,少吃糖类、淀粉食物。

5-94 老年抑郁症病人自杀的预防:①识别自杀动向。首先应与病人建立良好的治疗性人际关系,在与病人的接触中,应能识别其自杀动向,如在近期内曾经有过自我伤害或自杀未遂的行为,或焦虑不安、失眠、沉默少语,或抑郁的情绪突然"好转",在危险处徘徊、拒餐、卧床不起等,给予心理上的支持,使他们振作起来,避免意外发生。②环境布置。病人住处应光线明亮,空气流通、整洁舒适,墙壁以明快色彩为主,并挂上壁画,摆放适量的鲜花,以利于调动病人积极良好的情绪,焕发对生活的热爱。③专人守护。对于有强烈自杀倾向的病人要专人24小时看护,不离视线,必要时经解释后予以约束,以防意外。尤其在夜间、凌晨、午间、节假日等人少的情况下,要特别注意防范。④工具及药物管理。自杀多发生于一刹那间,凡能让病人自伤的工具都应管理起来;妥善保管好药物,以免病人一次性大量吞服,造成急性药物中毒。

5-95 老年抑郁症病人的心理护理:①阻断负向的思考。首先,抑郁症病人常会不自觉地对自己或事情保持负面的看法,护理人员应该协助病人确认这些负面的想法并加以取代和减少。其次,可以帮助病人回顾自己的优点、长处、成就来增加正向的看法。再次,要协助病人检视其认知、逻辑与结论的正确性,修正不合实际的目标,协助病人完成某些建设性的工作和参与社交活动,减少病人的负向评价,并提供正向增强自尊的机会。②鼓励病人抒发自己的想法。严重抑郁症病人思维过程缓慢,思维减少,甚至有虚无罪恶妄想。在接触语言反应很少的病人时,应以耐心、缓慢以及非语言的方式表达对病人的关心与支持,通过这些活动逐渐引导病人注意外界,同时利用治疗性的沟通技巧,协助病人表述其看法。③怀旧治疗。怀旧治疗是通过引导病人回顾以往的生活,重新体验过去的生活片段,并给予新的诠释,协助病人了解自我,减轻失落感,增加自尊及增进社会化的治疗过程。④学习新的应对技巧。为病人创造和利用各种个人或团体人际接触的机会,以协助病人改善处理问题、人际互动的方式、增强社交的技巧。

5-96 老年抑郁症病人的健康指导:①不脱离社会,培养兴趣。老年人要面对现实,合理安排生活,多与社会保持密切联系,常动脑,不间断学习;参加一定限度的力所能及的劳作;按照自己的志趣培养爱好,如种花、钓鱼、跳舞、书法、摄影、下棋、集邮等。②鼓励子女与老人同住。子女对于老人,不仅要在生活上给予照顾,同时要在精神上给予关心,提倡精神赡养。和睦、温暖的家庭和社交圈,有助于预防和度过灰色的抑郁期。避免或减少住所的搬迁,以免老人不适应陌生环境而感到孤独。③社会重视。社区和老年护理机构等应创造条件让老年人进行相互交往和参加一些集体活动,针对老年期抑郁症的预防和心理健康促进等开展讲座,有条件的地区可设立网络和电话热线进行心理健康教育和心理指导。

5-97 老年期痴呆病人常见护理诊断：①记忆功能障碍，与记忆进行性减退有关。②自理缺陷，与认知行为障碍有关。③睡眠型态紊乱，与白天活动减少有关。④语言沟通障碍，与思维障碍有关。⑤照顾者角色紧张，与老人病情严重和病程的不可预测及照顾者照料知识欠缺、身心疲惫有关。

5-98 老年期痴呆治疗护理的总体目标：老年期痴呆病人能最大限度地保持记忆力和沟通能力，提高日常生活自理能力，减少问题行为，能较好地发挥残存功能，提高生活质量，家庭应对照顾能力提高。

5-99 老年期痴呆病人的日常生活护理及照料指导：①穿着。衣服按穿着的先后顺序叠放；避免太多纽扣，以拉链取代纽扣，以弹性裤腰取代皮带；选择不用系带的鞋子；选用宽松的内裤，女性胸罩选用前扣式；说服病人接受合适的衣着，不要与之争执，慢慢给予鼓励，例如告诉病人这条裙子很适合她，然后再告知穿着的步骤。②进食。定时进食，最好是与其他人一起进食；如果病人不停地想吃东西，可以把用过的餐具放入洗涤盆，以提醒病人在不久前才进餐完毕；病人如果偏食，注意是否有足够的营养；允许病人用手拿取食物，进餐前协助清洁双手，亦可使用一些特别设计的碗筷，以减低病人使用的困难；给病人逐一解释进食的步骤，并做示范，必要时予以喂食；食物要简单、软滑，最好切成小块；进食时，将固体和液体食物分开，以免病人不加咀嚼就把食物吞下而可能导致窒息；义齿必须安装正确并每天清洗；每天安排数次喝水时间，并注意水不可过热。③睡眠。睡觉前让病人先上洗手间，可避免半夜醒来；根据病人以前的兴趣爱好，白天尽量安排病人进行一些兴趣活动，不要让病人在白天睡得过多；给予病人轻声安慰，有助于病人入睡；如果病人以为是日间，切勿与之争执，可陪伴病人一段时间，再劝说病人入睡。

5-100 老年期痴呆自我照顾能力的训练：对于轻、中度痴呆病人，应尽可能给予自我照顾的机会，并进行生活技能训练，如鼓励病人自己洗漱、穿脱衣服、用餐、如厕等，以提高老人的自尊。应理解病人的动手困难，鼓励并赞扬其尽量自理的行为。

5-101 照料老年失智症病人服药的注意事项：①全程陪伴。老年失智症病人常忘记吃药、吃错药，或忘了已经服过药而过量服用，所以病人服药时必须有人在旁陪伴，帮助病人将药全部服下，以免遗忘或错服。老年失智症病人常不承认自己有病，或者因幻觉、多疑而认为给的是毒药，所以他们常常拒绝服药。②老年重症病人服药。吞咽困难的病人不宜吞服药片，最好研碎后溶于水中服用；昏迷病人由胃管注入药物。③观察不良反应。老年失智症病人服药后常不能诉说不适，要细心观察病人有何不良反应，及时报告医生，调整给药方案。④药品管理。对伴有抑郁症、幻觉和自杀倾向的老年失智症病人，一定要把药品管理好，放到病人拿不到或找不到的地方。

5-102 老年期痴呆病人的智能康复训练：①记忆力训练。鼓励病人回忆过去的生活经历，帮助其认识目前生活中的人和事，以恢复记忆并减少错误判断；鼓励病人参加一些力所能及的社交活动，通过动作、语言、声音、图像等信息刺激，提高记忆力。对于记忆障碍严重者，通过编写日常生活活动安排表、制订作息计划、挂放日历等，帮助其记忆。对容易忘记的事或经常出错的程序，设立提醒标志，以帮助记忆。②智力锻炼。如进行拼图游戏，对一些图片、实物、单词做归纳和分类，进行由易到难的数字概念和计算能力训练等。③理解和表达能力训练。在讲述一件简单事情后，提问让病人回答，或让其解释一些词语的含义。④社会适应能力的训练。结合日常生活常识，训练病人自行解决日常生活中的问题的能力。

5-103 老年期痴呆病人的安全护理：①提供较为固定的生活环境。尽可能避免搬家，当病人要到一个新地方时，最好能有他人陪同，直至病人熟悉了新的环境和路途。②佩戴标志。病人外出时最好有人陪同或佩戴写有联系人姓名和电话的卡片或手镯,以助于迷路时被人送回。③防意外发生。老年期痴呆病人常可发生跌倒、烫伤、烧伤、误服、自伤或伤人等意外。应将病人的日常生活用品放在其看得见、找得着的地方,减少室内物品置的变动;地面防滑,以防跌伤骨折。病人洗澡、喝水时注意水温不能太高,热水瓶应放在不易碰撞之处,以防烫伤。不要让病人单独承担家务,以免发生煤气中毒或因缺乏应急能力而导致烧伤、火灾等意外。有毒、有害物品应放入加锁的柜中,以免误服中毒。尽量减少病人的单独行动,锐器、利器放在隐蔽处,以防痴呆老人因不愿给家人增加负担或在抑郁、幻觉或妄想的支配下发生自我伤害或伤人。④正确处理病人的激越情绪。当病人不愿配合治疗护理时,不要强迫病人,可稍待片刻,等病人情绪稳定后再进行。当病人出现暴力行为时,不要以暴还暴,保持镇定,尝试引开病人的注意,找出导致暴力表现的原因,针对原因采取措施,防止类似事件再发生。如果暴力表现增多,应与医生商量,给予药物控制。

5-104 老年期痴呆病人的心理护理:①陪伴关心病人。鼓励家人多陪伴病人,给予病人各方面必要的帮助,多陪病人外出散步,或参加一些学习和力所能及的社会、家庭活动,使之去除孤独、寂寞感,感到家庭的温馨和生活的快乐。②开导病人。多安慰、支持、鼓励病人,遇到病人情绪悲观时,应耐心询问原因,予以解释,播放一些轻松愉快的音乐以活跃情绪。③维护病人的自尊。注意尊重病人的人格;对话时要和颜悦色,专心倾听,回答询问时语速要缓慢,使用简单、直接、形象的语言;多鼓励、赞赏、肯定病人在自理和适应方面做出的任何努力,切忌使用刺激性语言,避免使用"呆傻""愚笨"等词语。④不嫌弃病人。要有足够的耐心,态度温和、周到体贴,不厌其烦,积极主动地去关心照顾病人,以实际行动关爱病人。

5-105 老年期痴呆病人的健康指导:①及早发现。大力开展科普宣传,普及有关老年期痴呆的预防知识和老年期痴呆前驱期症状(即轻度认知障碍和记忆障碍)知识。全社会参与防治痴呆,让公众掌握对痴呆早期症状的识别。重视对老年期痴呆前驱期的及时发现,鼓励凡有记忆减退主诉的老人均应及早就医,以利于及时发现介于正常老化和早期痴呆之间的轻度认知障碍,对老年期痴呆做到真正意义上的早期诊断和干预。②早期预防。老年期痴呆的预防要从中年开始做起。积极合理用脑,劳逸结合,保护大脑,保证充足睡眠,注意脑力活动多样化。培养广泛的兴趣爱好和开朗性格。培养良好的卫生饮食习惯,多吃富含锌、锰、硒类的健脑食物,如海产品、贝壳类、鱼类、乳类、豆类、坚果类等,适当补充维生素E。中医的补肾食疗有助于增强记忆力。戒烟限酒。积极防治高血压病、脑血管病、糖尿病等慢性病。按摩或针灸神阙、气海、关元、命门、大椎、膏肓、肾俞、足三里等穴位,均有补肾填精助阳、防止衰老和预防痴呆的效果,并且研究表明按摩太阳、神庭、百会、四神聪等穴位可有效提升认知功能或延缓认知功能的衰退。许多药物能引起中枢神经系统不良反应,包括精神错乱和倦怠,应尽可能避免使用镇静剂(如苯二氮䓬类药物、抗胆碱能药物)和某些三环类抗抑郁剂、抗组胺制剂、抗精神病药物等。

5-106 阿尔茨海默病的临床表现:①轻度,记忆障碍,早期以近记忆力受损为主,也可伴有远记忆力障碍;②中度,记忆障碍继续加重,可出现认知障碍;③重度,上述症状逐渐加重,还有情感淡漠、哭笑无常、语言能力丧失,以致不能完成日常生活如穿衣、进食。

5-107 根据痴呆的不同程度,有计划地训练和恢复阿尔茨海默病病人的生活自理能力,减缓其智力衰退过程:①提供安全舒适的生活环境。居住环境应宽敞,光线充足,室内避免障碍,地面防滑。②日常生活护理。根据病情轻重协助病人做好日常生活护理,要耐心周到。③饮食宜易消化、清淡、低脂,去骨、去刺,不含渣,适当增加粗纤维食品,多吃新鲜蔬菜,对拒绝进食者设法劝食或喂食,对不能进食者予以鼻饲或静脉补给营养。④睡眠护理。按时睡眠,睡前不喝浓茶、咖啡及吸烟、饮酒,失眠多梦者遵医嘱服用小剂量安眠药。⑤安全护理。行走时有人扶持,以防跌倒、摔伤,洗澡时防烫伤,进食时要有人照看,药物送服到口。⑥精神症状护理。耐心解释,不与之争论,尊重病人人格自尊,必要时结合药物治疗。⑦功能康复护理。⑧注意预防和治疗躯体疾病。⑨心理护理。态度和蔼、热情,言语柔和,尊重病人。⑩健康教育。与病人及家属共同制订康复计划,向病人家属交代有关安全注意事项。

5-108　老年抑郁症的临床表现:抑郁症普遍表现为三大主要症状,即情感低落、思维迟缓和意志活动减退(行为活动减少)。①思维和行为活动迟钝:言语少,语速慢,对感兴趣的事失去兴趣,不与亲戚朋友交谈,思考内容悲观消极。②情绪:感到心境低沉,情绪抑郁,对任何事只看到消极的一面,在激动情绪驱使下,可发生意外。③疑病症状:怀疑身体某部位或器官病变,过分担心自身健康,对医生的解释持怀疑态度。④躯体化症状:自主神经功能紊乱,如头痛、头晕、心悸、出汗、尿急、尿频;内脏功能下降,如口干、口苦、食欲缺乏、腹部不适、胸闷、周身乏力,体重减轻;睡眠和觉醒节律紊乱,如早醒,醒后不再睡,抑郁症状加重。⑤妄想性症状:常把一些无关自己的事和人同自己联系起来。⑥抑郁性假性痴呆:淡漠,对外界反应迟钝,沉默寡言思维迟缓,理解判断能力下降。⑦自杀企图和行为。

5-109　老年抑郁症的护理措施:①一般护理。安全管理:对有强烈自杀企图者,避免其单独活动,清除房内危险物品;饮食及排泄护理:进食少者补充钠盐,选择易消化、高能量、高蛋白、维生素丰富的食物,多喝水,多活动;保证休息和睡眠:采用放松术使病人放松,如热水沐浴、听轻松音乐,睡前喝牛奶;指导并协助生活护理;引导和鼓励病人做些力所能及的日常生活活动;鼓励病人参加体育活动:散步、慢跑、做体操、打太极拳、气功。②用药护理。严格遵医嘱服药;及时评估药物的疗效和注意观察药物的不良反应,如头晕、乏力、恶心、双手颤动、视物模糊,严重者出现心悸、嗜睡、昏迷,警惕药物中毒。③心理护理。与病人建立良好关系,重视病人感受,帮助病人提高自尊,帮助病人正确认识和对待疾病。④健康教育。帮助病人正确认识抑郁症,指导其建立有规律的日常生活,参与集体活动,与人交流,严格遵医嘱服药,鼓励家人给予心理支持,对有自杀企图者,安排家人陪伴。

综合应用题

5-110　(1) 该病人的消瘦可能的因素:①老年人味觉功能下降,特别是苦味和咸味功能显著减退,同时多伴有嗅觉功能低下,不能或很难嗅到饮食的香味;②老年人对食物的消化功能下降,肠蠕动减弱,容易引起腹部饱胀感,食欲缺乏等,对其饮食摄取造成影响;③总是单独进餐会影响老年人的食欲。

(2) 可有效改善病人营养状况的措施:①因盐和糖食用太多对健康不利,烹调时可用醋、姜、蒜等调料来调味以刺激食欲;②采取少食多餐的饮食习惯较为适合,根据病人的身体状况为其制订锻炼计划并督促实施;③尽量创造和他人一起进餐的机会,或请保姆或钟点工为其准备饮食。

5-111　(1) 因为老年人大脑皮质功能减退,新陈代谢减慢,且退休后体力活动减少,所以所需睡眠时间也随之减少;如白天睡眠时间过长,会影响夜间睡眠质量。

(2) 措施:①帮助病人养成良好的睡眠习惯。对于其目前特殊睡眠习惯,不能强迫立即纠正,需要多解释并进行诱导,使其睡眠时间尽量正常化。限制白天睡眠时间在1小时左右,同时注意缩短卧床时间,以保证夜间睡眠质量。②向病人宣传规律锻炼对减少应激和促进睡眠的重要性,指导其坚持参加力所能及的日间活动。③提供舒适的睡眠环境,调节卧室的光线和温度,保持床褥的干净整洁,并设法维持环境的安静。④晚餐应避免吃得过饱,睡前不饮用咖啡、酒或大量水,并提醒病人于入睡前如厕,以免夜尿增多而干扰睡眠。

5-112 (1) 该病人最可能的诊断是:阿尔茨海默病中期。依据:①起病隐袭,病情缓慢不可逆持续进展,以近事记忆障碍为首发症状;②完全不能学习和回忆新信息,远事记忆力受损但未完全丧失;③定向力进一步丧失,出门不知归家,并出现失语、失用、失认;④日常生活能力下降;⑤人格、行为紊乱,有情绪不稳和吵闹行为;⑥既往从未有过脑卒中发作,体格检查未发现神经系统定位征,CT检查提示轻度脑萎缩。

(2) 主要护理诊断:①记忆受损,与记忆进行性减退有关。②自理缺陷,与认知行为障碍有关。③思维过程紊乱,与思维障碍有关。④语言沟通障碍,与思维障碍有关。⑤照顾者角色紧张,与病人病情严重和病程的不可预测及照顾者照料知识欠缺、身心疲惫有关。

(3) 护理措施要点:①日常生活护理。协助照料病人的日常生活,如穿衣、进食和睡觉等。尽可能给予病人自我照顾的机会,进行自我照顾能力的训练。②用药护理。服药全程陪伴,观察用药不良反应,做好药品管理,做好智能康复训练:记忆训练,智力锻炼,理解和表达能力训练,社会适应能力的训练。③安全护理。提供较为固定的生活环境,佩戴标志,以便迷路时被人送回,防跌倒、烫伤、烧伤、误服、自伤或伤人等意外发生。④心理护理。陪伴关心病人,开导病人,维护病人的自尊,不嫌弃病人。⑤照顾者的支持指导。教会照顾者和家属自我放松方法,合理休息,寻求社会支持,适当利用家政服务机构和社区卫生服务机构及医院和专门机构的资源,组织有痴呆病人的家庭进行交流,相互联系与支持。

5-113 (1) 该病人最可能的诊断:老年期抑郁症。依据:①有抑郁症的三大主要症状,即心境低落、思维迟缓和行为抑制的"三低"症状。总是郁郁寡欢,变得越来越消沉、无精打采、有孤独感、不想说话、行动迟缓,表情淡漠呆滞;以往很感兴趣的事变得索然无味,如打牌、炒股、跳舞。感觉到自己老了,什么都干不了了。②老年期抑郁症特点之疑病性。因躯体不适而感到自己患了绝症,在多家医院做详细检查而未发现阳性体征,但他不相信这些结果,仍到处求医。③老年期抑郁症特点之隐匿性。出现躯体不适如胃痛、便秘、腹痛、打嗝、食欲减退、失眠多梦,但查不出相应的阳性体征。④老年期抑郁症特点之激越性。病人情绪特别易激动,发脾气,常为一些小事与家人争吵不休,弄得家人谁也不敢惹他。他常感到自己年轻时候做过许多错事,不可饶恕。为此他常担心自己和家庭遭到不幸,不敢走出家门,有时坐卧不安,难以入睡。⑤老年期抑郁症特点之迟滞性。不想说话、行动迟缓,表情淡漠呆滞。⑥有自杀念头和行为。病人触电自杀未遂,仍不断试图自杀。

(2) 主要护理诊断:①个人应对无效,与无力解决问题,认为自己丧失能力、对将来丧失信心、使用心理防卫机制不恰当有关;②有自杀的危险,与严重抑郁悲观情绪、自责自罪观念、有消极观念和自杀倾向和行为及无价值感有关;③睡眠型态紊乱,与精神压力有关;④思维过程紊乱,与消极的认知态度有关。

(3) 护理措施要点:①日常生活护理。保持合理的休息和睡眠;加强营养;用药护理;密切观察药物疗效和可能出现的不良反应,及时向医生反映;强调坚持服药。②严防自杀。识别自杀动向;居住环境要光线明亮,色彩明快;专人守护;妥善保管一切可用以自杀的工具及药物。③心理护理。采取认知、疏导等心理干预阻断负向的思维;鼓励病人抒发自己的想法及学习新的应对技巧。

(高仁甫 乐玉平)

第六章

老年人的日常生活护理

✿ 选择题(6-1~6-120)

✎ A1型单项选择题(6-1~6-74)

6-1 对于生活照料存在缺陷的老年人,以下做法中不妥的是
A. 对老年人功能状态进行全面评估
B. 关注老年人心理方面的问题
C. 鼓励老年人发挥残存功能,做到日常生活尽量自理
D. 对于过度依赖的老年人要给予完全性护理
E. 要注意调动老年人的主动性

6-2 老年人常见的安全问题一般不包括
A. 跌倒、坠床 B. 烫伤
C. 呛噎 D. 走失
E. 咬伤

6-3 引起老年人跌倒的外在因素有
A. 生理因素 B. 心理因素
C. 疾病因素 D. 环境因素
E. 药物因素

6-4 老年人适宜的居室温度应为
A. 18~20℃ B. 20~22℃
C. 22~24℃ D. 24~26℃
E. 26~28℃

6-5 老年人适宜的居室相对湿度应为
A. 20%~30% B. 30%~40%
C. 40%~50% D. 50%~60%
E. 60%~70%

6-6 以下适合老年人的床的高度为
A. 48 cm B. 50 cm
C. 55 cm D. 60 cm
E. 65 cm

6-7 关于老年人居室环境设置,以下不正确的是
A. 保持适当的夜间照明
B. 门上涂以不同颜色
C. 家具陈设简洁
D. 浴室地面铺设防滑砖
E. 为防止老年人着凉受寒可关闭门窗

6-8 关于老年人居室,以下叙述中有误的是
A. 床的高度应便于老年人上、下床及活动
B. 床的两边有能活动的护栏
C. 护栏高度一般为60~70 cm
D. 室内应有冷暖设备
E. 注意经常通风换气

6-9* 关于老年人厕所设置的要求,以下叙述中不正确的是
A. 设在卧室附近
B. 厕所与卧室之间的地面没有台阶
C. 不宜使用蹲厕
D. 坐便器的高度一般为60~70 cm
E. 可在便器两侧安装扶手

6-10 老年人沐浴时的浴室温度应保持在
A. 20~22℃ B. 22~24℃
C. 24~26℃ D. 26~28℃
E. 28~30℃

6-11 最容易被老年人接受的触摸部位是
A. 手 B. 头部
C. 胳膊 D. 背部

E. 肩膀

6-12 在与老年人进行非语言沟通时,一般不宜触摸的部位是
A. 手
B. 头部
C. 胳膊
D. 背部
E. 肩膀

6-13* 在与老年人进行非语言沟通时,以下运用不当的是
A. 选择适宜的触摸位置
B. 与听力下降的老人沟通时要面对老人
C. 对坐在轮椅上的老人,要俯下身子来进行沟通
D. 当无法口头表达清楚时,鼓励老人用身体语言辅助表达
E. 将手臂放在老人的肘下,以协助其察觉方位

6-14 倾听是非语言沟通技巧之一,以下运用正确的是
A. 避免有眼神的接触
B. 避免看清对方的表情
C. 采用公众距离进行交流
D. 适时点头,表示对所谈话题感兴趣
E. 当老年人谈话内容偏离时要及时转换话题

6-15 以下与老年人的沟通方式中不恰当的是
A. 说话声音要略微低沉平缓
B. 保持脸部表情柔和
C. 身体适当前倾以示对老年人的话题有兴趣
D. 保持眼神有亲切自然的交流
E. 轻轻拍抚老年人头部以吸引其注意力

6-16 与听力损失的老年人交流,以下沟通技巧中不正确的是
A. 始终面对老年人
B. 减慢语速
C. 使用简单的语句
D. 提高音量,大声叫喊

E. 观察老年人的面部表情

6-17 与老年人交谈的正确方法是
A. 对老年人提出的问题应迅速做出解答
B. 老年人叙述过多时应及时转移话题
C. 及时陈述自己的观点和看法
D. 老年人担心健康问题时,应立即给出保证
E. 不评论老年人所提到的内容

6-18 以下属于语言性交流的是
A. 眼神
B. 手势
C. 沉默
D. 倾听
E. 倾诉

6-19 适合内向型老年人的沟通方式为
A. 面对面口头沟通
B. 电话沟通
C. 视频通话
D. 书面沟通
E. 团体活动

6-20 老年期皮肤老化的表现不包括
A. 皮肤脂肪减少,使皮肤松弛
B. 腺体减少,使皮肤干燥
C. 皮肤表皮层增厚
D. 皮肤触觉敏感性降低
E. 皮肤色素沉着增加

6-21 关于老年人皮肤的清洁护理,下列操作中不恰当的是
A. 避免空腹或饱餐后沐浴
B. 能自行洗澡时,勿反锁房门
C. 洗浴时间以20~30分钟为宜
D. 水温控制在40℃左右
E. 宜选择弱酸性的硼酸皂、羊脂香皂或沐浴液

6-22* 关于老年人皮肤的一般护理,以下操作中错误的是
A. 沐浴时避免使用碱性肥皂
B. 沐浴时的室温以24~26℃为宜
C. 要注意保持皮肤卫生,特别是皱褶部位

D. 保持皮肤酸碱度(pH值)在5.5左右
E. 选择药效化妆品时,应首先考虑治疗效果

6-23 老年人皮肤瘙痒最常见的原因是
A. 季节变化　　B. 药物过敏
C. 皮肤感染　　D. 皮肤干燥
E. 慢性肾衰竭

6-24 关于老年人皮肤瘙痒,以下不正确的做法是
A. 避免使用碱性肥皂
B. 适当使用润肤用品
C. 经常洗澡以保持皮肤清洁
D. 直接接触皮肤的衣物选择棉织类
E. 饮食宜清淡

6-25 老年人衣着布料首选
A. 毛织品　　B. 麻料
C. 尼龙　　　D. 棉织品
E. 丝绸

6-26 老年人的服装选择,首先必须考虑的是
A. 经济性　　B. 实用性
C. 干净、舒适　D. 款式新潮
E. 社会性

6-27 下列有关老年人服饰的叙述中不正确的是
A. 服装款式要求宽松,便于穿脱
B. 减少纽扣,上衣统一使用拉链
C. 衣服的材质应较为松软轻便
D. 内衣宜用柔软、吸水性强、透气性良好的棉织品
E. 衣着色彩宜选择柔和、不易褪色,容易观察是否干净

6-28 关于老年人的衣着,以下叙述中错误的是
A. 寒冷时节要特别注意衣着的保暖功效
B. 衣服款式要考虑容易穿脱
C. 做饭时的衣服应避免袖口过宽
D. 无需刻意关注衣着的社会性
E. 应避免穿过长的裙子或裤子

6-29* 关于老年人鞋子的选择,以下叙述中错误的是
A. 大小要合适
B. 鞋底不能太薄
C. 鞋底不能太硬
D. 鞋底要平整无跟
E. 鞋底要有防滑功能

6-30 老年人的营养需求中,碳水化合物供给能量应占总能量的比例是
A. 35%~45%　B. 45%~55%
C. 55%~65%　D. 65%~75%
E. 75%~85%

6-31 老年人70岁以后的能量摄入应该较年轻时减少
A. 10%　　B. 20%
C. 30%　　D. 40%
E. 50%

6-32 老年人的蛋白质供给能量应占总能量的
A. 10%　　B. 15%
C. 20%　　D. 25%
E. 30%

6-33 老年人应尽量保证优质蛋白质占蛋白质摄取总量的
A. 30%以上　B. 40%以上
C. 50%以上　D. 60%以上
E. 70%以上

6-34 以下属于优质蛋白质的是
A. 虾仁　　B. 冬瓜
C. 土豆　　D. 面条
E. 豆苗

6-35 老年人的脂肪供给能量应占总能量的
A. 10%~20%　B. 20%~30%
C. 30%~40%　D. 40%~50%
E. 50%~60%

6-36 老年人营养需求中,下列关于脂肪摄入的表述中错误的是
A. 老年人消化功能下降,故不宜进食脂肪
B. 由脂肪供给能量应占总能量的

$20\%\sim30\%$

C. 尽量避免猪油、肥肉、牛油等动物性脂肪

D. 可多吃如花生油、橄榄油等植物油

E. 注意交替食用各种植物油

6-37 维生素 A 缺乏可能导致
A. 夜盲症　　　B. 出血倾向
C. 坏血病　　　D. 骨质疏松症
E. 巨细胞性贫血

6-38* 关于膳食纤维,以下叙述中不正确的是
A. 膳食纤维是一种不能被人体消化的碳水化合物
B. 被称为人类的"第七大营养素"
C. 中国营养学会推荐每日进食膳食纤维 25 g
D. 我国居民膳食纤维摄入量严重不足
E. 膳食纤维摄入越多越好,不会对人体造成危害

6-39 人体失水多少即可威胁到人的生命
A. 10%　　　　B. 15%
C. 20%　　　　D. 25%
E. 30%

6-40 心肺功能正常的老年人,基础补水量宜为
A. 15 ml/(kg·d)　B. 20 ml/(kg·d)
C. 25 ml/(kg·d)　D. 30 ml/(kg·d)
E. 35 ml/(kg·d)

6-41 正常情况下,一位体重 50 kg 的老年人每日适宜的饮水量(除去饮食中的水)为
A. 1 000 ml　　B. 1 500 ml
C. 2 000 ml　　D. 2 500 ml
E. 3 000 ml

6-42 关于老年人的营养需求,以下叙述中错误的是
A. 碳水化合物供给能量应占总能量的 55%~65%
B. 蛋白质的摄入原则是优质、少量
C. 尽量供给优质蛋白质,应占摄取蛋白质总量的 50% 以上
D. 一般来说,60 岁以后能量的提供应较年轻时减少 20%
E. 应注意尽量减少膳食中不饱和脂肪酸的摄入

6-43* 关于血糖生成指数(GI),以下叙述中不正确的是
A. GI 是衡量食物引起餐后血糖反应的指标
B. GI<55 为低 GI 食物
C. GI≥75 为高 GI 食物
D. GI 越高说明该食物消化越快,血糖升高越明显
E. 巧克力属于高 GI 食物

6-44 关于老年人的营养需求,以下叙述中错误的是
A. 为避免血糖波动过大,应注意选择 GI≥55 的食物
B. 交替食用各种植物油优于单独食用一种
C. 老年人消化功能减退,应选择容易吸收的钙质
D. B 族维生素能增加老年人的食欲
E. 可适当增加汤羹类食品

6-45 以下导致老年人味觉减退的原因除外
A. 味蕾萎缩
B. 长期吸烟、饮酒
C. 配戴的义齿不适合
D. 维生素 D 缺乏
E. 缺乏锻炼

6-46 关于老年人的饮食原则,以下叙述中错误的是
A. 要经常改变膳食内容,以确保营养丰富
B. 食物易于消化吸收,做到细、松、软
C. 饮食宜温热
D. 少食多餐,晚餐不过饱
E. 膳食要平衡,保证有足够的蛋白质,低脂、低糖、低盐

6-47 下列老年人饮食原则中不正确的是
A. 适当限制能量摄入
B. 饮食宜偏温热
C. 少吃多餐
D. 正餐应控制在八九分饱
E. 膳食搭配以素食为主,口味宜清淡

6-48 关于老年人的饮食,下列叙述中不宜的是
A. 少吃油炸、油腻、过黏的食物
B. 两餐之间或入睡前可加用温热饮料
C. 每日摄入蛋白质为每千克体重1~1.5 g,优质蛋白质占50%以上
D. 膳食搭配应以素食为主,口味宜清淡
E. 老年人食盐摄入量应为6~8 g/d,冠心病病人应<5 g/d

6-49 关于老年人排泄的护理,下列叙述中正确的是
A. 为减少老年人夜尿的次数,白天尽量少喝水
B. 夜尿较多的老年人,夜间可采用床边排尿,以防意外
C. 指导老年人按时排便,养成早起排便的习惯
D. 有心脑血管疾病的老年人,排便后可服用硝酸甘油
E. 病情危重的情况下,可暂时不考虑老年人的隐私

6-50 关于引起老年人便秘的原因,下列叙述中不正确的是
A. 饮水不足
B. 饮食中有充足的膳食纤维
C. 缺乏锻炼
D. 没有养成按时排便习惯
E. 药物影响

6-51 关于老年人便秘的饮食护理,下列叙述中不妥的是
A. 食物宜切细、煮软,少食多餐
B. 保证每天的饮水量

C. 防止偏食
D. 使用精制面粉和糖
E. 选用小米、薯类、玉米等杂粮

6-52 休息对于老年病人的意义不包括
A. 缩短病程 B. 恢复体重
C. 恢复体力 D. 消除疲劳
E. 促进康复

6-53 关于老年人的休息与睡眠,下列叙述中正确的是
A. 按时上床休息,保证足够睡眠时间
B. 老年人体力差,累了就该休息,睡眠就是休息
C. 为使老年人有一定的疲劳感,睡前可安排运动或活动
D. 睡前可放松一下,听音乐和喝茶
E. 夜间睡眠欠佳者,白天可充足睡眠

6-54* 关于老年人睡眠特点,以下叙述中不正确的是
A. 夜间睡眠减少,白天瞌睡增多
B. 浅睡眠时间延长,深睡眠随增龄而缩短
C. 浅睡眠时间缩短,深睡眠随增龄而延长
D. 夜间易醒,睡眠断断续续
E. 躯体疾病等因素可影响老年人的睡眠质量

6-55* 关于老年人睡眠的一般护理,以下叙述中不合适的是
A. 纠正已经养成的特殊睡眠习惯
B. 提倡养成规律睡眠、早睡早起、午睡的习惯
C. 尽量限制白天睡眠时间在1小时左右
D. 晚餐应避免吃得过饱
E. 睡前少量饮水并提醒如厕

6-56 老年人每日的睡眠时间大约为
A. 10小时 B. 8小时
C. 6小时   D. 5小时
E. 4小时

6-57 关于老年人睡眠的护理,以下叙述中不恰当的是
A. 避免睡前过度兴奋
B. 睡姿以仰卧位为好
C. 睡前用热水泡脚
D. 晚餐避免过饱
E. 睡前不饮用咖啡、酒或大量水

6-58* 以下睡眠呼吸暂停低通气综合征(SAHS)的诊断标准中不正确的是
A. 有典型的夜间睡眠时打鼾
B. 有呼吸不规律、白天嗜睡等症状
C. 夜间睡眠呼吸暂停低通气指数(AHI)≥5次/小时
D. 白天无症状但AHI≥10次/小时
E. 同时发生2个或以上重要脏器损害

6-59 下列有利于老年人睡眠的措施中不妥的是
A. 环境温度维持在20～30℃
B. 睡前用热水泡脚
C. 晚餐不宜过饱,睡前稍加点心
D. 睡前可短时间听轻音乐放松
E. 每晚服地西泮,30分钟后上床休息

6-60 以下改善老年人睡眠的非药物措施中不恰当的是
A. 安排规律的日间活动,减少白天睡眠时间
B. 睡前用温水泡脚
C. 睡前饮温牛奶或少量温热黄酒
D. 建立睡眠卫生习惯
E. 采用耳穴贴压、中药药枕等中医适宜技术助眠

6-61 关于老年人的肌肉骨骼系统,以下叙述中有误的是
A. 肌细胞因为老化而减少
B. 肌张力下降
C. 50岁以上的人群肌肉力量每10年下降10%
D. 70岁以上老年人肌肉力量每10年下降20%
E. 70岁以上老年人肌肉力量每10年下降30%

6-62 在观察老年人运动强度时,最简单方便的监测指标是
A. 血压   B. 呼吸
C. 心率   D. 心输出量
E. 肾上腺素水平

6-63 老年人运动结束后表明运动量适宜的心率恢复时间是
A. 3～5分钟   B. 4～6分钟
C. 5～7分钟   D. 6～9分钟
E. 10～15分钟

6-64 运动后心率恢复所需时间超过多少分钟表明老年人活动强度过大
A. 5分钟   B. 10分钟
C. 15分钟   D. 20分钟
E. 30分钟

6-65 在实际应用中,最高心率(MHR)多采用公式进行推算,常用公式为
A. MHR=170-年龄
B. MHR=180-年龄
C. MHR=190-年龄
D. MHR=200-年龄
E. MHR=220-年龄

6-66* 一般认为老年人运动应达到的心率范围应是其MHR的
A. 30%～40%   B. 40%～50%
C. 50%～60%   D. 60%～70%
E. 60%～80%

6-67* 一般来说,老年人运动时的主观用力计分(RPE)等级应控制在
A. 7～9级内   B. 9～11级内
C. 11～13级内   D. 12～13级内
E. 13～14级内

6-68 关于老年人运动,以下叙述中错误的是
A. 结合老年人年龄、体质及兴趣爱好选择适当的运动项目
B. 打太极拳可以明显减轻老年妇女的焦虑

C. 跳民族舞蹈对缓解抑郁有效

D. 循序渐进,持之以恒

E. 运动时间以每周 3～4 次、每次 1 小时为宜

6-69 关于老年病人的活动,以下叙述中错误的是

A. 瘫痪老年人可借助助行器等辅助器具

B. 因骨折需要卧床制动的老年人应尽可能做肢体的被动运动

C. 对担心病情恶化不愿活动的老年人要给予鼓励和专业指导

D. 痴呆老年人应在一个固定的范围内活动以防走失或发生意外

E. 必须给予痴呆老年人适当的活动机会

6-70 通常健康人开始有平衡感减退初期表现的年龄是

A. 55 岁　　　　B. 60 岁

C. 65 岁　　　　D. 70 岁

E. 75 岁

6-71 最适合老年人提高平衡功能的运动是

A. 打太极拳　　　B. 游泳

C. 慢跑　　　　　D. 散步

E. 跳广场舞

6-72 关于老年人运动,以下叙述中不正确的是

A. 因人而异,选择适宜项目

B. 量力而行,循序渐进

C. 持之以恒,贵在坚持

D. 时间适当,自我监测

E. 家务劳动可以代替

6-73 关于老年人身体活动应注意的事项,下列叙述中错误的是

A. 患有慢性病的老年人应与医生一起制订运动处方

B. 老年人参加运动期间,应定期做医学检查和随访

C. 合并有骨质疏松的老年人,应鼓励进行高冲击性活动

D. 老年人宜参加个人熟悉并有兴趣的运动项目

E. 运动中,体位不宜变换太快

6-74 下列关于老年人活动的叙述中正确的是

A. 老年病人应根据身体状况选择活动

B. 老年病人可以任意活动

C. 老年人应尽量减少活动

D. 健康老年人运动前无需评估

E. 健康老年人可以任意按自己喜欢的方式活动

✎ A2 型单项选择题(6-75～6-102)

6-75 病人,男性,72 岁。脑卒中偏瘫半年余,过分依赖家人,不愿意配合康复训练。作为护士,针对病人的情况,应注重以下哪个合理目标

A. 尊重病人意愿

B. 延缓衰退

C. 提高生命质量

D. 预防并发症

E. 最大限度地发挥病人的肢体残存功能

6-76 病人,女性,96 岁。痴呆状,2 年前因不慎跌倒致股骨粗隆间骨折,至今卧床不起,生活完全由家人照顾。该病人可以除外以下哪项风险

A. 跌倒　　　　B. 肺部感染

C. 压力性损伤　D. 营养不良

E. 深静脉栓塞

6-77* 病人,女性,73 岁。股骨头置换术后康复期,准备出院回家休养。家属采纳医护人员建议,对其居室环境做了一些调整,以下做法中不妥的是

A. 走廊内安装声控灯

B. 使用材质柔软的包角将家具的直角包裹

C. 卧室内增添高度为 30 cm 的布艺沙发

D. 更换带有冲洗装置的坐便器

E. 高于坐便器20 cm处安装扶手

6-78 病人,女性,75岁。因年前突发脑梗死留有后遗症,左下肢肌力1级,左上肢肌力2级。使用以下非语言沟通技巧(触摸)时,下列做法中不妥当的是

A. 事先确定老年人知道触摸者的存在

B. 注意保护老年人的皮肤

C. 从左侧肢体予以接触

D. 注意保护隐私

E. 适当接受老年人用抚摸头发、手臂或脸颊来表达谢意

6-79 病人,男性,73岁。退休前从事教育工作,性格比较内向,不太愿意跟人交流。护士为其做健康宣教时他只接受书面资料,以下做法中不正确的是

A. 宣传资料要选择较大字号展示

B. 注意文字颜色与背景色的对比度要低

C. 对关键的词句可划线加以强调和重点说明

D. 用词通俗易懂,可运用简明的表格或图片

E. 将每日健康流程中要做的事列在小卡片上,贴于醒目位置

6-80 病人,男性,78岁。患COPD,听力下降。护士在与其交流时应特别注意使用以下哪种沟通技巧

A. 倾听 B. 倾诉

C. 沉默 D. 核对

E. 反馈

6-81 病人,男性,68岁。因头晕、头痛来院就诊。采集病史时与其沟通的正确方法是

A. 适当给予回应,点头肯定

B. 及时纠正病人叙述的内容

C. 不断提问以引导谈话的进行

D. 对病人的谈话内容及时做出是否正确的判断

E. 避免与病人有目光的接触

6-82 病人,男性,80岁。因呼吸衰竭入院。目前吸氧、无创呼吸机使用中,药物治疗,病人听力略有下降,牙齿完全脱落,语言清晰度下降。与病人沟通时不适当的做法是

A. 将病人关键的话予以复述

B. 尽量用开放式问题进行提问

C. 护士对自己的话语适当重复

D. 注意有目光的交流

E. 运用手势、触摸给病人反馈

6-83 病人,男性,67岁。诉秋冬季发生小腿、背部、前臂皮肤瘙痒。以下护理指导中哪项错误

A. 穿宽松柔软的棉质衣服

B. 定期修剪指甲,避免抓挠和过分摩擦

C. 保持皮肤清洁,沐浴后涂抹润肤露

D. 合理饮食,避免饮酒

E. 热水冲澡,用毛巾和肥皂用力搓澡

6-84 病人,男性,65岁。平时身体健康,无高血压病等慢性病,退休之后保持着每天下午游泳2000 m、晚上泡热水澡半小时的习惯。今年入秋以来手臂和小腿部出现皮肤发红、粗糙、发痒,且越发严重。针对病人的皮肤问题,以下宣教内容中不正确的是

A. 调整运动方式

B. 秋冬季节建议隔天洗澡,水温50～55℃为佳

C. 尽量改为淋浴并缩短洗浴时间

D. 使用中性护肤浴液或清水,沐浴后涂抹凡士林油

E. 皮肤瘙痒发作时可轻轻拍打皮肤,刺激皮肤止痒

6-85 病人,女性,76岁。久病卧床。今日护士为其进行床上洗头,以下操作中错误的是

A. 室温保持在24～25℃

B. 用30%乙醇辅助梳理发结
C. 可以用棉球塞住双耳,纱布盖双眼
D. 注意保暖,随时观察
E. 用指甲轻轻揉搓老人的头发和头皮

6-86 病人,男性,74岁。2年前开始出现局部皮肤的瘙痒,逐渐发展至全身。家人认为是病人的衣物被褥没有洗干净引起的,以下做法中错误的是
A. 用消毒液浸泡
B. 宜选用中性洗涤剂
C. 清水充分过清
D. 阳光下直接晒干
E. 干衣机烘干

6-87* 病人,女性,95岁。因患阿尔茨海默病长期卧床,下列预防发生压力性损伤的措施中不妥的是
A. 做好皮肤护理,及时清洁,使用贴膜保护
B. 定期改变体位,至少每2小时翻身1次
C. 床头抬高30°~45°
D. 保持床单平整,衣服没有粗大的缝合处
E. 纠正营养不良和代谢紊乱

6-88 病人,女性,70岁。因胃癌晚期术后久病卧床。护士为其进行皮肤状况的评估,以下信息中表明存在皮肤问题的是
A. 受压部位皮肤发红,松开压力后能恢复
B. 受压部位皮肤有硬结
C. 老年性色素斑增多
D. 皮肤松弛、无弹性
E. 皮肤表面干燥、粗糙,有皮屑

6-89 病人,女性,86岁。脑梗死后遗症多年,长期卧床,生活依赖他人。关于病人的饮食护理,以下叙述中正确的是
A. 食物应做到细、软、松
B. 保持营养平衡,摄入适量蛋白质,其中优质蛋白质占40%

C. 烹调时适当增加盐、糖等调味品以刺激食欲
D. 可以选择汤圆等黏稠度高的食物
E. 多摄入动物油脂以促进脂溶性维生素的吸收

6-90 病人,男性,65岁。参加退休职工体检,因尿酸高出正常值,医生提醒他注意低嘌呤饮食。以下食物中属于低嘌呤的是
A. 动物内脏   B. 鸡蛋
C. 猪肉   D. 鱼
E. 扁豆

6-91 病人,女性,72岁。1周前大女儿突发车祸住进重症监护室抢救,病人担心得吃不下东西,渐渐地感觉疲乏无力。病人可能缺少下列哪种无机盐
A. 钙   B. 钠
C. 钾   D. 锌
E. 铁

6-92 病人,男性,73岁。近几天排便比较费力。以下指导中不正确的是
A. 建议病人定时、定量喝水
B. 建议每日增加膳食纤维的摄入量(25~35 g)
C. 每天至少摄入200 g水果和300 g蔬菜
D. 养成良好的排便习惯
E. 以肚脐为中心做逆时针方向的腹部按摩

6-93* 病人,女性,65岁。退休后积极参加志愿者活动,近期因迎接文明城区检查,担心工作会有纰漏,出现难以入眠、易醒。针对该老人情况,以下指导中不正确的是
A. 指导其认识出现症状的原因
B. 保持良好的心态
C. 指导其学会自我放松
D. 建立规律的睡眠
E. 尽早服用助眠药物

6-94 病人,男性,75岁。平时身体健康,无慢性疾病。以下属于其运动时适宜心率的是
A. 90次/分
B. 95次/分
C. 100次/分
D. 105次/分
E. 115次/分

6-95 病人,男性,72岁。平素身体健康,喜欢运动。其运动后的最大心率应不超过
A. 98次/分
B. 108次/分
C. 118次/分
D. 128次/分
E. 138次/分

6-96 病人,女性,60岁。晚饭后走路锻炼过程中不小心崴脚,局部有肿胀、疼痛,到医院经X线检查未见骨折。正确的处理措施是
A. 按摩患处
B. 热毛巾湿敷
C. 局部用热水袋包裹
D. 局部用冰袋冷敷
E. 涂抹扶他林止痛

6-97 病人,男性,72岁。车祸致颅脑出血术后半年余,肢体活动尚不利索。预防跌倒的操作中不合适的是
A. 安慰病人,减少病人对跌倒的恐惧感
B. 为避免发生跌倒,指导病人尽量减少活动
C. 必要时鼓励病人使用拐杖
D. 指导家属改善病人的居住环境
E. 积极治疗病人的疾病

6-98 病人,女性,83岁。双下肢乏力。家人使用轮椅带其逛公园。坐轮椅时的操作中错误的是
A. 事先应检查轮椅性能
B. 注意拉起制动装置以固定车轮
C. 翻起脚踏板之后再扶老年人坐下
D. 尽量让老年人身体前倾
E. 老年人坐稳后放下脚踏板

6-99 病人,男性,77岁。2个月前因急性心肌梗死行支架植入,规律抗凝治疗。为防止抗凝治疗中发生出血现象,以下措施中不正确的是
A. 使用软毛牙刷,动作轻柔
B. 修剪指甲,勿用力抓挠皮肤
C. 不吃坚硬的食品
D. 尽可能避免注射治疗
E. 卧床休息,限制肢体活动

6-100 病人,女性,67岁。近半个月自我感觉消化不良,到医院咨询。以下解释中不正确的是
A. 胃收缩能力降低
B. 吞咽功能降低
C. 咀嚼能力下降
D. 食管括约肌张力增强,影响消化
E. 胃液、胆汁和胰液分泌减少

6-101 病人,女性,65岁。乳腺癌术后1周,近日即将出院。护士在做出院健康宣教时,最为重要的指导是
A. 继续加强功能锻炼
B. 坚持药物治疗
C. 术侧上肢短期内不能提重物
D. 保持心情愉悦
E. 乐观坦然面对

6-102 病人,女性,67岁。丧偶,两个女儿都在澳洲安家定居,现独居于家,近日因跌倒致股骨颈骨折卧床,感觉孤独,特别想念小辈,有自怜和无助的表述。下列举措中不正确的是
A. 教会并鼓励病人利用现代通信工具与子女沟通
B. 左邻右舍及亲朋好友多探视陪伴
C. 主动关心病人,满足其需要
D. 居委会安排志愿者为其提供个性化服务
E. 将病人送至清静的护理院疗养

A3型单项选择题(6-103~6-112)

(6-103~6-104共用题干)

病人,男性,62岁。洗澡过程中,家人听到浴室内有异常声响,开门发现病人倒在地上,口唇呈樱桃红色,呼之不应,未发现有外伤。

6-103 病人最有可能发生了下列哪种情况
A. 脑缺氧
B. 脑梗死
C. 脑出血
D. 一氧化碳中毒
E. 急性心肌梗死

6-104 应最先做的紧急处理是
A. 立即拨打120
B. 评估是否有心跳
C. 评估是否有呼吸
D. 打开浴室门窗确保通风良好
E. 将病人移出浴室至门口或窗口处

(6-105~6-106共用题干)

病人,男性,71岁。每晚7小时睡眠过程中,鼻或口腔气流暂停每次超过10秒,暂停发作超过30次以上,有时每小时睡眠呼吸暂停超过10次以上。

6-105 病人以上情况属于
A. SAS   B. PAS
C. PCI   D. SARS
E. COPD

6-106 该病多发于
A. 儿童   B. 男性
C. 老年男性   D. 女性
E. 老年女性

(6-107~6-108共用题干)

病人,女性,70岁。最近常感头晕、疲乏无力,家人觉得其最近性格有点异常。体格检查发现其口腔黏膜干燥,血压正常,尿量正常,无明显的口渴和多饮行为。

6-107 该病人的诊断为
A. 抑郁症前期   B. 营养缺乏
C. 心肌缺血   D. 脑缺血
E. 脱水

6-108 评估病人存在的问题时,以下可以除外的是
A. 意识状态   B. 皮肤颜色
C. 皮肤弹性   D. 液体出入量
E. 痰液黏稠度

(6-109~6-110共用题干)

病人,女性,65岁。近期早上起床时感觉膝关节僵硬,活动后稍有改善,但上、下楼梯时有疼痛不适,尤以下楼梯时为甚,活动时有摩擦音,下蹲时疼痛加剧。

6-109 病人最有可能发生了什么问题
A. 骨关节病   B. 半月板损伤
C. 膝关节积液   D. 韧带撕裂伤
E. 骨质疏松症

6-110 病人目前存在的最主要的护理问题是
A. 知识缺乏   B. 焦虑
C. 活动无耐力   D. 疼痛
E. 自理能力缺陷

(6-111~6-112共用题干)

病人,女性,70岁。平素身体健康,无高血压病、糖尿病等慢性病。今日去超市购物时不小心被人碰撞后倒地,当即出现腰背部疼痛,下腰部最为明显,无法翻身和站立,店员见状立即拨打120并协助送往附近医院。

6-111 该病人最有可能发生了什么情况
A. 腰椎骨折   B. 肋骨骨折
C. 胸椎骨折   D. 髋骨骨折
E. 股骨粗隆间骨折

6-112 搬运该病人时最需要注意的问题是
A. 评估病人倒地前的精神状态
B. 评估病人倒地后有无意识不清
C. 评估病人四肢活动情况
D. 给予吸氧和保暖
E. 保持颈部及胸腰椎在同一轴线上

A4型单项选择题(6-113~6-120)

(6-113~6-115共用题干)

病人,女性,75岁。肥胖体型,1周前因不慎跌倒导致腰椎压缩性骨折,病人及家属选择

保守治疗,遵医嘱硬板床卧床休息3个月。伤后第3周,护士上门访视时发现病人左侧小腿肿胀比较明显,询问病人,主诉有胀痛。

6-113 病人目前的主要问题是
A. 自理能力缺陷
B. 有肺部感染的风险
C. 有压疮的风险
D. 下肢深静脉栓塞
E. 疼痛

6-114 以下哪项措施是禁忌的
A. 立即抬高左下肢,予以轻轻按摩和热敷
B. 安抚情绪,落实健康教育
C. 下肢制动
D. 翻身时做到轴线翻身
E. 密切观察

6-115 关于该病人卧床期间的护理措施,以下哪项不妥
A. 保持皮肤清洁
B. 鼓励行咳嗽、深呼吸
C. 协助翻身前服用止痛药物以减轻疼痛
D. 注意饮食搭配,多进食蛋白质
E. 主动锻炼加被动运动

(6-116~6-120 共用题干)

病人,男性,63岁。有慢性胃炎病史多年。2周前90岁老母亲在自己家中不慎摔跤导致髋部骨折而住院手术,因既担心老母亲的身体又自责没有照顾好老人,食欲差,仅进食少量米饭。近1周来精神状态差,自诉全身乏力、恶心、腹胀、入睡困难,有时会莫名紧张。

6-116 初步判断这位病人可能发生了什么情况
A. 缺钙   B. 缺铁
C. 低蛋白血症   D. 贫血
E. 低钾

6-117 该病人目前存在的最主要护理问题是
A. 自理能力下降
B. 营养缺乏

C. 有跌倒风险
D. 乏力
E. 有心搏骤停的风险

6-118 该病人目前存在的最主要心理问题是
A. 焦虑   B. 抑郁
C. 紧张   D. 烦躁
E. 恐惧

6-119 在饮食方面应指导其日常多食用以下哪种食物
A. 胡萝卜   B. 小白菜
C. 香菇   D. 芋头
E. 鸡蛋

6-120 以下措施中不妥的是
A. 给予病人充分的理解和安抚
B. 给病人服用助眠药物以保证休息
C. 设身处地从病人的角度去看待问题
D. 尊重病人的感受
E. 与病人一起制订饮食改善计划

名词解释题(6-121~6-126)

6-121 个性

6-122 老年瘙痒症

6-123 膳食纤维

6-124 休息

6-125 靶心率

6-126 心肺运动试验

简述问答题(6-127~6-144)

6-127 简述老年人日常生活护理注意事项。

6-128 简述老年人对生活环境的要求。

6-129 简述使用触摸与老年人进行沟通时的注意事项。

6-130 简述与老年人进行书面沟通时的注意事项。

6-131 简述老年人的皮肤特点。

6-132 简述老年人皮肤瘙痒的常见原因。

6-133 简述老年人皮肤瘙痒的护理措施。
6-134 简述老年人衣着修饰的护理要点。
6-135 简述何谓优质蛋白质,哪些食物富含优质蛋白质。
6-136 简述老年人的饮食原则。
6-137 简述为老年人喂食时的注意事项。
6-138 简述老年人休息时的注意事项。
6-139 简述改善老年人睡眠质量的一般护理措施。
6-140 简述睡眠呼吸暂停低通气综合征(SAHS)的诊断标准。
6-141 简述 SAHS 多发于老年男性的主要原因。
6-142 简述 SAHS 的护理措施。
6-143 简述老年人活动的注意事项。
6-144 简述老年人性生活的一般指导。

综合应用题(6-145～6-147)

6-145 病人,男性,62岁。平素喜欢运动,有冠心病病史7年,2个月前因急性心肌梗死做过支架植入术,现规律服用抗凝剂等药物。今日因自我感觉身体状态良好,开始恢复运动,但出门锻炼将近40分钟时感觉有一过性胸闷、心慌,自测心率为136次/分。

请解答:
(1)病人的活动强度是否合适?如何界定?
(2)请为病人制订一份康复运动计划。

6-146 病人,76岁。半年前因一场意外事故,从高处坠落受伤后导致截瘫,腰部以下失去知觉,大小便失禁。2天前家属发现其骶尾部皮肤呈深红色,局部有小水疱,皮下可触及硬结。

请解答:
(1)病人出现了什么情况?
(2)该情况属于哪一期?
(3)该如何进行护理?

6-147 病人,女性,80岁。老伴于半年前去世,担心干扰子女生活,不愿意与子女同住。目前独居,无慢性疾病,生活能自理。近期子女感觉老人精神状态不如从前,消瘦比较明显,体重较半年前下降4 kg。故带着老人去医院,检查结果显示无器质性病变。追问老人平时的生活情况,自诉老伴去世后一个人很少外出活动,也不怎么感觉到饿,食量减少,饭菜也做得比较简单。

请解答:
(1)病人的消瘦可能与哪些因素有关?
(2)如何改善病人的营养状况?

答案与解析

选择题

A1 型单项选择题

6-1	D	6-2	E	6-3	D	6-4	C
6-5	D	6-6	C	6-7	E	6-8	C
6-9	D	6-10	C	6-11	A	6-12	B
6-13	C	6-14	C	6-15	D	6-16	A
6-17	E	6-18	E	6-19	D	6-20	A
6-21	C	6-22	C	6-23	D	6-24	C
6-25	D	6-26	B	6-27	B	6-28	D
6-29	D	6-30	C	6-31	C	6-32	B
6-33	C	6-34	A	6-35	B	6-36	A
6-37	A	6-38	E	6-39	C	6-40	C
6-41	B	6-42	E	6-43	E	6-44	A
6-45	D	6-46	E	6-47	D	6-48	E
6-49	B	6-50	B	6-51	D	6-52	B
6-53	A	6-54	C	6-55	A	6-56	C
6-57	B	6-58	C	6-59	E	6-60	C
6-61	D	6-62	C	6-63	A	6-64	B
6-65	E	6-66	E	6-67	D	6-68	E

第六章 老年人的日常生活护理

6-69　D　6-70　B　6-71　A　6-72　E
6-73　C　6-74　A

A2型单项选择题

6-75　E　6-76　A　6-77　C　6-78　C
6-79　B　6-80　D　6-81　A　6-82　B
6-83　E　6-84　B　6-85　E　6-86　A
6-87　C　6-88　B　6-89　A　6-90　B
6-91　C　6-92　E　6-93　E　6-94　A
6-95　C　6-96　D　6-97　B　6-98　D
6-99　E　6-100　D　6-101　C　6-102　E

A3型单项选择题

6-103　D　6-104　E　6-105　A　6-106　C
6-107　E　6-108　B　6-109　A　6-110　D
6-111　A　6-112　E

A4型单项选择题

6-113　D　6-114　A　6-115　C　6-116　E
6-117　D　6-118　A　6-119　C　6-120　B

部分选择题解析

6-9 解析：因老年人腿部力量衰减，不宜使用蹲厕，坐便器的高度应能使老年人坐着时膝关节接近90°，两足底能完全着地，通常与床的高度一致，以52～57 cm为宜。

6-13 解析：在与使用轮椅的老人进行沟通时，为了体现平等和尊重，保持双方眼睛在同一水平线上，应该在老人旁边坐下来或蹲着，不能俯身或者利用轮椅支撑身体来沟通。

6-22 解析：对于需要使用药效化妆品时，首先应以老年人皮肤不产生过敏反应为前提，其次再考虑治疗效果。

6-29 解析：老年人足部肌肉因老化而发生萎缩，如鞋底太薄、太硬，行走时会硌得足疼；如鞋底太平，无法为足弓提供足够的支撑，容易使足部产生疲劳感。因此在为老年人选择鞋子时，应选择鞋底有一定厚度、后跟略有高度的鞋，以减轻足弓压力。

6-38 解析：大量补充膳食纤维，可能会导致以下危害：①发生低血糖反应；②降低蛋白质的消化吸收率；③在延缓糖和脂类吸收的同时，也在一定程度上阻碍部分常量和微量元素的吸收，特别是钙、铁、锌等元素；④可能使糖尿病病人的胃肠道"不堪重负"。因此，在补充膳食纤维时，应注意不要矫枉过正。

6-43 解析：2019年6月11日，卫生行业标准《食物血糖生成指数测定方法》(WS/T 652-2019)发布。血糖生成指数(glycemic index, GI)是衡量食物引起餐后血糖反应的一项指标，表示在进食后2小时内，含有50 g有价值的碳水化合物的食物和相当量的葡萄糖分别引发的血糖应答水平的百分比。一般认为，GI<55为低GI食物，55～75为中等GI食物，>75为高GI食物。巧克力的GI为49，属于低GI食物。

6-54 解析：老年人睡眠特点主要表现为睡眠时间改变和睡眠结构的变化，常出现早睡、早醒、中途觉醒多的睡眠现象。睡眠时间在昼夜之间重新分配，夜间睡眠减少，白天瞌睡增多。60～80岁健康老年人就寝时间平均为7.5～8小时，但睡眠时间平均为6～6.5小时；觉醒次数及时间增加，睡眠潜伏期延长，总睡眠时间及睡眠效率降低。Ⅰ期睡眠（极浅睡眠）时间延长，而Ⅲ、Ⅳ期睡眠（深睡眠）随增龄而缩短，60岁以上老年人的慢波睡眠占总睡眠时间的10%以下，75岁以上老年人的非快速眼动期及Ⅳ期睡眠基本消失。

6-55 解析：帮助老年人养成良好的睡眠习惯，提倡养成规律睡眠、早睡早起、中午小憩的习惯，但是对于已经养成的特殊睡眠习惯，不能强迫立即纠正，需要进行耐心解释并给予诱导，使老年人的睡眠时间尽量正常化。

6-58 解析：睡眠呼吸暂停低通气综合征(sleep apnea hypopnea syndrom, SAHS)是一种睡眠期疾病，其诊断标准为：临床上有典型的夜间睡眠时打鼾及呼吸不规律、白天嗜睡等症状，多导睡眠图监测显示夜间睡眠呼吸暂停低通气指数(apnea hypopnea index, AHI)≥5次/小时，或白天无症状但 AHI≥10 次/小时,同时发生 1 个或以上重要脏器损害。

6－66 解析: 运动时的心率可反映机体的摄氧量,而摄氧量又是机体对运动量负荷耐受程度的一个指标,因而可通过观测心率变化来控制运动量。目标心率或有效心率(target heart rate,THR)是运动中能获得最佳效果并确保安全的心率。一般认为,老年人在运动中应达到的 THR 范围应是本人最高心率(maximum heart rate,MHR)的 60%～80%,即(220－年龄)×60%所得数值为下限、(220－年龄)×80%为上限。

6－67 解析: 主观用力计分(rating of perceived exertion,RPE)表是根据运动过程中自我感觉劳累程度来衡量运动水平的半定量指标,分 6～20 级,表示不同的疲劳程度。老年人可以在 THR 范围内运动,根据身体主观感觉对照 RPE 表,找到适合自己的等级。一般来说,老年人运动时的 RPE 应控制在 12～13 级内(此时的心率相当于 MHR 的 70%)。

6－77 解析: 老年人的座椅高度应能使老年人的膝关节与椅子的角度接近直角,两足底能完全着地;同时,股骨头置换术后的坐位更是要求腿部与躯干的夹角不能＜90°,因此不能坐太矮的椅子或沙发。

6－87 解析: 预防老年人压力性损伤护理措施中关于体位的安置要求:长期卧床的老年人,使用 30°倾斜侧卧位(右侧、仰卧、左侧可交替进行),以增加身体与床面接触面积,减轻骨隆突处的压力,并使用体位垫或枕头等支撑物来保持正确的体位;除非病情需要,避免长时间床头抬高＞30°,以免身体下滑形成剪切力。

6－93 解析: 镇静剂或安眠药虽然可以帮助睡眠,但是有许多不良反应,因此应尽量避免选用药物助眠。必要时在医生指导下根据具体情况选择合适的药物。

名词解释题

6－121 个性是指每个人所具有个别的生活行为和社会关系,以及与经历有关的自我意识。

6－122 老年瘙痒症是指发生于老年人的、任何原因引起的超过 6 周的慢性瘙痒。瘙痒是老年人的常见主诉,常因皮肤干燥引起。

6－123 膳食纤维是碳水化合物中不能被人体消化酶所分解的多糖类物质,存在于谷、薯、豆、蔬果类等食物中。膳食纤维可有效改善肠道功能、降低血糖和胆固醇、控制体重和减肥、预防结肠癌等恶性肿瘤。

6－124 休息是指使身体放松,处于良好的心理状态,以恢复精力和体力的过程。

6－125 靶心率(target heart rate,THR)是运动中能获得最佳效果并确保安全的心率,又称为目标心率或有效心率。

6－126 心肺运动试验(cardiopulmonary exercise test,CPET)是将静态肺功能、运动心电图以及心肺储备能力结合在一起,对心肺功能及运动耐力进行综合评价的一种检查方法。

简述问答题

6－127 老年人日常生活护理注意事项:①鼓励老年人充分发挥自理能力。要对老年人进行全面评估,特别要同时关注其丧失的功能和残存的功能,鼓励老年人最大限度地发挥残存功能,尽可能使其基本的日常生活能够自理,充分调动老年人的主动性,尽量让老年人作为一个独立自主的个体参与家庭和社会生活,满足老年人生理和精神的需要。②注意保护老年人安全。老年人往往存在不服老和不愿意麻烦他人的心理,为此要进行有效的健康指导,使老年人正确了解并承认自身的健康状况和能力,对于可能出现的危险因素如跌倒、坠床、烫伤、用电安全等多提醒注意,并采取有效防范措施。③尊重老年人的个性和隐私。由于老年人从生活经历而来的自我意识较强,要尊重老年人的本性和个性,关怀其人格和尊严。为老年人提供一个适当的独立空间,因地制宜地采取一些措施以保护老年人的隐私。

6－128 老年人对生活环境的要求:老年人的

生活环境主要包括居住的周围环境和室内环境,要求安全、便利、整洁、健康。周边环境应方便老年人活动和生活。室内环境包括温度、相对湿度、采光、通风和床单位的设置等,尽可能让老年人感到舒适的同时保证安全。

6-129 使用触摸与老年人进行沟通的过程中要注意以下事项:①尊重老年人的尊严与其社会文化背景,如涉及老年人隐私时应事先得到其允许。②渐进地开始触摸并持续观察其反应,如从单手到双手相握,距离渐渐拉近;触摸过程中要观察老年人面部表情和被触摸部位是松弛还是紧绷;身体姿势是退缩还是前倾等。③选择适宜的触摸部位,最易被老年人接受的部位是手,头部一般不宜触摸。④事先确定老年人知道触摸者的存在,尽量选择从老年人功能良好的一侧肢体开始接触,绝对不要突然从背后或暗侧给予触摸。⑤注意保护老年人易脆破的皮肤,尤其是避免使用拉扯等动作。⑥对老年人的触摸予以正确的反应,学习适当地接受老年人用触摸头发、手臂或脸颊来表达谢意。

6-130 在与老年人进行书面沟通时要注意以下事项:①选择较大的字号,且注意文字颜色应与背景色对比度较高;②对关键的词句应加以强调和重点说明,可以选用不同的字体、颜色等;③用词通俗易懂,尽可能避免专业术语;④运用简明的表格或图片来解释必要的过程;⑤合理运用小标签、小卡片、提示板等,将每日健康流程中需要做的事情记在上面,起到提醒作用,以防记错或遗忘。

6-131 老年人的皮肤特点:经过长年的外界刺激,皮肤开始逐渐老化,老年人的面部皮肤出现皱纹、松弛和变薄,下眼睑出现所谓的"眼袋"。皮脂腺组织萎缩、功能减弱,导致皮肤变得干燥、粗糙。皮肤触觉、痛觉和温觉的浅感觉功能也减弱,表面的敏感性降低。对不良刺激的防御能力减弱,免疫系统损害也伴随老化而来,以致老年人的皮肤抵抗力全面降低。

6-132 老年人皮肤瘙痒的常见原因:①局部皮肤病变。最常见的是老年人的皮脂腺及汗腺

分泌功能减退而引起的皮肤干燥,常见的加重诱因包括气温变化、毛衣刺激、过频洗澡及洗澡水太热等。此外,还可见于多种皮疹、重力性皮炎、急性剥脱性皮炎等病症。②全身性疾病。慢性肾衰竭或功能减退病人中有80%~90%伴有瘙痒;肝胆疾病引起胆汁淤积时可在黄疸出现前或伴黄疸同时出现瘙痒;真性红细胞增多症、淋巴瘤等在引起瘙痒的同时伴有血液系统的异常表现;甲状腺功能低下、糖尿病、药物过敏等均可引起全身瘙痒。③其他因素。选用碱性洗涤剂洗澡或洗涤衣物,内衣过紧或使用化纤类等材质,喜食辛辣、海鲜类食物,有心理问题等。

6-133 老年人皮肤瘙痒的护理措施:①一般护理。选择合适的洗澡频次,洗澡水不宜过热;忌用碱性肥皂;适当使用护肤品以保持皮肤湿润;避免非棉织物直接接触皮肤;饮食宜清淡,少吃辛辣刺激性食物,忌烟酒、浓茶及咖啡。②对因处理。根据瘙痒的病因逐个检查筛排,并对因治疗。③对症处理。遵医嘱使用低浓度类固醇霜剂涂擦患处,适当使用抗组胺类药物及温和的镇静剂,可减轻瘙痒,防止皮肤继发性损害。④心理护理。找出可能的心理因素并加以疏导,或针对瘙痒引起的心理异常进行开导。

6-134 老年人衣着修饰的护理要点:老年人的服装选择必须首选实用性,款式设计应符合宽松舒适、柔软轻便、容易穿脱、利于活动和变换体位的要求。具体要求:①在服装面料的选择上,寒冷季节需特别注意衣着的保暖性,还要考虑面料对皮肤的刺激等因素,内衣以纯棉织品为好。②在衣服款式的选择上,上衣可选前开襟,尽量避免圆领套头,便于穿脱;减少纽扣的使用,必须用纽扣时不宜过小,方便老年人自行系扣。注意安全性,衣服尽量合身,不能过紧,更不能压迫胸部;避免穿过长的裙子或裤子以免绊倒,做饭时的衣服应避免袖口过宽,以防着火。兼顾老年人衣着的社会性,适合老年人的个性、年龄及社会活动需求等。④鞋子的选择首先大小要合适;其次应注意避免鞋底太薄、

太硬、太平,应选择鞋底有一定厚度、后跟略有高度的鞋;最后鞋子要有防滑功能,以免发生跌倒。

6-135 食物蛋白质的氨基酸越接近人体蛋白质的氨基酸,这种蛋白质越容易被人体吸收利用,称为优质蛋白质,如鱼、瘦肉、牛奶、蛋类、豆类及豆制品中的蛋白质。一般说来,动物性食品,如瘦肉、奶、蛋、鱼中的蛋白质都含有8种必需氨基酸,数量也比较多,各种氨基酸的比例恰当,生物特性与人体接近,即与人体蛋白质构造很相似,容易被人体消化吸收。植物性食物中大豆、芝麻和葵花籽中的蛋白质为优质蛋白质。

6-136 老年人的饮食原则:①平衡膳食。应保持营养的平衡,适当限制能量的摄入,保证足够的优质蛋白、低脂肪、低糖、低盐、高维生素和适量的含钙、铁食物。②饮食易于消化吸收。食物应细、软、松,既给老年人牙齿咀嚼锻炼的机会,又便于消化。③食物温度要适宜。饮食宜温偏热,两餐之间或入睡前可用温热饮料,以解除疲劳、温暖身体,有利于睡眠。④良好的饮食习惯。少吃多餐,即使正餐也要控制在七八分饱。膳食搭配以素食为主,口味宜清淡。膳食内容不宜过快改变,要照顾到个人爱好。老年人对低血糖的耐受能力不强,容易饥饿,在两餐之间可适当增加点心。晚餐不宜过饱,以免影响消化和睡眠。

6-137 为老年人喂食时的注意事项:喂食的整个过程要保证老年人的头颈部处于自然前倾位。根据老年人的进食习惯、次序与方法等耐心喂食。每次喂食适量(约1/3汤匙)、速度适中、温度适宜(以38~40℃为宜),以便咀嚼和吞服。饭和菜、固体和液体食物应轮流喂食;根据老年人情况调整喂食到口腔的不同部位,如老年人存在右侧面瘫,则从左边进食;对于频繁发作呛咳的老年人,可用汤匙将少量食物送到舌根部,减少鼻腔反流和误吸的危险。喂汤时,饭勺从唇边送入,不要从正中直入,以免呛咳。发生呛咳时宜暂停进餐,待呼吸完全稳定后再喂食。

6-138 老年人相对需要较多的休息,注意事项如下:①注意休息质量。有效的休息应满足3个基本条件,即充足的睡眠、心理的放松、生理的舒适。简单的卧床限制活动并不能保证休息。②卧床时间过久会导致运动系统功能障碍,甚至出现压疮、静脉血栓、坠积性肺炎等并发症,对于长期卧床的老年人特别要注意落实对应的防范措施。③改变体位时,要注意预防直立性低血压或跌倒等意外的发生,如起床时遵循"3个10秒"等。④看书、读报、上网等可以作为休息形式,但要注意时间、距离、角度等保持在一个合适的范围。

6-139 日常生活中可采取以下措施改善老年人的睡眠质量:①对老人进行全面评估,找出其睡眠质量下降的原因进行对因处理。②营造舒适睡眠环境,调节卧室光线和温度,床褥干净整洁,环境安静。③帮助老人养成良好睡眠习惯,提倡养成规律睡眠、早睡早起、午睡的习惯。对于已经养成的特殊睡眠习惯,不予强迫立即纠正,多解释并诱导,白天睡眠时间尽量控制在1小时左右。④晚餐避免过饱,睡前不饮用咖啡、酒、浓茶或大量水,睡前提醒老人如厕。⑤注意情绪对老人睡眠的影响,有些问题和事情不宜晚间告诉老人。⑥向老人宣传规律锻炼的重要性,指导其坚持参加力所能及的日间户外活动。⑦尽量避免使用药物帮助入睡,必要时可在医生指导下选择合适的药物。

6-140 睡眠呼吸暂停低通气综合征(SAHS)是一种睡眠性疾病,其诊断标准为:临床上有典型的夜间睡眠时打鼾及呼吸不规律、白天嗜睡等症状,多导睡眠图(PSG)监测显示夜间 AHI≥5次/小时,或虽然白天无症状但 AHI≥10次/小时,同时发生1个或以上重要脏器损害。

6-141 SAHS多发于老年男性的主要原因有:①老年人大多有上呼吸道脂肪堆积,睡眠时咽部肌肉松弛,咽部活动减少,使上呼吸道狭窄或接近闭塞,从而出现呼吸暂停。②老年人中枢神经系统调节功能减退,化学感受器对低氧和高碳酸血症的敏感性降低,中枢神经系统对呼吸肌的支配能力下降,以及呼吸肌无力等导致容易发生 SAHS。

6-142　SAHS 的护理措施:①一般护理。老年人尤其是肥胖者应增加活动、控制饮食;平时养成侧卧睡眠习惯;睡前必须避免饮酒和服用镇静、安眠药;戒烟戒酒。②积极治疗有关疾病,如肥胖症、扁桃体肥大等。③上呼吸道通畅、呼吸道软骨和下颌骨无异常者可选用低流量吸氧 2～3 L/min,而呼吸道阻塞者可选用呼气末持续正压通气。④根据情况指导选用合适的医疗器械装置。⑤根据情况选用合适的药物,病情严重者可选择手术治疗。

6-143　老年人活动的注意事项:①正确选择。可以根据老年人自己的年龄、体质、身心状况、场地条件等,选择适当的运动项目。制订锻炼计划时应注意老年人的兴趣爱好并考虑其能力,制订锻炼目标时必须考虑老人对自己的期望,以便老人能够坚持。②循序渐进。机体对运动有一个逐步适应的过程,应先选择相对容易开展的活动项目,然后再逐渐增加运动的量、时间和频率。每次给予新的活动内容时应评估老人对该活动项目的耐受性。③持之以恒。通过锻炼增强体质、防治疾病,是一个逐步积累的过程,在取得疗效后仍需要坚持锻炼,以保持和加强效果。④运动时间。以每周 3～4 次,每次 30 分钟左右为宜。饭后不宜立即运动,以免影响消化。⑤运动场地与气候。尽可能选择空气新鲜、安静清幽的公园、庭院、湖滨等地。注意气候变化,夏季户外运动要防止中暑,冬季要防滑倒和感冒,雾霾天气不宜室外活动。⑥其他。如年老体弱、患有多种慢性病或平时有气喘、心慌、胸闷等不适者,应遵医嘱进行运动,以免发生意外。患有急性疾病、心绞痛或呼吸困难、情绪激动等情况时应暂停锻炼。

6-144　老年人性生活的一般指导:①树立正确的性观念。个体化的健康教育,帮助老年人克服传统文化和社会舆论对性的偏见,将性生活当作有利于健康的一种正常生理需要来看待。②鼓励伴侣间的沟通。鼓励和促进老年人与其配偶或性伴侣间的沟通,彼此间坦诚相待,相互理解和信任。③提倡外观的修饰。除了适当的营养休息以保持良好的精神,在服装、发型上应注意性别角色的区分,有条件时鼓励依个人的喜好或习惯做适当修饰。④营造合适的环境。除温度、相对湿度适宜外,基本的环境要求应具有隐私性及自我控制的条件;时间上应充裕。⑤多方式性满足。对于老年人来说,一些浅层的性接触,如彼此间的抚摸、拥抱等行为,也可以使其获得性满足。⑥其他。如在时间的选择上以休息后为佳。

综合应用题

6-145　(1)单纯结合病人的年龄,通常活动时的最适宜心率应为 170-年龄=108 次/分,最大心率应为(220-62)×80%=126 次/分,而病人的心率已经超出 62 岁健康老年人的最大心率,达到 136 次/分;而且对于支架植入术后刚恢复运动的病人,首次运动的时间超过了一般人运动的 30 分钟,因此他的活动强度太大。

(2)应全面综合评估病人的病情,急性发病期需要绝对卧床休息至少 24 小时,之后根据病情适当进行床上活动、床边活动。出院后,3 个月内避免做剧烈的体育运动,可以选择散步、打太极拳等;3 个月之后可以逐渐增加运动量,但仍需要避免剧烈运动。运动量宜控制在较静息心率增加 20 次/分左右,同时没有不适,自我感觉能耐受、不费力。其间一旦发生胸闷、胸痛、呼吸困难等异常情况时必须立即停止所有活动,并寻求医疗救助。

6-146　(1)根据病人的临床表现,可以判断病人的骶尾部发生了压力性损伤。

(2)该情况属于压力性损伤 2 级,炎性浸润期。

(3)护理要点:①最先要落实的措施是局部减压,避免骶尾部继续受压。局部护理原则为保护皮肤,预防感染。对未破的小水疱减少摩擦,防止破裂;大水疱可以用无菌注射器抽出疱内液体,贴上新型敷料。②改善全身营养,给予富含蛋白质、维生素和微量元素的食物。③积极防治并发症,如感染。④加强对家属的健康指导,定时给患者变换体位,借助软枕、靠垫等辅助物保护易受压部位。⑤保持皮肤清洁,及时清理大小便。

6-147 (1)病人的消瘦可能与以下因素有关:老年人的味觉功能下降,尤其是苦味和咸味功能显著丧失,同时多伴有嗅觉功能低下,不能或很难嗅到食物的香味;对食物的消化吸收功能下降,肠蠕动减慢,容易引起腹胀感、食欲缺乏等,影响老人对饮食的摄取;独居老人单独进餐会影响食欲。

(2)结合病人的身体状况,采取少食多餐的饮食方式较为合适,保证摄入足够的优质蛋白质、低脂肪、低糖、低盐、高维生素和适量的含钙、含铁食物,保持营养平衡;为其制订活动计划,督促实施;平时烹调时注意采用醋、姜、蒜等调料来调味以刺激食欲;尽量创造让病人和家人一起进餐的机会,还可以请保姆或护工为其准备饮食。

(叶钰芳)

第七章

老年人的安全用药与护理

选择题(7-1~7-48)

A1 型单项选择题(7-1~7-14)

7-1 老年人常见药物不良反应不包括
 A. 精神症状
 B. 直立性低血压
 C. 眩晕、头痛、恶心和共济失调
 D. 尿潴留
 E. 药物在胃中的吸收减少影响药效

7-2 为提高老年人的服药依从性,行为干预措施不包括下列哪项
 A. 要求老年人记服药日记、病情自我观察记录等
 B. 当老年人服药依从性好时及时给予肯定,依从性差时当即给予批评
 C. 将老年人的服药行为与日常生活习惯联系起来
 D. 弱化行为
 E. 设置闹钟提醒服药时间

7-3 加强药物治疗的健康指导不包括下列哪项
 A. 加强老年人用药的解释工作
 B. 鼓励老年人首选药物性措施
 C. 失眠、便秘和疼痛等,应先采用非药物性措施解决问题
 D. 指导老年人不随意购买及服用药物
 E. 加强家属的安全用药知识教育,防止发生用药不当造成的意外

7-4 老年人的用药原则除外下列哪项
 A. 受益原则
 B. 执行 5 种药物原则
 C. 小剂量原则
 D. 择时原则
 E. 加强药物护理

7-5 老年人使用下列哪种药物不易引起直立性低血压
 A. 降压药
 B. 三环抗抑郁药
 C. 利尿剂
 D. 血管扩张药
 E. 氨基糖苷类抗生素

7-6* 中国药典规定老年人用药量为成人量的
 A. 3/4　　　　　B. 1/4
 C. 2/4　　　　　D. 1/3
 E. 2/3

7-7 有关提高病人服药依从性的行为治疗措施,以下错误的是
 A. 行为监测　　B. 刺激
 C. 控制　　　　D. 强化行为
 E. 弱化行为

7-8 有关老年药效学改变的特点,下列叙述中错误的是
 A. 对大多数药物的敏感性增高
 B. 对大多数药物的作用减弱
 C. 药物耐受性下降
 D. 药物不良反应发生率增加
 E. 用药依从性降低

7-9 有关老年人最佳用药时间,下列叙述中错误的是
 A. 优降糖、糖适平在饭前半小时用药

B. 二甲双胍应在饭后用药
C. 拜糖平与食物同服
D. 治疗变异型心绞痛主张饭后用长效钙通道阻滞剂
E. 治疗杓型高血压病应在早晨服用长效降压药

7-10 老年人在用药期间，一旦出现新的症状，最简单、有效的干预措施是
A. 增加药物剂量
B. 减少药物剂量
C. 暂停用药
D. 密切观察新症状
E. 调整用药时间

7-11 下列有关加强老年人药物治疗的健康指导中错误的是
A. 加强老年人用药的解释工作
B. 鼓励老年人首选非药物性措施
C. 指导老年人不随意购买及服用药物
D. 告诉老年人一旦发现忘记服药，应及时补服
E. 加强老年人家属的安全用药知识教育

7-12 药品不良反应监测专业机构的人员应由
A. 医学技术人员担任
B. 药学技术人员担
C. 有关专业技术人员担任
D. 护理技术人员担任
E. 医学、药学及有关专业的技术人员组成

7-13 世界卫生组织对药物不良反应的定义是
A. 在预防、诊断、治疗疾病或调节生理功能过程中，人接受高于正常剂量的药物时出现的有伤害的和与用药目的无关的反应
B. 在预防、诊断、治疗疾病或调节生理功能过程中，药物尚未达到正常剂量时出现的任何有伤害的和与用药

目的无关的反应
C. 在预防、诊断、治疗疾病或调节生理功能过程中，药物出现的各种有伤害的和与用药目的无关的反应
D. 在预防、诊断、治疗疾病或调节生理功能过程中，人接受正常剂量的药物时出现的任何有伤害的和与用药目的无关的反应
E. 在预防、诊断、治疗疾病或调节生理功能过程中，同时服用多种药物时出现的任何有伤害的和与用药目的无关的反应

7-14 下列指导老年人保管药物的方法中不妥的是
A. 定期整理药柜
B. 暂时不用的药及时丢弃
C. 内服药物与外用药物分开放置
D. 怕热药应置于冰箱冷藏
E. 所有药物的标签、说明书都要随药放好

✎ A2型单项选择题(7-15~7-32)

7-15 糖尿病病人应用胰岛素治疗，此作用属于
A. 补充治疗   B. 对症治疗
C. 对因治疗   D. 安慰治疗
E. 以上都不对

7-16 病人，女性，62岁。患胃溃疡数年，近来病情加剧，且伴有反酸，医嘱给予抗酸药氢氧化铝口服以中和胃酸。这种药物作用属于
A. 选择作用   B. 局部作用
C. 吸收作用   D. 预防作用
E. 对因治疗

7-17* 病人，男性，73岁。患冠心病，近期心绞痛频发，医生给予硝酸甘油，并特别嘱其要舌下含服，而不采用口服。这是因为
A. 可使毒性反应降低

B. 防止产生耐受性
C. 可使不良反应减小
D. 避开首关消除
E. 防止耐药性产生

7-18 病人,男性,66岁。心慌、气短、呼吸困难,心率120次/分,口唇发绀,颈静脉怒张,肝、脾大,下肢水肿,给予地高辛0.25 mg/d 治疗。已知地高辛的半衰期为1.5天,口服吸收率为90%,估计病人约需经多长时间上述症状可以得到改善
A. 3天 B. 4天
C. 7天 D. 10天
E. 14天

7-19 病人,女性,68岁。患慢性心功能不全,医嘱为地高辛每日 0.25 mg 口服,并嘱其连续用药期间须选用同一药厂、同一剂型,最好为同一批号的产品。这是因为
A. 生物利用度相对稳定,可确保疗效,又不致中毒
B. 利益驱动有关
C. 为厂家推销产品
D. 更换其他药厂的产品无效
E. 医生用药习惯

7-20 病人,女性,65岁。因急性阑尾炎行阑尾切除术,术后出现排尿困难。应选用下列哪种药物治疗
A. 呋塞米 B. 新斯的明
C. 毛果芸香碱 D. 阿托品
E. 毒扁豆碱

7-21 病人,男性,65岁。直肠癌手术后发生尿潴留,诊断为膀胱麻痹。可选用
A. 卡巴胆碱 B. 乙酰胆碱
C. 毛果芸香碱 D. 新斯的明
E. 毒扁豆碱

7-22 病人,女性,56岁。患支气管哮喘多年,近来天气转冷,气温骤降,病人可选用预防哮喘的药物是

A. 异丙肾上腺素 B. 普萘洛尔
C. 麻黄碱 D. 间羟胺
E. 肾上腺素

7-23 病人,男性,68岁。由于急性阑尾炎住院,行阑尾切除手术,手术中由于麻醉过度导致病人血压偏低,为95/50 mmHg。可使用的药物是
A. 肾上腺素 B. 阿托品
C. 麻黄碱 D. 异丙肾上腺素
E. 去甲肾上腺素

7-24 病人,男性,70岁。因剧烈眼痛、头痛被诊断为青光眼。可用下列哪种药物进行治疗
A. 酚妥拉明 B. 普萘洛尔
C. 噻吗洛尔 D. 拉贝洛尔
E. 美托洛尔

7-25 病人,女性,66岁。患焦虑失眠症伴腰肌劳损、肌强直等。应选择下列何药治疗
A. 苯巴比妥 B. 司可巴比妥
C. 硫喷妥钠 D. 水合氯醛
E. 地西泮

7-26* 病人,男性,66岁。患顽固失眠症伴焦虑,长期服用地西泮,开始每晚服 5 mg 即可入睡,半年后每晚服 10 mg 仍不能入睡。这是因为机体对药物产生了
A. 耐受性 B. 成瘾性
C. 继发反应 D. 不良反应
E. 毒性反应

7-27 病人,男性,68岁。近年逐渐出现四肢震颤,双手呈"搓药丸样"动作,面部缺乏表情,动作缓慢,走路呈"慌张步态",被动运动时肢体齿轮样肌张力增高。需用下列何种药物治疗
A. 新斯的明 B. 左旋多巴
C. 苯妥英钠 D. 卡马西平
E. 多巴胺

7-28 病人,男性,66岁。退休工人。近来出现情感低落、思维迟缓、意志活动减退、

睡眠障碍,常闭门独居、疏远亲友、回避社交,偶有自杀念头。应选用下列何药治疗
A. 氯丙嗪　　　　　B. 氟哌啶醇
C. 五氟利多　　　　D. 碳酸锂
E. 丙米嗪

7-29 病人,女性,53 岁。患风湿性心脏病20年,加重3天。查体:全身严重水肿,心功能不全Ⅲ度。给予下列哪种药物可减轻水肿,缓解心功能不全
A. 20%甘露醇　　　B. 50%葡萄糖
C. 呋塞米　　　　　D. 氢氯噻嗪
E. 螺内酯

7-30* 病人,男性,66 岁。因偏瘫、失语入院,诊断为脑梗死。为降低颅内压,减轻脑水肿,应首选下列哪种药物静脉滴注
A. 20%甘露醇　　　B. 速尿
C. 50%葡萄糖　　　D. 硝酸甘油
E. 低分子右旋糖酐

7-31 病人,男性,72岁。高血压伴心绞痛及哮喘,并出现肾功能不全。下列哪种药物最适合用于治疗
A. 卡托普利　　　　B. 普萘洛尔
C. 硝苯地平　　　　D. 氢氯噻嗪
E. 哌唑嗪

7-32 病人,男性,60岁。高血压病多年,现出现充血性心力衰竭。为了即缓解症状又能逆转心肌肥厚,提高生活质量,治疗最好选择下列哪种药物作为基础用药
A. 地高辛　　　　　B. 哌唑嗪
C. 氢氯噻嗪　　　　D. 硝酸甘油
E. 卡托普利

✎ A3型单项选择题(7-33~7-40)
(7-33~7-35 共用题干)
病人,男性,66 岁。患高血压病,伴有高脂血症和前列腺肥大,拟使用哌唑嗪合用利尿药治疗。

7-33* 哌唑嗪的作用是
A. 阻断α受体
B. 阻断β受体
C. 阻断α、β受体
D. 阻断M受体
E. 阻断N受体

7-34* 首次用药可出现
A. 首关消除　　　B. 首剂现象
C. 心动过缓　　　D. 刺激性干咳
E. 精神抑郁

7-35* 首次服用最适宜的时间是
A. 饭前　　　　　B. 饭后
C. 上午　　　　　D. 下午
E. 睡前

(7-36~7-37 共用题干)
病人,女性,60 岁。近日因在家中打扫卫生,感到身体疲劳、阵发性心率加快。诊断为阵发性室上性心动过速。

7-36 首选治疗药物是
A. 胺碘酮　　　　B. 维拉帕米
C. 奎尼丁　　　　D. 利多卡因
E. 普鲁卡因胺

7-37 此首选治疗药物属于哪类抗心律失常药
A. Ⅰ类　　　　　B. Ⅱ类
C. Ⅲ类　　　　　D. Ⅳ类
E. 其他类

(7-38~7-40 共用题干)
病人,女性,65 岁。患风湿性心脏病多年,近日出现心房颤动伴有心功能不全,采用地高辛治疗。

7-38 使用地高辛治疗心力衰竭的药理学依据是
A. 减慢心率作用
B. 降低耗氧作用
C. 加强心肌收缩力
D. 增加心肌供氧作用
E. 减慢房室传导作用

7-39 地高辛还对下列哪种原因导致的心力

衰竭效果显著
- A. 贫血引起的心力衰竭
- B. 高血压引起的心力衰竭
- C. 甲状腺功能亢进引起的心力衰竭
- D. 缩窄性心包炎引起的心力衰竭
- E. 严重二尖瓣狭窄引起的心力衰竭

7-40 地高辛中毒最常见的早期症状是
- A. 窦性心动过缓
- B. 房室传导阻滞
- C. 室性心动过速
- D. 胃肠道反应
- E. 头痛、耳鸣

A4型单项选择题(7-41～7-48)

(7-41～7-42 共用题干)

病人，男性，60岁。患高血压病多年，现出现充血性心力衰竭，为了缓解心功能不全症状并逆转心肌肥厚，提高生活质量

7-41 治疗最好选择下列哪种药物为基础用药
- A. 地高辛   B. 哌唑嗪
- C. 氢氯噻嗪 D. 硝酸甘油
- E. 卡托普利

7-42 该药常见的不良反应是
- A. 首剂现象   B. 心动过缓
- C. 踝关节水肿 D. 刺激性干咳
- E. 支气管哮喘

(7-43～7-46 共用题干)

病人，男性，66岁。头晕、头痛、胸闷半月余，近日突发心前区阵发性疼痛并向左肩放射。体格检查：心率110次/分，心律齐，血压140/95 mmHg，双肺(一)，其他(一)。心电图检查：心肌缺血。诊断为心绞痛急性发作。

7-43 该病人在急性发作时宜选用
- A. 普萘洛尔
- B. 硝苯地平
- C. 硝酸异山梨酯
- D. 单硝酸异山梨酯
- E. 硝酸甘油

7-44 最佳的给药方法为
- A. 吸入   B. 舌下含服
- C. 静脉给药 D. 口服
- E. 贴皮给药

7-45 该药与下列哪种药物联合应用可取长补短，提高疗效
- A. 硝苯地平 B. 普萘洛尔
- C. 肼屈嗪   D. 硝普钠
- E. 卡托普利

7-46 下列对该病人的用药指导，哪项不妥
- A. 药物要随身携带，注意有效期
- B. 药物应贮存于无色玻璃瓶内
- C. 舌下含化时，有灼热、舌麻等刺激感说明药物有效
- D. 长期用药，不宜突然停药
- E. 用药期间应注意血压及心率的变化

(7-47～7-48 共用题干)

病人，男性，68岁。因发作性呼气性呼吸困难1小时入院，既往有类似病史。查体：呼吸20次/分，两肺可闻哮鸣音，心率80次/分。诊断为急性支气管哮喘。

7-47 应选用下列何种药物
- A. 色甘酸钠 B. 地塞米松
- C. 氨茶碱   D. 抗生素
- E. 扎鲁司特

7-48 在应用该药治疗时，应注意用药护理，下列哪项是错误的
- A. 稀释后缓慢静脉注射
- B. 口服，饭后用药
- C. 可产生中枢抑制
- D. 呈强碱性，局部刺激作用强
- E. 剂量过大或注射速度过快可引起心律失常

名词解释题(7-49～7-62)

7-49 药理学
7-50 用药护理
7-51 治疗量

7-52 受体激动剂
7-53 对症治疗
7-54 精神药品
7-55 配伍禁忌
7-56 水杨酸反应
7-57 首剂现象
7-58 平喘药
7-59 二重感染
7-60 交叉耐药性
7-61 毒性反应
7-62 极量

简述问答题(7-63~7-71)

7-63 简述护士在临床用药中的职责。
7-64 根据药物与受体结合后呈现的效应不同,药物可分为哪几类?
7-65 何为药物作用的选择性?选择性有何意义?
7-66 简述药物半衰期在临床护理用药中的意义。
7-67 简述去甲肾上腺素的临床应用、注意事项。
7-68 为什么呋塞米用于治疗急性肺水肿?
7-69 简述常用抗高血压药物(一线降压药)的种类,各举一例。
7-70 试述强心苷类药物中毒的临床表现及防治措施。
7-71 试述硝酸甘油的用药护理。

综合应用题(7-72~7-74)

7-72 病人,男性,75岁。患有帕金森病,常规服用左旋多巴,近期食欲缺乏,伴有恶心。医生给予左旋多巴和维生素B_6每天3次合用。

请解答:这样的处方是否合理?为什么?

7-73 病人,男性,53岁。3个月前曾发生急性心肌梗死,经治疗后基本好转,已2周未用药。今晚突发剧咳而憋醒,不能平卧。且咳出粉红色泡沫样痰,病人烦躁、大汗淋漓。体格检查:心率120次/分,呼吸38次/分,血压160/94 mmHg,两肺可闻及密集小水泡音。该病人被诊断为心源性哮喘。

请解答:
(1) 该病人的临床治疗措施是什么?
(2) 可选用什么药物?

7-74 病人,女性,70岁。因胃痛、头晕1个月余入院。该病人2个月前因风湿性关节炎服用阿司匹林,服用后关节症状好转,但出现胃痛、头晕现象。体格检查:血压90/60 mmHg,呼吸20次/分,神清,精神较差,面色苍白。血常规示小细胞低色素性贫血。诊断为缺铁性贫血。

请解答:
(1) 该病人为何会出现胃痛、贫血?
(2) 如该病人继续使用阿司匹林,护士该如何处理?
(3) 该药还可能引起哪些不良反应?

答案与解析

选择题

A1型单项选择题

7-1	E	7-2	D	7-3	B	7-4	E
7-5	E	7-6	A	7-7	E	7-8	B
7-9	D	7-10	C	7-11	D	7-12	E
7-13	D	7-14	B				

A2型单项选择题

7-15	A	7-16	B	7-17	D	7-18	C
7-19	A	7-20	B	7-21	D	7-22	C
7-23	C	7-24	C	7-25	E	7-26	A

第七章 老年人的安全用药与护理

7-27 B　7-28 E　7-29 C　7-30 A
7-31 C　7-32 E

A3型单项选择题

7-33 A　7-34 B　7-35 E　7-36 B
7-37 D　7-38 C　7-39 B　7-40 D

A4型单项选择题

7-41 E　7-42 D　7-43 E　7-44 B
7-45 B　7-46 B　7-47 C　7-48 C

部分选择题解析

7-6解析: 老年人肝、肾功能多有不同程度减退,或合并有多器官严重疾病,对药物耐受性则更低,用药需因人而异,力求用最少的药物和最低的药物剂量来解决问题,如果能通过生活习惯来改善的疾病,尽量不服药。中国药典规定老年人用药量为不超过成人量的3/4。

7-17解析: 药物服用方式有口服、静脉滴注、肌内注射和舌下含服等,不同的服药方式会有不同的途径产生效应,其中口服需要通过消化道,会有消除反应,起效时间长和减弱药物作用,称之为首关消除。心绞痛发作,硝酸甘油用于扩张冠状动脉,重新灌注,需要在短时间内起效,故不采用口服,需要舌下含服快速起效。

7-26解析: 地西泮为苯二氮䓬类抗焦虑药,具有抗焦虑、镇静、催眠、抗惊厥、抗癫痫及中枢性肌肉松弛作用。较大剂量时可诱导入睡,与巴比妥类催眠药比较,它具有治疗指数高、对呼吸影响小、对快波睡眠几无影响、对肝药酶无影响、大剂量时亦不引起麻醉等特点,是目前临床上最常用的催眠药,尤对焦虑性失眠疗效极佳。但是长期使用,容易产生依赖性和药物耐受,促睡眠效果越来越差。

7-30解析: 不同甘露醇浓度在临床上的应用范围不同,20%甘露醇一般治疗各种原因引发的脑水肿,也可以作为利尿药,还能帮药物中毒的病人起到排毒的效果,但如果使用不当,也可能会引发水和电解质紊乱。20%的甘露醇可以用于很多原因引起的脑水肿,可降低颅内压,防止脑疝形成。

7-33~7-35解析: 哌唑嗪用于治疗轻、中度高血压,能降低心脏的前、后负荷,亦用于治疗心功能不全,为选择性突触后 α_1 受体阻滞药,能同时扩张阻力血管和容量血管;对突触前 α_2 受体无明显作用,故不引起反射性心动过速及肾素分泌增加等作用;是用于治疗顽固性充血性心力衰竭的药理基础;对血脂代谢有良好影响,能降低低密度脂蛋白和增加高密度脂蛋白,对尿酸、血钾及糖代谢无不良作用,对哮喘发作有轻度缓解作用。首次用药可出现首剂现象,首次服用最适宜的时间在睡前,以防活动时出现直立性低血压而跌倒。

名词解释题

7-49 药理学是研究药物与机体相互作用及其规律的一门科学。

7-50 用药护理是以药理学理论为基础,以护理合理用药为目的,阐述护理用药中必需的基本理论、基本知识和基本技能及临床用药护理措施的一门课程。

7-51 治疗量是最小有效量与极量之间的量。

7-52 药物与受体既有亲和力,又具有内在活性,则该药物称为该受体的激动剂。

7-53 对症治疗是指用于缓解疾病症状的治疗。

7-54 精神药品是指直接作用于中枢神经系统,使之兴奋或抑制,连续使用后可产生依赖性的药物。

7-55 配伍禁忌是指药物在体外配伍时发生的物理、化学变化而降低疗效,甚至产生毒性而影响药物的使用。

7-56 水杨酸剂量过大(5 g/d以上)时,可出现恶心、呕吐、眩晕、耳鸣及视力和听力减退,总称为水杨酸反应,是水杨酸中毒的表现。

7-57 首次应用药物出现严重的直立性低血压、晕厥、心悸、意识丧失等现象,称为首剂现象。

7-58 平喘药是指能作用于喘息发生的不同环节,解除支气管平滑肌痉挛,缓解或预防喘息的药物。

7-59 二重感染又称为菌群交替症,是指长期使用广谱抗生素,使体内敏感菌受到抑制,打乱了体内"菌群平衡",而不敏感菌或具有抗药性的病菌、真菌趁机在体内大量生长繁殖,体外的某些病菌也会乘虚而入,一旦机体免疫力下降便可致病,引起新的感染。

7-60 交叉耐药性是指当病原体对某种化学治疗药物产生耐药性后,对其他同类或不同类化学治疗药物也同样耐药。

7-61 毒性反应是指长时间、大剂量或者肝、肾功能不全时产生比较严重甚至是危害生命的药物不良反应。

7-62 极量是指能产生最大药效,但不引起毒性反应,同时是国家药典规定允许使用的最大剂量。

简述问答题

7-63 护士在临床用药中的职责如下。

(1) 用药前:①按照护理程序对病人进行护理评估;②了解病人的身体状况;③了解病人辅助检查有关的结果;④检查药物制剂的外观质量、批号、有效期和(或)失效期;⑤掌握药物的作用、临床应用、不良反应、用法用量、药物相互作用、禁忌证和用药护理措施等。

(2) 用药时:①在摆药、配药、发药及用药过程中,必须严格执行"三查""七对""一注意"的原则;②加强与病人的心理沟通,缓解用药时的焦虑情绪,增强病人战胜疾病的信心;③注意观察药物的疗效和不良反应,并做好记录;④正确指导病人用药。

(3) 用药后:①密切观察病人用药后的病情变化,观察药物的疗效;②根据药物出现的不良反应,给出护理诊断,采取相应的护理措施;③做好病区药品的领取、保管、使用等管理工作,要增强责任心,严格按照有关规定执行。

7-64 根据药物与受体结合后呈现的效应不同,可将药物分为受体激动剂、受体拮抗剂和受体部分激动剂3类。

7-65 多数药物在一定剂量下,只对机体某些组织或器官产生明显的作用,而对其他组织或器官的作用不明显或无作用,这种作用称为药物的选择性。选择性作用具有重要的临床意义,一般地说,选择性高的药物针对性强,可以准确地治疗某些疾病,不良反应少;选择性低的药物,作用广泛,针对性差,不良反应多。

7-66 药物半衰期一般是指血浆半衰期,是指血浆药物浓度下降一半所需要的时间。在临床护理用药中的意义是:①用来制订合理的给药间隔时间。在临床上,根据药物的半衰期决定给药间隔时间,既可保证血药浓度维持在满意治疗水平,又可避免毒性反应的发生。大多数药物的给药间隔时间约为1个半衰期。②估计药物达到稳态血药浓度的时间。重复恒量给药,经过5个半衰期,血药浓度可达稳态血浓度的97%左右,这时可认为药物已在体内达到有效血浓度。③估计体内药物或毒物的残留量。在药物或毒物中毒时,经过5个半衰期体内药物或毒物消除可达97%左右,这时可认为体内药物或毒物已基本消除。

7-67 去甲肾上腺素的临床应用:①休克,主要用于神经性休克的早期和药物中毒性低血压;②上消化道出血。

注意事项:①避免长时间或大剂量用于抗休克。因休克的治疗关键是改善微循环和补充血容量,去甲肾上腺素的应用仅是暂时措施,如长时间或大剂量应用反而会加重微循环障碍。②不能滴注时间过长或剂量过大,用药期间尿量至少保持在每小时25 ml以上。因可使肾脏血管剧烈收缩,产生少尿、尿闭和肾实质损伤,出现肾衰竭。③用于上消化道出血时一定要稀释后口服。④静脉注射时应防止时间过长、浓度过高或药液外漏,因可引起局部组织缺血坏死。

7-68 呋塞米因强大的利尿作用,可使血容量降低,回心血量减少,左心室充盈压降低;另一方面还能扩张小动脉,降低外周阻力,减轻左心室后负荷,从而迅速消除由左心衰竭所引起的肺水肿。

7-69 目前常用抗高血压药物(一线降压药)主要包括:①利尿药,如氢氯噻嗪等;②β受体阻断剂,如普萘洛尔等;③血管紧张素转化酶抑制药(ACEI),如卡托普利等;④血管紧张素Ⅱ受体阻断药,如氯沙坦等;⑤钙通道阻滞药,如氨氯地平等。

7-70 强心苷类药物中毒的临床表现:①消化道反应。强心苷中毒的最早期表现为厌食、恶心、呕吐、腹泻等。②神经系统症状。视觉障碍(黄视、绿视等)为强心苷中毒特有的神经系统反应,是停药的指征。③心脏毒性。强心苷中毒死亡的主要原因。表现为心力衰竭症状加重及各种类型心律失常的发生。

预防措施:①注意诱发强心苷中毒的各种因素如低血钾、高血钙、低血镁、心肌缺氧、肝功能不全及药物的相互作用等;②严格掌握适应证,积极纠正患因素;③及时发现中毒的先兆症状,如室性早搏、窦性心动过缓、胃肠道反应及视觉障碍等,必要时减量或停药。

治疗:首先停用强心苷类及排钾利尿药;快速型心律失常者可用钾盐治疗。严重快速型心律失常宜用苯妥英钠或利多卡因。缓慢型心律失常,不宜补钾,可用阿托品治疗。对危及生命的严重中毒者,使用地高辛抗体的Fab片段静脉注射。

7-71 硝酸甘油的用药护理:①应置于密闭棕色瓶中,硝酸甘油是急抢救药物,要注意失效期,对随身携带的药物要及时更换;②片剂不能吞服,要放在舌下含服;③味稍甜并带有刺激性,而且含在舌下带有烧灼感,这是药物有效的标志之一;④含服硝酸甘油时,宜取坐位,或下蹲位,否则易出现头晕,甚至昏倒;⑤采用小剂量和间歇给药,可延缓耐药的产生。

综合应用题

7-72 不合理。维生素B_6固然有益于改善食欲,但其是多巴脱羧酶的辅酶,如与左旋多巴合用则可增加后者在脑外脱羧生成多巴胺,这样既减少进入脑内的左旋多巴的量,降低疗效,又会增加外周多巴胺,加重其不良反应。

7-73 (1)治疗措施:①阿片类,应用吗啡;②对症治疗。

(2)除吸氧外,还应该采用强心苷、氨茶碱和呋塞米等药物综合治疗措施。静脉注射吗啡可取得良好疗效。

7-74 (1)该病人发现胃痛、贫血,是因为阿司匹林所导致的胃溃疡出血。

(2)普通片可压成粉末后加蜂蜜调服,或以水冲服。如有扁桃体摘除或口腔手术后7天内,应整片以水吞服,以免嚼碎后接触伤口。

(3)可以引起胃肠道反应、凝血障碍、过敏反应、水杨酸反应、瑞夷(Reye)综合征。选用肠溶片、缓释片或胶囊可减轻或避免不良反应。

(蓝花红)

第八章

老年人常见健康问题与护理

❋ 选择题(8-1~8-115)

✎ A1 型单项选择题(8-1~8-70)

8-1* 下列哪项不属于老化的特征
　　A. 复杂性　　　　B. 累积性
　　C. 渐进性　　　　D. 规律性
　　E. 普遍性

8-2 老年人心脏的调节功能进行性下降,心脏节律细胞数目减少,因此容易出现
　　A. 支气管哮喘　　B. 大骨节病
　　C. 便秘　　　　　D. 心律失常
　　E. 类风湿关节炎

8-3 老年人胃黏膜变薄,胃酸分泌减少,60岁左右时下降至正常水平的
　　A. 20%~30%　　 B. 30%~40%
　　C. 40%~50%　　 D. 50%~60%
　　E. 60%~70%

8-4 正常成人胰腺重量为60~100 g,50岁后逐渐减轻,80岁时减至
　　A. 60 g　　　　　B. 50 g
　　C. 40 g　　　　　D. 30 g
　　E. 20 g

8-5 老年人跌倒常见危险因素中属于外在因素的是
　　A. 生理因素
　　B. 疾病因素
　　C. 药物因素
　　D. 环境中的危险因素
　　E. 情绪

8-6 以下防止老年人跌倒的注意事项中不正确的是
　　A. 地面保持平整,无障碍物,避免潮湿
　　B. 卫生间应设有坐便器,并配有扶手
　　C. 变换姿势时起身不要太快
　　D. 浴缸不宜过高,浴缸底应垫防滑胶毡
　　E. 进入卧室应及时换上拖鞋

8-7 适宜老年人使用的床的高度为从床褥上面到地面的高度,是
　　A. 45 cm　　　　B. 50 cm
　　C. 55 cm　　　　D. 60 cm
　　E. 65 cm

8-8 下列哪种药物引起跌倒的风险性最大
　　A. 镇静催眠药　　B. 镇痛药
　　C. 抗抑郁药　　　D. 利尿剂
　　E. 降压药

8-9 下列哪种做法易导致老年人意外伤害的发生
　　A. 床垫过于松软
　　B. 卧床老人进食后要马上叩背和吸痰,防止吸入性肺炎
　　C. 老年人因视野缺失在穿行马路时,要左右多看几次
　　D. 在感染性疾病流行期间,尽量少到公共场所活动
　　E. 外出活动时,最好随身携带有姓名、亲属姓名及联系电话和地址的卡片

8-10 下列老年人跌倒的危险因素中不正确的是
　　A. 神经系统及运动系统的老化
　　B. 各种急、慢性疾病

C. 应用呼吸兴奋剂
D. 地面光滑
E. 光线不足

8-11 进食训练中进餐时间以多少为宜
A. 20 分钟   B. 30～45 分钟
C. 1 小时   D. 10 分钟
E. 15 分钟

8-12 研究发现,在老年住院病人中吞咽障碍的发生率为
A. 30%～55%   B. 50%～70%
C. 70%～80%   D. 60%～70%
E. 80%～90%

8-13* 老年人吞咽功能障碍的训练不包括
A. 伸舌
B. 吹哨
C. 面部肌肉训练
D. 洼田饮水试验
E. 软腭的训练

8-14 协助有吞咽障碍的老年病人进餐时,喂食者站于病人的
A. 健侧   B. 患侧
C. 前侧   D. 头部
E. 后侧

8-15 使用阿司匹林等抗血小板药物应在溶栓后多少小时开始使用
A. 12 小时   B. 24 小时
C. 36 小时   D. 8 小时
E. 6 小时

8-16 关于吞咽障碍的摄食训练,以下不正确的是
A. 严禁在水平仰卧及侧卧位下进食
B. 进食体位一般选择半卧位或坐位
C. 进食最好定时、定量,按一定比例进行
D. 容易吞咽食物的特征为密度均匀、流质
E. 摄食训练的环境应舒适、宽敞、明亮

8-17 以下哪项不是吞咽障碍病人的病因
A. 咽部疾病   B. 食管疾病

C. 神经肌肉痛   D. 食物的口感
E. 口腔疾病

8-18 关于吞咽障碍的间接训练,下列说法中错误的是
A. 不使用食物训练
B. 间接训练一般后于直接训练
C. 间接训练适用于从轻度到重度的各类吞咽困难病人
D. 间接训练安全性好
E. 直接训练开始后仍可并用间接训练

8-19 老年人餐后保持舒适的坐位至少应多久
A. 10 分钟   B. 50 分钟
C. 20 分钟   D. 1 小时
E. 2 小时

8-20 老年人进食的体位尽量保持直立体位或者前倾多少度
A. 10°   B. 15°
C. 25°   D. 35°
E. 30°

8-21 老年人在清醒状态下误吸异物堵塞呼吸道,通常采取
A. 海姆立克腹部冲击法
B. 心肺复苏
C. 吸痰
D. 拨打 120
E. 洼田饮水试验

8-22 以下哪种疾病可导致暂时性尿失禁
A. 脊髓炎
B. 脑卒中
C. 尿路感染
D. 慢性前列腺增生
E. 外伤损伤尿道括约肌

8-23 下列哪种疾病不会导致暂时性尿失禁
A. 痴呆   B. 急性精神错乱
C. 尿路感染   D. 药物反应
E. 忧郁症

8-24 下列哪个因素与尿失禁的发病相关
A. 尿道括约肌受损

B. 逼尿肌和括约肌功能协同失调
C. 逼尿肌无反射
D. 逼尿肌反射亢进
E. 以上都是

8-25 老年人尿失禁伴多饮、多尿和消瘦的表现多为
A. 上运动神经元病变
B. 神经源性膀胱
C. 急性膀胱炎
D. 糖尿病性膀胱
E. 前列腺增生症

8-26 尿失禁伴尿频、尿急、尿痛及脓尿的表现多为
A. 上运动神经元病变
B. 神经源性膀胱
C. 急性膀胱炎
D. 糖尿病性膀胱
E. 前列腺增生症

8-27 老年男性有尿失禁伴进行性排尿困难的表现多为
A. 上运动神经元病变
B. 神经源性膀胱
C. 急性膀胱炎
D. 糖尿病性膀胱
E. 前列腺增生症

8-28 老年人尿失禁伴排便功能紊乱（如便秘、大便失禁）的表现多为
A. 上运动神经元病变
B. 神经源性膀胱
C. 急性膀胱炎
D. 糖尿病性膀胱
E. 前列腺增生症

8-29 老年人尿失禁伴肢体瘫痪、肌张力增高、腱反射亢进的表现多为
A. 上运动神经元病变
B. 神经源性膀胱
C. 急性膀胱炎
D. 糖尿病性膀胱
E. 前列腺增生症

8-30* 中老年女性最常见的尿失禁类型是
A. 充盈性尿失禁
B. 急迫性尿失禁
C. 压力性尿失禁
D. 暂时性尿失禁
E. 混合性尿失禁

8-31* 对于慢性便秘病人的护理治疗,下列叙述中错误的是
A. 进行食疗
B. 养成排便习惯
C. 用润滑性泻剂
D. 使用刺激性泻剂
E. 对习惯性便秘一定要手术治疗

8-32* 引起便秘的常见病因是
A. 肠道病变
B. 全身性疾病
C. 神经系统病变
D. 肠易激综合征
E. 止痛药物

8-33 以下关于疼痛的叙述中正确的是
A. 疼痛有双重含义,痛觉和病理反应
B. 疼痛有双重含义,痛觉和痛反应
C. 痛觉是个体的客观体验
D. 疼痛是人体最强烈的应对策略之一
E. 疼痛是机体对有害刺激的适应性反应

8-34 痛觉感受器分布最为密集的部位是
A. 皮肤   B. 肌层
C. 肌腱   D. 角膜
E. 内脏

8-35 属于非阿片类镇痛药的是
A. 吗啡   B. 布洛芬
C. 阿托品   D. 哌替啶
E. 芬太尼

8-36 不推荐用于长期癌痛治疗的给药途径是
A. 口服给药法
B. 直肠给药法
C. 经皮肤给药法
D. 舌下含服给药法

E. 肌内注射给药法

8-37 饮食调整是治疗老年人便秘的基础,应保证每天的饮水量在
A. 1 000～1 500 ml
B. 1 500～2 000 ml
C. 2 000～2 500 ml
D. 2 500～3 000 ml
E. 3 000～3 500 ml

8-38 老年便秘者应多食产气食物及B族维生素丰富的食物,不包括以下哪种
A. 白薯 B. 香蕉
C. 木耳 D. 玉米
E. 浓茶

8-39 老年人便秘时,可以通过腹部按摩减轻症状,腹部按摩的正确方式为
A. 顺时针方向 B. 逆时针方向
C. 从上往下   D. 从下往上
E. 从左往右

8-40 老年便秘病人应建立健康的生活方式,以下哪种方式除外
A. 培养老年人良好的排便行为
B. 指导老年人在晨起或早餐前排便
C. 少食膳食纤维含量高的食物,多饮水
D. 高血压病、冠心病、脑血管意外病人应避免用力排便
E. 若排便困难,要及时告知医务人员,以免发生意外

8-41 使用简易通便剂时,老年人应取什么卧位
A. 右侧卧位 B. 左侧卧位
C. 曲膝卧位 D. 平卧位
E. 俯卧位

8-42 下列哪项不属于老年人疼痛发生的流行趋势
A. 老年人持续疼痛的发生率高于普通人群
B. 骨骼肌疼痛发生率增高
C. 疼痛程度加重

D. 功能障碍与生活行为受限等症状明显增加
E. 老年人准确感觉和主诉疼痛的能力增加

8-43 慢性疼痛起病比较缓慢,时间一般超过
A. 1个月   B. 2个月
C. 3个月   D. 4个月
E. 5个月

8-44* 视觉模拟疼痛量表是使用一条长约10 cm的游动标尺,一面标有10个刻度,评估者根据病人标出的位置为其评出分数。临床评定多少分为差
A. 0分   B. <3分
C. >5分   D. >6分
E. >8分

8-45 消瘦状态,即人体内蛋白质与脂肪减少速度过快,体重下降超过
A. 正常标准的10%
B. 正常标准的15%
C. 正常标准的20%
D. 正常标准的25%
E. 正常标准的30%

8-46* 老年消瘦不仅与近期的进食情况有关,还与正在服用引起食欲减退的药物有关,不包括下列哪种药物
A. 排钾利尿药 B. 维生素C
C. 维生素A   D. 肼屈嗪
E. 秋水仙碱

8-47 在为卧床老年人进行鼻饲护理时,应抬高床头
A. 10°～15°   B. 15°～20°
C. 20°～25°   D. 30°～40°
E. 30°～50°

8-48 老年人在佩戴义齿时,下列操作中哪项是错误的
A. 佩戴义齿前应用软毛牙刷清洁口腔,尤其是牙龈、口腔上壁与舌头处
B. 佩戴义齿时动作轻柔,避免损伤牙周组织

C. 睡前应摘下义齿并将其放置于盛有清水的固定的盒子中
D. 尽量不吃生硬食物，少吃软糖等黏性食物，防止义齿的损坏
E. 摘下的义齿放在冷开水或酒精中，防止义齿变形或老化

8-49* 下列滴眼剂的使用与保存方法中错误的是
A. 用滴眼剂前清洁双手，用示指和拇指分开眼睑，眼睛向上看
B. 滴药时注意滴管不可触及角膜
C. 每种滴眼剂使用前均要了解其性能、维持时间、适应证和禁忌证，检查有无混浊、沉淀、是否在有效期之内
D. 滴药后须按住外眼角数分钟，防止滴眼剂进入泪小管，吸收后影响循环和呼吸
E. 使用周期较长的滴眼剂应放入冰箱冷藏室保存，切不可放入贴身口袋

8-50* 下列哪项属于老年性耳聋中的重振现象
A. 对门铃声、电话铃声、鸟叫声等高频声响不敏感，后逐渐对所有声音的敏感性都降低
B. 虽然听得见声音，但分辨很困难，理解能力下降
C. 小声讲话时听不清，大声讲话时又嫌吵，对声源的判断能力下降
D. 开始时仅在夜深人静时出现，以后逐渐加重，持续终日
E. 大多是双侧感音神经性耳聋，双侧耳聋程度基本一致，呈缓慢进行性加重

8-51 下列哪种理论认为机体自我识别功能障碍可诱发一些严重疾病，加剧组织老化
A. 持续理论
B. 免疫理论

C. 预期寿命和功能健康理论
D. 长寿和衰老理论
E. 人类需求理论

8-52 下列有关老化生物学理论的主要观点中错误的是
A. 生物老化影响所有生命的生物体
B. 生物老化不受非生物因素的影响
C. 生物老化过程不同于病理过程
D. 生物老化随着年龄的增长而发生
E. 机体内不同器官和组织的老化速度各不相同

8-53 下列不属于老年运动系统疾病常见护理问题的是
A. 疼痛
B. 营养状态改变受限
C. 语言沟通障碍
D. 自理缺陷
E. 社会隔离

8-54 下列哪项不属于老化的社会学理论
A. 隐退理论
B. 活跃理论
C. 预期寿命和功能健康理论
D. 次文化理论
E. 年龄阶层理论

8-55 下列哪种理论强调老年人应该用一定的时间和精力来回顾和总结自己的一生，进行自我整合
A. 人格发展理论
B. 人类基本需要层次论
C. 隐退理论
D. 角色理论
E. 持续理论

8-56 给视觉障碍老人喂食或水的注意事项中，重要的是
A. 照护者不要站在光线与老人之间
B. 鼓励有视觉障碍的老人尽量使用残留视力
C. 征求老人的意见，维护其自尊心
D. 进食前可事先让老人闻一下气味，

以促进其食欲

E. 以上都对

8-57 鼓励失智老年人自主如厕,要反复讲述以下哪个步骤并让老年人做复述练习,以加强记忆
A. 如厕步骤　　B. 清洁步骤
C. 洗手步骤　　D. 冲水步骤
E. 穿衣步骤

8-58 鼓励老年人维持采购食品的能力,在操作前首先要
A. 熟悉附近商场,设计不同路线,保持每次购物都走新的路线,以维护老年人的判断力
B. 熟悉附近商场,设计固定路线,保持每次购物都走第一次路线,以维护老年人的记忆力
C. 熟悉附近商场,设计灵活路线,保持每次购物都走新的路线,以维护老年人的学习能力
D. 熟悉附近商场,设计固定路线,保持每次购物都走第一次路线,以维护老年人的理解力
E. 让老年人自己寻找合适的路线

8-59* 以下老年人视觉功能减退的表现中不正确的是
A. 老视,无法看清近距离物体
B. 不能忍受强光刺激
C. 对光线明暗的适应力降低,夜间视力较差,阅读时需要较亮的光线
D. 对颜色的分辨力较差,尤其是黄色和紫色
E. 深度视觉明显下降,有时无法判断距离和深度,易摔倒

8-60* 关于老年性白内障的临床表现,下列叙述中哪项正确
A. 是老年人常见的致盲性双眼病
B. 为单眼病,很少累及双眼
C. 主要表现为疼痛性、突发性视力下降

D. 核性白内障是本病最常见的一种
E. 视力障碍程度与晶状体混浊轻重无关

8-61* 关于呼吸系统的老化,下列叙述中错误的是
A. 老年人鼻黏膜变薄,嗅觉功能减退
B. 由于喉部肌肉和弹性组织萎缩,声带弹性下降,故老年人发音的洪亮度减弱
C. 老年人气管软骨钙化,弹性增加
D. 老年人容易患鼻窦炎及呼吸道感染
E. 老年人肺泡萎缩、弹性回缩能力下降,容易导致肺不能有效扩张,肺通气不足

8-62* 下列关于循环系统老化的叙述中错误的是
A. 老年人休息时心率减慢,80岁时的平均心率可减至59次/分
B. 随着年龄的增加,心脏的结缔组织减少
C. 心肌收缩力减弱,心脏泵血功能降低
D. 容易发生心律失常
E. 老年人心脏传导系统发生退行性变,如窦房结内的起搏细胞数目减少

8-63* 下列关于消化系统老化的叙述中错误的是
A. 老年人胃蛋白酶、脂肪酶及盐酸等分泌减少
B. 老年人食管黏膜逐渐萎缩而易发生不同程度的吞咽功能低下
C. 老年人胃黏膜变薄,平滑肌萎缩,胃腔缩小,易出现胃下垂
D. 老年人肝脏实质细胞减少而使其储存与合成蛋白质的能力降低,可出现白蛋白降低、球蛋白增高等
E. 老年人活动减少,使肠内容物通过时间延长,水分重吸收增加,易发

生或加重便秘

8-64* 下列关于泌尿系统老化的叙述中错误的是
A. 老年人肾脏重量减轻,主要原因为肾皮质减少,肾小球数量不断减少
B. 老年人输尿管平滑肌层变薄,输尿管收缩力降低
C. 老年女性膀胱下垂、老年男性前列腺增生、水分摄入不足、尿液酸性降低等,易造成泌尿系统感染、结石,甚至诱发膀胱癌等
D. 老年女性因盆底肌肉松弛,易引起急迫性尿失禁,造成生活的不便与困窘
E. 老年女性因尿道腺体分泌黏液减少,抗菌能力减弱,使泌尿系统感染的发生率增加

8-65 下列关于皮肤老化的叙述中,错误的是
A. 皮肤老化是最早、最容易观察到的表现
B. 皮脂腺萎缩,皮脂分泌减少,使皮肤表面干燥、粗糙、无光泽并伴有糠秕状脱屑
C. 皮肤变厚,抵抗力下降,长期卧床的老年人易出现压疮
D. 皮肤色素沉着出现色素斑块
E. 皮肤中感觉外界环境的细胞减少,对冷、热、痛、触觉等反应迟钝

8-66* 下列关于老年人视觉老化的叙述中,错误的是
A. 老年人由于眼部肌肉弹性减弱,眼眶周围脂肪减少
B. 60岁以后会在角膜边缘基质层因脂质沉积而形成一灰白色环,称为"老年环"
C. 晶状体悬韧带张力降低,使晶状体后移,有可能使前房角关闭,影响房水回流,导致眼压高,容易诱发飞蚊症

D. 晶状体中非水溶性蛋白逐渐增多而出现晶状体混浊,透光度减弱,致使老年性白内障的发病率增加
E. 玻璃体液化和后脱离可引起视网膜脱离,同时易失水、色泽改变、包涵体增多,可引起飞蚊症

8-67 下列关于老年人味觉老化的叙述中,错误的是
A. 50岁以后,舌表面变得光滑,味蕾数目明显减少
B. 随着年龄的增加,味蕾数量可比成人阶段减少2/3
C. 味觉刺激阈值增大,味觉功能减退
D. 口腔黏膜细胞和唾液腺发生萎缩,唾液分泌减少,口腔干燥,会造成老年人食欲缺乏
E. 老年人应该多吃一些重口味的食物以刺激味蕾

8-68* 下列关于老年人嗅觉老化的叙述中,错误的是
A. 50岁以后,对气味的分辨力下降,尤以女性的嗅觉减退更明显
B. 60岁以后,嗅觉细胞更新变慢
C. 老年人嗅神经数量减少、萎缩、变性,鼻腔内感受气味的接收器(嗅球)萎缩,嗅觉敏感性降低,食欲下降
D. 嗅觉丧失会对一些危险环境,如有毒气体、烟味等的分辨能力下降,继而威胁老年人的安全
E. 70岁时嗅觉开始急剧老化

8-69 唤起生病老年人对医治的信心和对健康生活的追求,符合老年健康教育的
A. 鼓励性原则   B. 指导性原则
C. 说服性原则   D. 预防性原则
E. 实践性原则

8-70 下列关于老年人的护理操作中错误的是
A. 对用降压药的老年人,要防止发生

直立性低血压

B. 给老年人洗澡时,水温在39～45℃之间

C. 老年人应早睡早起,保证每天6小时夜间睡眠和1小时午睡

D. 注意补充优质蛋白质

E. 每天饮水量保持在1500～2000 ml

A2型单项选择题(8-71～8-95)

8-71 病人,女性,65岁。丧偶,儿女均在国外,现独居于家。近日因跌倒致股骨颈骨折而卧床,感孤独,特别思念儿女,有自怜和无助的表述。不正确的护理方法是

A. 主动关心病人,满足其需要
B. 鼓励病人利用现代通信工具与子女沟通
C. 请左邻右舍和亲朋好友多探视
D. 志愿者提供及时的、个性化服务
E. 送病人至清静处疗养

8-72 病人,女性,71岁。早晨上台阶时,摔倒在地(臀部着地),不能站立和行走,自感局部剧痛,神志尚清楚,家人随即将其送往医院。病人平素视力不好,最近未服用药物,患类风湿关节炎20年、颈椎病5年,曾跌倒过1次。下列导致该病人跌倒的因素中最不可能是

A. 既往跌倒史 B. 台阶过高
C. 颈椎病   D. 用药不当
E. 视力差

8-73 病人,男性,62岁。有长期便秘史和吸烟史。护士为其做健康宣教,下列说法中错误的是

A. 养成良好的饮食习惯
B. 养成良好的排便习惯
C. 腹部按摩
D. 适当运动
E. 可多饮浓茶

8-74* 社区居民,男性,68岁。主诉经常发生便秘。下列社区护士对其进行的健康指导中,不恰当的言语是

A. "您应该给自己定一个有规律的活动计划,增加活动量。"
B. "每天应当多吃一点粗纤维食物,如麦片、芹菜等。"
C. "每天排便要有规律,在一段固定时间内排便。"
D. "经常做腹部环行按摩,促进肠蠕动。"
E. "您应当常备开塞露,排便不畅时用。"

8-75 病人,男性,62岁。有冠心病病史2年多。近1周因工作忙,加班后出现心前区压榨样疼痛,其疼痛原因是

A. 物理刺激 B. 心理因素
C. 温度刺激 D. 病理改变
E. 化学刺激

8-76 病人,男性,69岁。老年合唱队队长。因准备合唱比赛,连续3天挑灯夜战准备后出现剧烈头痛。以下不属于其疼痛原因的是

A. 身体组织受牵连
B. 情绪紧张
C. 疲劳
D. 睡眠不足
E. 用脑过度

8-77 病人,男性。肝癌晚期疼痛,护士给该病人镇痛治疗,需要对其疼痛治疗前后效果测定对比。最适宜的评估方法是

A. 面部表情疼痛评定法
B. 文字描述评定法
C. 数字评分法
D. 视觉模拟评分法
E. Prince-Henry 评分法

8-78 病人,男性,78岁。阑尾切除术后第1天,主诉伤口疼痛。以0～10数字评分法为例,以下护理措施中正确的是

A. 疼痛程度≤5时,护士可选择护理

权限范围内的方法止痛,并报告医生

B. 疼痛程度≥5时,护士可选择护理权限范围内的方法止痛,并报告医生

C. 疼痛程度≥5时,护士应报告医生,给予有效止痛药物

D. 疼痛程度≤6时,护士可选择护理权限范围内的方法止痛,并报告医生

E. 疼痛程度≥6时,护士可选择护理权限范围内的方法止痛,并报告医生

8-79 病人,男性,75岁。1周前发生骨折。护士给病人镇痛药后评估其镇痛效果(采用4级法),病人告诉护士"疼痛有些减轻,但仍感到明显疼痛,睡眠仍受干扰"。可以判断该病人的疼痛

A. 完全缓解　　B. 部分缓解
C. 轻度缓解　　D. 无效
E. 有效

8-80 病人,女性,85岁。因左下肢骨癌住院。为准确评估其患肢的疼痛程度,护士最适合选用的评估工具是

A. 面部表情疼痛评定法
B. 文字描述评定法
C. 数字评分法
D. 视觉模拟评分法
E. Prince-Henry 评分法

8-81 病人,男性,64岁。胃大部分切除术后第2天。下列针对该病人术后疼痛护理的措施中不妥的是

A. 手术前教会病人深呼吸
B. 病情稳定可给予半坐卧位
C. 可按压伤口后再咳嗽
D. 影响睡眠时可以酌情使用止痛药,并报告医生
E. 马上使用阿片类止痛药

8-82 病人,女性,68岁。诊断为肩周炎。下列适合该病人的镇痛方法是

A. 口服布洛芬　　B. 湿热敷
C. 自控镇痛泵　　D. 针灸
E. 经皮神经电刺激疗法

8-83 病人,男性,72岁。患不明原因急性腹痛。护士判断该病人的疼痛程度为"甚痛"的依据是

A. 似痛非痛
B. 疼痛轻微,范围局限
C. 疼痛明显、较重,心跳加快
D. 疼痛剧烈,痛反应剧烈
E. 疼痛明显,心跳减慢

8-84 病人,男性,76岁。胃癌晚期住院,入院后采用吗啡口服给药镇痛。该药用药后的主要不良反应不包括

A. 便秘
B. 恶心、呕吐
C. 血小板减少
D. 直立性低血压
E. 低血压眩晕

8-85 病人,女性,66岁。子宫全切术后第2天,病人诉说腹部疼痛。下列针对病人疼痛护理的措施中错误的是

A. 影响晚上睡眠时可给予非阿片类止痛药
B. 白天疼痛时可让病人听旋律优美的歌曲
C. 指导病人进行有节律的深呼吸
D. 如病情稳定可让病人半坐卧位和按摩其身体受压部位
E. 为减轻病人疼痛,尽量不翻身或咳嗽

8-86 病人,男性,66岁。肺癌切除术后伤口疼痛。下列护士对该病人的健康教育中错误的是

A. 教导病人稍微夸大疼痛的程度
B. 护士向病人解释疼痛的原因
C. 向病人说明镇痛药的不良反应
D. 教会病人使用评估疼痛工具

E. 教会病人对疼痛进行准确描述

8-87 病人,男性,68岁。医院检查结果是口咽部吞咽障碍。下列哪项不属于咽期的生理特征
A. 鼻咽关闭
B. 咽提肌收缩
C. 喉入口关闭
D. 食管入口开放
E. 鼻咽开放

8-88 病人,男性,84岁。吞咽障碍进行性加重。下面哪项是吞咽障碍病人常见的病因
A. 脑梗死
B. 帕金森病
C. 阿尔茨海默病
D. 头颈部肿瘤
E. 以上都是

8-89* 病人,女性,66岁。近日吃东西总是呛咳。关于老年人的吞咽问题,下列说法不正确的是
A. 吞咽障碍又称吞咽功能低下
B. 吞咽障碍是指食物或液体从口腔到胃运送过程发生障碍
C. 吞咽异常伴有咽部、胸骨后或食管部位的梗阻停滞感觉
D. 吞咽活动分为口腔准备期、口腔期、食管期3个时期
E. 吞咽障碍是临床常见老年综合征之一

8-90 病人,男性,79岁。因阿尔茨海默病入住在老年病房。一天深夜,护士发现病人在走廊里溜达,他说在找他妻子。护士的做法应当是
A. 避免争辩、否定和努力劝服,帮助病人回到房间
B. 提醒病人待在自己的房间里
C. 提醒病人现在在哪里,评估为什么睡眠困难
D. 让病人睡在休息室里,这样病人不会打搅他人
E. 立即给予安眠药

8-91* 病人,女性,69岁。2年前患上尿失禁,平时不动的情况下还算正常,但一咳嗽、打喷嚏或劳动时就会控制不住漏尿。该病人的尿失禁属于下列哪种类型
A. 充溢性尿失禁
B. 无阻力性尿失禁
C. 反射性尿失禁
D. 急迫性尿失禁
E. 压力性尿失禁

8-92 病人,女性,65岁。近日因耳鸣去社区医院咨询,医生表示她的情况属于老年性耳聋。关于老年性耳聋下列哪项叙述错误
A. 随年龄老化而出现的听觉功能减退
B. 主要发病机制是膜迷路积水
C. 首先出现高频听力减退
D. 多表现为双侧逐渐发生的感音神经性聋
E. 遗传因素与其发生和发展有关

8-93 病人,男性,67岁。因牙周问题来医院咨询,医生告诉他老年人牙周健康问题主要是
A. 牙周炎和牙龈出血
B. 牙周袋形成
C. 牙结石和牙周袋溢脓
D. 牙龈萎缩和牙槽骨吸收
E. 牙龈萎缩和牙结石

8-94* 病人,男性,89岁。被送往医院时已经意识不清,伴有躁动不安,幻觉和胡言乱语等精神症状。这些表现属于
A. 谵妄　　　B. 嗜睡
C. 昏睡　　　D. 浅昏迷
E. 深昏迷

8-95 病人,男性,75岁。反复髋、膝等关节疼痛5年,常于阴冷天气发作或加重,伴有轻度红肿和晨僵,活动有时可听到关

节咔嗒声。X线检查显示膝、髋关节有骨赘形成。实验室检查无特殊发现。该病的主要发病机制是

A. 遗传基因理论
B. 自身免疫理论
C. 神经内分泌理论
D. 衰老理论
E. 自身免疫理论和衰老理论

✐ A3型单项选择题(8-96~8-115)

(8-96~8-97共用题干)

病人,女性,65岁。因车祸致左小腿伤,现意识不清。

8-96 在救护车到来前,应该首先进行的处理是

A. 马上扶起
B. 立即背往医院
C. 行简单的外固定及局部包扎
D. 呼叫路人协助抬往医院
E. 喂糖水

8-97 目前主要的措施下列哪项除外

A. 包扎止血
B. 如有呕吐,将病人头偏向一侧
C. 如呼吸、心跳停止,行胸外心脏按压
D. 如有抽搐,防止舌咬伤及肌肉、骨骼损伤
E. 如需搬运,迅速双人抬起

(8-98~8-99共用题干)

病人,女性,68岁。患慢性腰痛7年。今晨洗漱时在卫生间不慎跌倒,跌倒后出现剧烈腰痛。家人将其送往医院,X线显示第4腰椎压缩性骨折。

8-98 下列哪项检查结果能确诊病人患有骨质疏松症

A. 骨密度(BMD)含量较同年龄、同性别人群的峰值减少10%
B. 骨矿物(BMC)含量较同年龄、同性别人群峰值减少11%
C. BMD含量较同年龄、同性别人群的峰值减少13%
D. BMC含量较同年龄、同性别人群的峰值减少20%
E. BMD或BMC较同年龄、同性别人群的减少25%以上

8-99 该病人目前存在的最主要护理问题是

A. 疼痛
B. 活动无耐力
C. 营养失调
D. 知识缺乏
E. 潜在并发症

(8-100~8-104共用题干)

病人,女性,65岁。主诉腹胀,4天未排便。触诊腹部较硬且紧张,可触及包块,肛诊可触及粪块。

8-100 灌肠时肛管插入直肠的深度应为

A. 3~6 cm
B. 7~10 cm
C. 11~13 cm
D. 14~16 cm
E. 18~20 cm

8-101 下列对该病人的健康教育中错误的是

A. 养成规律排便习惯
B. 多进食含粗纤维食物
C. 腹部按摩,逆时针方向
D. 适当运动
E. 多饮水

8-102 灌肠中若病人出现脉速、面色苍白、出冷汗、腹痛,正确的处理是

A. 移动肛管
B. 停止灌肠
C. 挤捏肛管
D. 调整灌肠筒高度
E. 嘱病人放松、长呼气

8-103 为该病人提供的最主要护理措施是

A. 清洁灌肠
B. 保留灌肠
C. 调整排便姿势
D. 腹部环形按摩
E. 大量不保留灌肠

8-104 灌肠筒内液面距离肛门应

A. 10~20 cm
B. 20~30 cm
C. 30~40 cm
D. 40~60 cm

E. 60～80 cm

(8-105～8-108 共用题干)

病人,男性,75 岁。因肝癌晚期住院,意识清醒,能交流。病人静卧时痛,翻身咳嗽时加剧,不能忍受,睡眠受干扰,要求用镇痛药。

8-105 按 WHO 的疼痛分级标准进行评估,该病人的疼痛为
  A. 0 级   B. 1 级
  C. 2 级   D. 3 级
  E. 4 级

8-106 该病人要用第 2 阶梯镇痛疗法,下列属于该阶梯镇痛药的是
  A. 阿司匹林   B. 布洛芬
  C. 吗啡   D. 可待因
  E. 美沙酮

8-107 如果该病人需要口服右旋丙氧酚,该药的主要不良反应是
  A. 口干
  B. 幻觉
  C. 低血压眩晕
  D. 直立性低血压
  E. 呼吸抑制

8-108 对该病人疼痛的控制,推荐标准为
  A. 依据 0～10 分数字评分法,使病人疼痛评分≤5 分
  B. 依据 0～10 分数字评分法,使病人疼痛评分≤6 分
  C. 使病人达到夜间睡眠时、白天休息时、日间适当活动时基本无痛
  D. 使病人达到夜间睡眠时、夜间休息时、日间适当活动时仅轻微痛
  E. 使病人达到夜间睡眠时、白天休息时、日间适当活动时完全无痛

(8-109～8-111 共用题干)

病人,女性,80 岁。有急性脑梗死病史,收入医院康复科,主要为了解决由小脑蚓部及脑干左侧亚急性脑梗死引起的吞咽障碍问题。病人来到医院时,神志清楚,可完成坐、站、抓握等动作,除饮食外生活可以基本自理。言语无障碍,但不能吃东西,任何东西都无法吞咽,仅可通过鼻饲管来提供营养。

8-109* 为了评估病人的吞咽功能,康复科护士采用了目前临床应用最多的洼田饮水试验。下列关于洼田饮水试验分级标准的说法中,错误的是
  A. 1 级,5 秒之内能 1 次顺利将 30 ml 水咽下
  B. 2 级,5 秒之内能将 30 ml 水分 2 次以上咽下,无呛咳
  C. 3 级,5 秒之内能将 30 ml 水分 2 次咽下,但有呛咳
  D. 4 级,5～10 秒之内能将 30 ml 水分 2 次以上咽下,但有呛咳
  E. 5 级,10 秒之内不能将 30 ml 水全部咽下并频繁呛咳

8-110 下列哪项不属于饮水试验的禁忌证
  A. 疑有吞咽困难
  B. 意识不清
  C. 气管切开
  D. 吸入性肺炎或可疑吸入性肺炎
  E. 不能合作的病人

8-111 吞咽功能评估的意义是
  A. 确定吞咽障碍是否存在
  B. 确定病人吞咽相关的危险因素(误吸等)
  C. 确定是否需要改变提供营养的方式
  D. 为吞咽障碍进一步检查和治疗提供依据
  E. 以上都是

(8-112～8-115 共用题干)

病人,男,74 岁。大学教师,退休后,被某高校返聘。患高血压病 20 年,血压最高达到 188/104 mmHg,一般用药可以控制血压在正常范围。近 1 个月内,为某科研项目加班加点;近 1 周内,每日睡眠不足 4 小时。今天上课时突然心前区持续性疼痛半小时入院。体格检查:脉搏 98 次/分,血压 168/100 mmHg,身高 172

cm,体重 85 kg。在院期间,无心治病,一心想着上课的事情,异常焦虑。

8-112 为了协助诊断,首选下列哪项检查
A. 心肌酶学检查 B. 心电图
C. 脑CT D. 心脏B超
E. 心脏CT

8-113 24小时内最关键的观察是
A. 有无发热
B. 瞳孔大小
C. 心电监护
D. 有无恶心、呕吐
E. 生命体征

8-114 据了解,病人曾有过跌倒病史。对跌倒后意识模糊的老年人,下列做法中错误的是
A. 有呕吐者,将头偏向一侧
B. 有呕吐者,清理口腔、鼻腔分泌物、呕吐物
C. 有抽搐者,移至平整软地面,防止擦伤、碰伤
D. 观察病人的神志、心率、血压等,警惕内出血及休克征象
E. 为了防止日后跌倒,鼓励老年人多卧床休息

8-115 经过治疗,病人的病情好转,但病人却陷入深深的自责中,责怪自己生病耽误了科研及教学进度。此时护士应该根据下列哪项心理理论为病人服务
A. 病情确实好转可以过渡到追求自我实现
B. 病情虽好转但危险仍在,应先满足生理需求
C. 用人格发展理论,理解治疗休养是为了以后更好地工作
D. 用人类需求理论,安全需求是更基本的需求
E. 用自我概念理论,支持病人老有所为

名词解释题(8-116~8-128)

8-116 跌倒
8-117 吞咽障碍
8-118 尿失禁
8-119 便秘
8-120 疼痛
8-121 营养缺乏
8-122 口舌干燥
8-123 视觉障碍
8-124 老年性耳聋
8-125 谵妄
8-126 压疮
8-127 意外伤害
8-128 人工取便法

简述问答题(8-129~8-143)

8-129 简述压疮的健康指导。
8-130 简述压疮的临床分期及各期表现。
8-131 老年人跌倒后如何自救?
8-132 简述压疮的分度。
8-133 简述疼痛的特征。
8-134 影响老年人疼痛评估的因素有哪些?
8-135 评估老年人疼痛时应注意什么?
8-136 预防老年人发生交通事故应做到哪几点?
8-137 老年人意外伤害的处理原则是什么?
8-138 正常吞咽过程包括哪几期?各期有哪些表现?
8-139 吞咽训练的目的是什么?
8-140 吞咽功能障碍病人的评估包括哪些内容?
8-141 简述洼田饮水试验。
8-142 如何指导老年人正确面对老化甚至死亡?
8-143 如何护理有离退休综合征的老年人?

第八章 老年人常见健康问题与护理

综合应用题(8-144～8-145)

8-144 病人,女性,82岁。独居。傍晚时邻居发现其跌倒在家门外,当即不能站立。病人诉右髋部疼痛异常,被立即送往医院。既往有高血压病病史20余年,一直服用2种降压药物,具体药名不详。有慢性青光眼病史,视力较差。双膝关节炎10余年,前一次跌倒是在2个月前的如厕后,当时可站立和行走,其他无不适。体格检查:体温37.1℃,脉搏80次/分,呼吸20次/分,血压140/85 mmHg,全身体检未见明显异常。X线检查显示病人股骨颈头下段骨折,完全移位。

请解答:

(1) 跌倒对老年人的影响有哪些?试述发生跌倒的主要护理诊断有哪些?防治原则是什么?

(2) 出院前,护士应该从哪几个方面指导病人和家属预防再跌倒?

(3) 疾病情况下对疼痛照护的要求有哪些?

8-145 病人,男性,75岁。患糖尿病20年,近2个月经常叹息:"唉!我真是没有用,老是丢三落四。"有时病人跟老伴谈论时事政治,阐述自己的观点,可老伴不耐烦地说"听了多遍了,你不知道你说过了吗?"因而病人闷闷不乐,忧心忡忡,推断自己得了严重疾病,脑子老得太快。

请解答:

(1) 用所学过的老化知识并查阅资料,解释病人记忆力下降可能的机制。

(2) 写出阿尔茨海默病病人的护理诊断及护理措施。

答案与解析

选择题

A1型单项选择题

8-1	D	8-2	D	8-3	C	8-4	C
8-5	D	8-6	E	8-7	A	8-8	C
8-9	B	8-10	C	8-11	B	8-12	A
8-13	D	8-14	A	8-15	B	8-16	D
8-17	D	8-18	B	8-19	C	8-20	B
8-21	C	8-22	B	8-23	A	8-24	E
8-25	C	8-26	B	8-27	E	8-28	B
8-29	C	8-30	A	8-31	C	8-32	D
8-33	B	8-34	D	8-35	B	8-36	E
8-37	C	8-38	E	8-39	A	8-40	C
8-41	B	8-42	E	8-43	C	8-44	E
8-45	C	8-46	E	8-47	B	8-48	E
8-49	B	8-50	C	8-51	B	8-52	B
8-53	E	8-54	C	8-55	A	8-56	E
8-57	A	8-58	E	8-59	D	8-60	A
8-61	C	8-62	B	8-63	C	8-64	D
8-65	C	8-66	C	8-67	E	8-68	A
8-69	A	8-70	B				

A2型单项选择题

8-71	C	8-72	D	8-73	E	8-74	E
8-75	C	8-76	B	8-77	C	8-78	A
8-79	C	8-80	C	8-81	B	8-82	E
8-83	C	8-84	C	8-85	E	8-86	A
8-87	E	8-88	E	8-89	E	8-90	E
8-91	C	8-92	C	8-93	D	8-94	A
8-95	E						

A3型单项选择题

8-96	C	8-97	E	8-98	E	8-99	A
8-100	B	8-101	B	8-102	B	8-103	E
8-104	C	8-105	C	8-106	D	8-107	B
8-108	C	8-109	E	8-110	A	8-111	E
8-112	B	8-113	C	8-114	E	8-115	C

部分选择题解析

8-1 解析: 老化是人类面临的一种复杂的自然现象。随着年龄的增长,人体各系统、器官、组织和细胞逐渐发生形态、功能和代谢等一系列退行性变,严重影响老年人的身心健康。

8-13 解析: 吞咽功能锻炼指导:①面部肌肉锻炼,包括皱眉、鼓腮、露齿、吹哨、牙、张口、缩唇等;②舌肌运动锻炼,伸舌,使舌尖在口腔内左右用力顶两颊部,并沿口腔前庭沟做环转运动;③软腭的训练,张口后用压舌板压舌,用冰棉签于软腭上做快速摩擦,以刺激软腭,嘱病人发"啊、喔"声音,使软腭上抬,利于吞咽。通过上述方法,促进吞咽功能的康复或延缓吞咽功能障碍的恶化,预防哽噎的再发生。

8-30 解析: 尿失禁是指膀胱中的尿液不受控制而自然流出,可发生于各年龄段病人,以女性及老年人更为常见。根据尿失禁发生的原因可分为4种类型:①真性尿失禁,是指尿液持续地从膀胱中流出,没有正常的排尿,膀胱呈空虚状态。常见的原因为外伤、手术或先天性疾病引起的膀胱颈和尿道括约肌的损伤。②充盈性尿失禁,是指膀胱功能完全失代偿,当膀胱过度充盈后,尿液会不断溢出,但膀胱从未完全排空。常见于各种原因所致的慢性尿潴留。③急迫性尿失禁,是指严重的尿频、尿急而膀胱不受意识控制就开始排尿,通常继发于膀胱炎、神经源性膀胱以及重度膀胱出口梗阻。④压力性尿失禁,是指大笑、咳嗽或运动等腹压增高时出现不自主的尿液自尿道外口漏出。这是由于膀胱压力增高而没有相应的尿道阻力增加,从而产生漏尿,常见于多次分娩或绝经后的妇女。

8-31 解析: 对先天性巨结肠病,手术治疗可取得满意的疗效。对顽固的慢性梗阻性便秘病人,手术治疗可能缓解症状。

8-32 解析: 引起便秘的病因有肠道病变、全身性疾病和神经系统病变,其中肠易激综合征为常见的便秘原因。肠易激综合征是指包括腹痛、腹胀、排便习惯改变和大便性状异常、黏液便等为表现的临床综合征,持续存在或反复发作,经检查排除可以引起这些症状的器质性疾病。

8-44 解析: 老年人的短期记忆能力下降,各种疼痛量表可量化评价老年人的疼痛情况,使护士对疼痛状况有较为准确的了解。视觉模拟疼痛量表是使用一条长约10 cm的游动标尺,一面标有10个刻度,两端分别为"0"分端和"10"分端,"0"分表示无痛,"10"分表示难以忍受的最剧烈疼痛。使用时将有刻度的一面背向病人,让病人在直尺上标出能代表自己疼痛程度的相应位置,评估者根据病人标出的位置为其评出分数,临床评定以0~2分为优,3~5分为良,6~8分为可,>8分为差。视觉模拟疼痛量表亦可用于评估疼痛的缓解情况,在线的一端标上"疼痛无缓解",而另一端标上"疼痛完全缓解"。

8-46 解析: 引起食欲减退的药物,如排钾利尿药、地高辛、秋水仙碱、奎尼丁、肼屈嗪、维生素A等;引起恶心的药物,如抗生素、茶碱、阿司匹林等;增加能量代谢的药物,如甲状腺素制剂等。

8-49 解析: 滴眼剂的正确使用和保存:①用滴眼剂前清洁双手,用示指和拇指分开眼睑,眼睛向上看,将滴眼剂滴在下穹窿内,闭眼,再用示指和拇指提起上眼睑,使滴眼剂均匀地分布在整个结膜腔内;②滴药时注意滴管不可触及角膜;③每种滴眼剂使用前均要了解其性能、维持时间、适应证和禁忌证,检查有无混浊、沉淀、是否在有效期之内;④滴药后须按住内眼角数分钟,防止滴眼剂进入泪小管,吸收后影响循环和呼吸;⑤平时要多备一瓶滴眼剂以备遗失时使用;⑥使用周期较长的滴眼剂应放入冰箱冷藏室保存,切不可放入贴身口袋。

8-50 解析: 老年性耳聋的临床表现:①双侧感音神经性耳聋。大多是双侧感音神经性耳聋,双侧耳聋程度基本一致,呈缓慢进行性加重。②高频听力下降为主。听力下降多以高频听力下降为主,老人首先对门铃声、电话铃声、鸟叫声等高频声响不敏感,后逐渐对所有声音的敏感性都降低。③言语分辨率降低。有些老人表现为言语分辨率降低，主要症状是虽然听得见声音，但分辨很困难，理解能力下降，这一症状开始仅出现在特殊环境中，如公共场合中有很多人同时谈话时，但症状逐渐加重引起与他人交谈困难，老人逐渐不愿讲话而出现孤独现象。④重振现象。部分老人可出现重振现象，即小声讲话时听不清，大声讲话时又嫌吵，他们对声源的判断能力下降，有时会用视觉进行补偿，如在与他人讲话时会特别注视对方的面部及嘴唇。⑤耳鸣。多数老人伴有一定程度的耳鸣，多为高调性，开始时仅在夜深人静时出现，以后逐渐加重，持续终日。

8-59 解析： 人到老年，外眼的变化主要表现为：①眼球的突度减小，眼睑下垂，眼裂变窄，瞳孔缩小，角膜周围出现半月状或齿轮状实质混浊，称为老年环。②视力减退，视野变窄。③晶状体老化，失去弹性，调节能力减弱，出现"花眼"。有些人晶状体混浊，从而导致白内障。④暗适应明显减退，当快速进入昏暗环境时，不能即刻判断所在的位置和方向，是瞳孔放大迟缓、视网膜部分功能减弱之故。⑤对黄色感受增强，对蓝色和绿色分辨能力降低。

8-60 解析： 白内障是指晶状体混浊导致的视觉障碍性疾病，主要症状包括视力下降、视物模糊、眩光、虹视、视物颜色改变等。最常见的原因包括老化，随着年龄的增长晶状体变混浊。此外，还包括外伤、中毒、全身性疾病（如糖尿病）、吸烟以及遗传因素，是老年人常见的致盲性双眼病。年龄相关性：白内障是视力损伤的常见原因，随着年龄的增加，晶状体的核变得越来越混浊，透光力减弱，外界光线不能通过晶状体折射到视网膜上，使视力进行性下降，出现视物模糊，眼前就像蒙了一层白雾或白纱。

8-61 解析： 老年人气管软骨钙化，弹性降低；气管和支气管黏膜上皮萎缩、鳞状上皮化生、部分纤毛倒伏和功能减退；小气道杯状细胞数量增多，分泌亢进，黏液-纤毛转运功能减退；有效咳嗽反射功能减退，从而导致黏液潴留；小气道管腔变窄，气流阻力增加。因此，老年人易发生呼吸道感染及呼气性呼吸困难。

8-62 解析： 随着年龄的增加，心脏外面间质纤维、结缔组织增多，束缚心脏的收缩与舒张；心脏瓣膜由于纤维化而增厚，易产生狭窄及关闭不全，影响血流动力学变化，导致心功能不全；心肌纤维发生脂褐质沉积，心肌间结缔组织增加，心包膜下脂肪沉积增多，室壁肌肉老化呈结节性收缩，易导致心脏顺应性变差，且主动脉和周围血管老化也导致其顺应性下降，进而影响心功能；心脏传导系统发生退行性变，如窦房结内的起搏细胞数目减少，导致老年人休息时心率减慢，80岁时的平均心率可减至59次/分。

8-63 解析： 老年人胃黏膜变薄，平滑肌萎缩，胃腔扩大，易出现胃下垂；胃壁细胞数目减少，胃酸分泌减少，60岁左右时下降至正常水平的40%～50%；对细菌杀灭作用减弱；胃蛋白酶、脂肪酶及盐酸等分泌减少，影响蛋白质、维生素、铁、钙等营养物质的吸收，可导致老年人出现营养不良、缺铁性贫血等；胃蠕动减慢，胃排空时间延长，代谢产物、毒素不能及时排出，容易发生消化不良、便秘、慢性胃炎、胃溃疡、胃癌等。

8-64 解析： 老年女性因盆底肌肉松弛，易引起压力性尿失禁，造成生活的不便与困窘。

8-66 解析： 悬韧带张力降低，使晶状体前移，可使前房角关闭，影响房水回流，导致眼压高，容易诱发青光眼。

8-68 解析： 50岁以后，嗅觉开始变迟钝，对气味的分辨力下降，尤以男性的嗅觉减退更明显。

8-74 解析： 便秘的护理：①药物治疗。果导片、开塞露、大黄、番泻叶等治疗可有效缓解便秘。但许多泻下通便药物有严重的不良反应，而且久用会使排便功能更加减退，所以便秘病人不要依赖泻下通便药。②食物调理。在饮食上给病人多吃富含纤维素的蔬菜，鼓励病人多饮水，多进食一些润肠通便的食物，如蜂蜜、香蕉等。③理疗方法。能下床的病人应尽可能坚持下床活动，不能下床的病人也要尽可能地进行床上活动,促进肠蠕动。按摩腹部,由升结肠、降结肠、乙状结肠的顺序做环行按摩,可起到刺激肠蠕动、帮助排便的作用。温水坐浴也有助于促进排便。

8-89 解析: 吞咽障碍又称吞咽功能低下、吞咽异常或吞咽紊乱,是指食物或液体从口腔到胃运送过程中发生障碍,常有咽部、胸骨后或食管部位的梗阻停滞感,是临床常见老年综合征之一。吞咽活动分为口腔准备期、口腔期、咽期和食管期4个时期,任何一个阶段发生障碍都会导致吞咽运动受阻,发生进食困难。

8-91 解析: 尿失禁常见有3种:①压力性尿失禁,也称张力性尿失禁,指咳嗽、打喷嚏、大笑、爬楼梯、跳绳等腹压突然增高时,尿液不自主地流出。这是妇女中最常见的尿失禁类型。②急迫性尿失禁,是指突然想小便,并且感觉特别强烈,好像马上就憋不住了,往往来不及上厕所裤子就已经尿湿了,是在有尿意时或之后即刻出现漏尿。③混合性尿失禁,是指同时存在压力性尿失禁和急迫性尿失禁。

8-94 解析: 临床上意识障碍依轻重程度的分类及其观察要点:①意识模糊,是指轻度的意识障碍,表现为对自己和周围环境漠不关心,答话简短迟钝,表情淡漠,对时间、地点、人物的定向力完全或部分发生障碍。注意观察意识变化及病人的安全,保持休息环境的安静,供给足够的营养及水分。②谵妄,是指意识模糊伴知觉障碍和注意力丧失,表现为语无伦次、幻想、幻听、定向力丧失、躁动不安等。注意床旁要设床档,防止坠床摔伤。③嗜睡,是指病理性持续睡眠,能被轻度刺激和语言所唤醒,醒后能正确答话及配合体格检查,但刺激停止后又复入睡。注意观察嗜睡性质、发作时间、次数及夜间睡眠情况,唤醒进食,以保证营养。④昏睡,是指中度意识障碍,病人处于深睡状态,需强烈刺激或反复高声呼唤才能觉醒,醒后缺乏表情,答话含糊不清,答非所问,很快入睡。注意血压、脉搏、呼吸及意识的变化,防坠床、跌伤。⑤昏迷,是指高度意识障碍,按其程度可分为浅昏迷和深昏迷。浅昏迷是指随意运动丧失,对周围事物及声光刺激均无反应,但对强烈的刺激(如压迫眶上切迹)可出现痛苦表情。角膜反射、瞳孔对光反射、吞咽反射、咳嗽反射等均存在。呼吸、血压、脉搏等一般无明显改变。大、小便潴留或失禁。注意观察意识状态,监测生命体征,保持呼吸道通畅,维持营养,保持大、小便通畅。⑥深昏迷,是指意识完全丧失,对任何强烈刺激均无反应,腱反射、吞咽反射、咳嗽反射、瞳孔对光反射等均丧失,四肢肌肉松软,大小便失禁,生命体征亦出现不同程度的障碍,呼吸不规则,有暂停或叹息样呼吸,血压下降。注意对生命体征的观察和监护。对持久昏迷且气管切开者应保持呼吸道通畅。纠正酸碱和水、电解质紊乱,防止各种并发症的发生,维持能量供应,鼻饲流质食物。

8-109 解析: 洼田饮水试验:让病人端坐,喝下30 ml温开水,观察所需时间及呛咳情况。评价如下:1级,5秒内能1次顺利将水咽下;2级,5秒内分2次以上将水咽下而无呛咳;3级,5秒内1次咽下,但有呛咳;4级,5~10秒内分2次以上咽下并有呛咳;5级,10秒内不能将水全部咽下并频繁呛咳。1级为正常,2级为可疑异常,3~5级为异常。

注意事项:①专人负责;②做饮水试验时,不要告诉病人,以免病人紧张,影响试验分级;③测试者给病人喂水或告诉家属喂水时,剂量要准确,并根据病人平时呛咳的情况决定喝水的方法,以免给病人造成不适感觉。

名词解释题

8-116 跌倒是一种不能自我控制的意外事件,指个体突发、不自主、非故意的体位改变,足底以外的部位停留在地面上、地板上或者更低的地方。国际疾病分类将跌倒分为两类:①从一个平面至另一个平面的跌倒;②同一平面的跌倒。

8-117 吞咽障碍又称吞咽功能低下、吞咽异常或吞咽紊乱,是指食物或者液体从口腔到胃运送过程中发生障碍,常有咽部、胸骨后或食管部位的梗阻停滞感,是临床常见老年综合征之一。

8-118　尿失禁是指由于膀胱括约肌的损伤或者神经功能障碍而丧失排尿自控的能力,使尿液不受主观控制而自尿道口溢出或者流出的状态。

8-119　便秘是指排便次数明显减少,每 2~3 天或更长时间一次,无规律,粪质干硬,常伴有排便困难感的病理现象。

8-120　疼痛是指由感觉刺激而产生的一种生理心理反应及情感上的不愉快感。疼痛是老年人晚年生活中经常存在的一种症状。随着增龄变化,准确感觉和主诉疼痛的能力降低,而不明确的疼痛和由此引发的不适感明显增加。

8-121　营养缺乏是指机体从食物中获得的能量、营养素等不能满足身体需要,从而影响生长、发育或生理功能的现象。衰老导致的生理变化以及社会、经济因素影响,使老年人容易发生各类营养缺乏性疾病,呈现消瘦状态,即人体内蛋白质与脂肪减少速度过快,体重下降超过正常标准的 20%。

8-122　口干舌燥是指老年人唾液腺的退行性变、疾病及用药等引起唾液分泌减少而产生口干的状态。

8-123　视觉障碍是指由于先天或后天原因导致视觉器官(眼球视觉神经、大脑视觉中心)的构造或功能发生部分或全部障碍,经治疗仍对外界事物无法或难以做出视觉辨识。

8-124　老年性耳聋是指随着年龄的增长,双耳听力进行性下降,高频音的听觉困难和语言分辨能力差的感音性耳聋。老年性耳聋是老年人最常见的听力障碍,部分老年人在耳聋刚开始时可伴有耳鸣,常为高频声,其出现频率随年龄增长而渐增,60~70 岁时达顶峰。

8-125　谵妄是一种急性脑功能下降、伴认知功能改变和意识障碍,也称急性意识混乱;以急性发作、病程波动、注意力和意识改变、认知障碍为特征。

8-126　压疮是指长期作用于人体局部、持续而不减轻的压迫下产生的血液循环障碍,持续缺血、低氧、营养不良致局部组织失去正常功能而形成溃烂和组织坏死。

8-127　意外伤害是指因非疾病原因所致的突发性死亡。

8-128　人工取便法是指便秘者发生粪便嵌顿而无法自行排出时,采取人工取便的方法。方法是:向病人解释清楚,嘱病人左侧卧位;戴手套,用涂上皂液的示指伸入肛门,慢慢将粪便掏出,取便完毕后清洁肛门。

简述问答题

8-129　向老年人、家属及照顾者讲解压疮的形成机制、预防措施、临床表现、各期进展规律和治疗、护理要点。护理要点包括:①定时变换体位,借助海绵垫等辅助物保护易受压部位,避免局部组织长期受压。一般每 2 小时翻身 1 次,必要时每小时 1 次,同时建立翻身记录卡。翻身时注意方法,最好从仰卧位转至左侧斜或右侧斜 30°,避免置于侧位 90°。②保持皮肤清洁干燥,避免摩擦力、剪切力、局部潮湿等不良刺激。③调整饮食结构,增强营养。④嘱病人适当运动,保持良好心情。⑤让病人学会自我护理,如翻身和使用压疮防治工具。

8-130　压疮的临床分期及表现:第 1 期(Ⅰ度),淤血红润期,局部皮肤受压或受潮湿刺激后,出现红、肿、热、麻或触痛,解除压力 30 分钟后皮肤颜色不能恢复至正常;有的可无肿热反应。此时皮肤的完整性未破坏,为可逆性改变,如及时去除致病原因,可阻止压疮的发展。皮肤完整,去除原因可很快恢复正常。第 2 期(Ⅱ度),炎性浸润期,受压部位表面由红色变为紫红色、触摸皮下产生硬结,或红肿、疼痛,皮肤因水肿变薄而出现水疱,此时极易溃破。此期病人有痛感。第 3 期(Ⅲ度),浅度溃疡期,水疱扩大,表皮水疱破溃,可显露出潮湿红润的疮面,疮面有黄色渗出液,感染后表面有脓液覆盖,浅层组织坏死,溃疡形成,疼痛加剧。第 4 期(Ⅳ

度),坏死溃疡期,溃疡向深部和周围扩展,可深达骨骼,脓性分泌物多,有臭味,坏死组织发黑,感染向周围及深部扩展,坏死组织侵入真皮下层和肌肉层,可达骨骼。严重者可引起败血症,造成全身感染,危及病人生命。

8-131 跌倒后自救:①如果背部着地,先弯曲双腿,挪动臀部到放有毯子或垫子的椅子或床铺旁,然后使自己较舒适地平卧,盖好毯子,保持体温,考虑如何寻求帮助;②休息片刻,体力准备充分后,尽力使自己向椅子的方向翻转身体,使自己变成俯卧位;③双手支撑地面,抬起臀部,弯曲膝关节,然后尽力使自己面向椅子跪立,双手扶住椅面;④以椅子为支撑,尽力站起来;⑤休息片刻,部分恢复体力后,打电话寻求帮助。

8-132 压疮的分度:Ⅰ度,累及表皮和真皮层,局部发红,按之不退;Ⅱ度,累及皮下组织,局部可出现破损、水疱或皮肤塌陷;Ⅲ度,累及皮肤全层和肌层,局部出现较深的火山口样改变,周围组织亦受累;Ⅳ度,累及骨和关节结构,周围组织破坏并有可能形成窦道。

8-133 疼痛的特征:①疼痛是一种重要的生物安全机制,当出现时可唤起避免损伤的行为;②疼痛是一种个人的、主观的、多方面的体验,根据不同的生理、心理、社会和文化因素而变化。

8-134 影响老年人疼痛评估的因素:①认知功能降低、抑郁、恐惧、担心、文化水平、自尊(不说痛),以及为医疗费担心。②医护人员对老年人疼痛认识不足(往往认为对某药成瘾、耐药,担心药物不良反应抑制呼吸等)。③缺乏卫生保健制度。老龄社会中,应关注老年人疼痛,掌握疼痛评估方法。④缺乏疼痛诊疗常识,不能正确判断老年人对疼痛的个体反应。

8-135 评估老年人疼痛时应注意的要点:①疼痛发生部位;②疼痛持续时间;③疼痛发生时间(早晨、夜间等)、规律、性质、强度;④询问陪同家属确认病人叙述的准确性;⑤确定初步诊断后,应向病人及陪同家属讲明治疗意见,以求配合。

8-136 预防老年人发生交通事故的要点:①老年人外出要严格遵守交通法规,听力较差者要配戴助听器,严重视力下降者要有人陪同。②尽量避免老年人单独外出,单独外出活动时,家属应注意检查其衣服、鞋帽穿着是否适宜和需用物品是否齐备,要使老年人穿合适的衣服、鞋子(最好颜色鲜艳醒目),并了解其去向、离去时间及预计回家时间。③最好随身备有姓名卡、亲属姓名及联系电话和地址。④外出活动时,可借助手推车、轮椅或手杖协助行走,注意避开人多拥挤的高峰时间,以免人多冲撞而发生意外。⑤改善交通环境,加强交通安全教育是重要的预防手段。

8-137 老年人意外伤害的处理原则:①先复苏后固定——心搏、呼吸骤停并伴有骨折时;②先止血后包扎——大出血又有创口时;③先重伤后轻伤——既有垂危又有较轻的伤员时;④先救治后运送——运送途中不停止抢救措施;⑤急救呼救并重——遇有成批伤员多人在场时;⑥搬运与医护的一致性——安全到达目的地,减少痛苦,减少死亡;⑦在不影响急救处理的前提下,应尽量保证舒适,注意保暖,使病人安静休息;⑧建立有效的静脉通道(静脉留置针);⑨松解或去除病人衣服:先健侧,情况紧急时可直接剪开。

8-138 正常吞咽过程的分期及表现:①口腔准备期,指摄入食物,在口腔内进行加工处理形成食团,完成搅拌、咀嚼的阶段,此期可随意控制。②口腔期,指咀嚼形成的食团运送到咽喉的阶段,主要是食团的形成及运送至咽喉的过程,舌的运动有很大作用。③咽期,指食物经咽喉进入食管的过程,是吞咽的最关键时期,最容易发生误吸。④食管期,指食物通过食管送到胃部的过程,吞咽反射结束后,食团因重力以及食管蠕动,顺食管向下推送到达胃部。

8-139 吞咽训练的目的:增强用口进食的能力及安全性,减少鼻饲机会,增加营养,减少吸入性肺炎的发生,增加进食乐趣,增强康复信心。

8-140 吞咽功能障碍病人的评估要点：了解病人的病情、意识状态、合作程度，能否保持头部抬高的姿势。吞咽困难筛查方法是洼田饮水试验。

8-141 洼田饮水试验见 8-109 解析。

8-142 护理人员可借助基因程控理论，指导老年人正确面对老化甚至死亡，让他（她）知道每一种生物都有其恒定的年龄范围，老化是由基因决定的一种必然过程，不可能是偶然的机遇，人不可能长生不老、返老还童。

8-143 离退休综合征老年人的护理要点：护士和社会工作者应协助老人认识到退休是一种自然规律，把退休当作是转业而不是失业，可多参加一些有益的社会活动，培养自己广泛的兴趣；与退休时间较长的同志多交往，听听他们对待离退休后生活和适应环境的经历，树立自信和自强的信心；子女应理解与同情老人，经常回家看看，或经常与父母通过电话进行感情和思想交流，同时关心他们的衣、食、住、行，为他们解决实际问题；必要时可接受心理医生指导和心理治疗。

综合应用题

8-144 （1）跌倒对老年人的影响：跌倒被认为是最常见的意外事故。跌倒对老年人的身体产生严重伤害的同时也给其心理上带来负面影响，并导致医疗费用增加，给家庭和社会带来很大负担，所以应引起足够的重视。

跌倒的主要护理诊断：①外伤的危险，与跌倒有关；②恐惧，与害怕再跌倒有关；③疼痛，与跌倒后的组织损伤有关。

防治原则：①控制血压，防止低血糖的发生；②改变体位速度要缓慢；③调整药物剂量；④持之以恒地健身；⑤帮助老人熟悉环境，加深对方位布局、设施的记忆；⑥家庭布局减少变动；⑦室内光线明亮；⑧便利安全的布置；⑨使用辅助器械；⑩穿合适的衣物鞋袜。

（2）出院前的指导：①要积极宣教和指导，使老年人自己提高安全意识，提高自我保护的能力。②老年人的衣着要合理，裤子不宜过长，以免在行走时被绊倒；鞋子要合脚，鞋底要有防滑措施，最好不要穿拖鞋。③老人的居住环境及设施要合理，居住的房间采光要好，使其感觉舒适而且视觉明朗；其次，地面要平坦，并设有防滑措施，室内设施要简洁，四周无障碍。④室内照明光明亮，特别是设壁灯及床头灯，而且在夜间要将楼道内的灯及壁灯长时间开放，有利于夜间活动的视线照明。⑤卫生间、浴室地面要防滑，并设扶手；淋浴时，浴头下面应放一把椅子，卫生间应设置坐式马桶，并有抓握的把手，而且高度适宜。⑥不滥用药物，药物放置要分类，防止拿错药、用错药。⑦活动：老人起床后要先站稳、站直、再起步；活动时动作要慢，不要突然转换方向，改变体位，小步态的老人要使用拐杖或有人搀扶；对于骨折恢复期间或关节疾病病人，可使用助步器，并适当进行锻炼；在进行户外锻炼时，可以适当做有氧活动，如散步、打太极拳等；运动前先做一下准备工作，每次运动时间不宜过长，应循序渐进，中间要有适当的停顿、休息，避免过度劳累。

（3）疾病情况下对疼痛的照护要求：①对头痛的老人，头部可放一个冰袋，房间内应暗一些，室内的空气要新鲜，使老人能安静休息。②对牙痛的老人，可以让老人先用温水漱口，然后清理塞在牙缝中的食物，也可在疼痛一侧的面部用冷毛巾冷敷，饮食上一定要给软食。如有其他疾病，照护者应带老人及时就医。③对胸部、胃部疼痛老人，照护者要密切观察老人的面色、疼痛的反应，有异常情况要及时告知医生。因为患心绞痛、心肌梗死、胸膜炎等的老人会有胸闷或胃部疼痛的感觉。此时，照护者要让老人卧床休息，采用半坐卧位。④对有腹痛的老人，要注意观察呕吐、腹泻、便秘等情况。如老人腹部疼痛剧烈，千万不要给老人饮水、进食和热敷，应立即报告医生处理。⑤对有腰痛、关节病和肌肉痛的老人，照护者要观察老人有无骨折，可采用舒适的位置，卧床休息。待疼痛减轻一些后,鼓励生活能自理的老人做一些轻微的腰部、关节运动,照护者也可根据老人疼痛的情况做局部的按摩。但一定要根据老人疼痛的程度运动,不要勉强活动。

8-145 (1)分析要点:老年人记忆力下降主要是因为老年人脑组织重量减轻和脑细胞总数减少。人进入老年后,脑组织逐渐出现萎缩,导致重量减轻、脑容积缩小、脑血流量减少。据报道,人脑的重量由成熟期高峰至老年高龄约减少6%~11%,脑细胞总数减少10%~17%,大脑皮质区的脑细胞数减少可达45%,小脑约减少25%,每分钟每100g脑组织的血流量由79ml下降至46ml,耗氧率由3.7ml减至2.7ml。神经突触明显减少,脂褐素沉积增加,神经纤维缠结,老年斑形成,使老年人对于事物感知减弱、反应变慢、记忆力下降。

(2)护理诊断:①记忆力受损,与记忆力进行性减退有关;②自理缺陷,与认知行为障碍有关;③思维过程紊乱,与思维障碍有关;④语言沟通障碍,与思维障碍有关;⑤照顾者角色紧张,与老年人病情严重和病程的不可预测及照顾者照料知识缺欠、身体疲惫有关。

护理措施:①日常生活护理,病人的日常生活护理及照料包括穿着、进食、睡眠;自我照顾能力的训练;病人完全不能自理时应由专人护理,注意翻身和营养补充,防止感染等并发症的发生。②用药护理,帮助病人将药全部服下,以免遗忘或服错;昏迷病人由胃管注入药物;观察不良反应;药物管理。③智能康复训练,记忆训练;智力训练;理解和表达能力训练;社会适应能力训练。④安全护理,提供较为固定的生活环境;佩戴标志;防止意外发生。⑤心理护理,陪伴关心老年人;开导老年人;维护老年人的自尊;不嫌弃老年人。⑥健康指导,及早就医,及早诊断,及早干预;从中年开始做起,积极用脑,劳逸结合,培养兴趣,养成良好的饮食习惯,戒烟戒酒,不用铝制炊具,积极防治慢性病等。

(洪 平)

第九章

老年人常见疾病与护理

选择题(9-1～9-368)

A1型单项选择题(9-1～9-96)

9-1 慢性阻塞性肺气肿病人进行缩唇呼吸训练的目的是
　　A. 减轻呼吸困难
　　B. 增强膈肌运动
　　C. 避免小气道塌陷
　　D. 缓解呼吸肌劳累
　　E. 减轻胸闷

9-2 对慢性阻塞性肺气肿病人的心理社会状况评估,以下哪项不包括
　　A. 家庭角色变化　　B. 失业问题
　　C. 治疗方案　　　　D. 经济问题
　　E. 社会孤立

9-3 关于慢性阻塞性肺气肿病人的病理改变,以下哪项不包括
　　A. 可有肺外观灰白
　　B. 肺过度膨胀
　　C. 镜检可发现肺大疱
　　D. 肺血供增多
　　E. 肺泡弹性遭到破坏

9-4 慢性阻塞性肺气肿病人长期氧疗是指
　　A. 每天吸氧时间坚持2小时
　　B. 每天吸氧时间坚持5小时
　　C. 每天吸氧时间坚持8小时
　　D. 每天吸氧时间坚持10小时
　　E. 每天吸氧时间坚持15小时以上

9-5 桶状胸常见于下列哪种疾病
　　A. 肺癌
　　B. 肺脓肿
　　C. 维生素D缺乏
　　D. 肺气肿
　　E. 气胸

9-6 COPD病人体内有二氧化碳潴留,对氧疗的要求是
　　A. 持续低浓度、低流量吸氧
　　B. 间断低浓度、低流量吸氧
　　C. 持续高浓度、高流量吸氧
　　D. 间断高浓度、高流量吸氧
　　E. 低浓度吸氧与高浓度吸氧交替

9-7 慢性支气管炎病人的临床分型为
　　A. 单纯型、喘息型
　　B. 单纯型、喘息型、混合型
　　C. 急进型、慢性型、混合型
　　D. 急进型、迁延型
　　E. 咳嗽型、喘息型、混合型

9-8 以下关于慢性支气管炎病人临床特征的叙述中不正确的是
　　A. 病人病情迁延日久可并发阻塞性肺气肿
　　B. 长期反复咳嗽是最突出的表现
　　C. 咳嗽时常伴有喘息,并有哮鸣音
　　D. 部分病人可出现喘息症状
　　E. 早期无气促或气喘表现

9-9* 建议COPD病人加强腹式呼吸的目的是
　　A. 利于呼吸道内痰液排出
　　B. 减少功能残气量,增加肺泡通气量
　　C. 借助腹肌进行呼吸
　　D. 直接增加肺泡回缩能力

E. 间接增加肋间呼吸肌运动

9-10* 慢性阻塞性肺气肿病人出现肺性脑病前最主要的临床表现是
    A. 心率加快
    B. 呼吸深且快
    C. 神志与精神改变
    D. 血压升高
    E. 尿量明显增多

9-11 引起老年社区获得性肺炎的最常见病原体是
    A. 肺炎链球菌   B. 支原体
    C. 衣原体   D. 流感嗜血杆菌
    E. 铜绿假单胞菌

9-12 以下不属于肺炎链球菌肺炎病理分期的是
    A. 充血期   B. 水肿期
    C. 红色肝样变期   D. 灰色肝样变期
    E. 消散期

9-13 某肺炎病人咳出大量黄色脓痰,提示最可能的感染是
    A. 肺炎链球菌
    B. 金黄色葡萄球菌
    C. 溶血性链球菌
    D. 铜绿假单胞菌
    E. 肺炎衣原体

9-14 以下不属于肺炎链球菌病人典型症状的是
    A. 高热   B. 咳铁锈色痰
    C. 胸部疼痛   D. 腹泻
    E. 咳嗽

9-15 严重肺炎病人最主要的临床表现是
    A. 咳嗽、痰多
    B. 呼吸困难
    C. 神志模糊、烦躁不安、嗜睡、谵妄
    D. 腹痛、腹泻
    E. 剧烈呕吐

9-16* 肺炎病人出现高热表现,以下针对其饮食护理的原则不包括
    A. 高蛋白质   B. 高能量

C. 高脂肪   D. 高维生素
    E. 多饮水

9-17 重症肺炎病人常因二氧化碳潴留导致酸碱平衡紊乱,可发生
    A. 代谢性碱中毒
    B. 呼吸性碱中毒
    C. 代谢性酸中毒
    D. 呼吸性酸中毒
    E. 混合性酸中毒

9-18* 以下提示肺炎链球菌肺炎病人出现并发症表现的是
    A. 胸部疼痛   B. 体温退后复升
    C. 鼻周疱疹   D. 咳铁锈色痰
    E. 高热

9-19* 确诊金黄色葡萄球菌肺炎主要的依据是
    A. 起病急,病情重
    B. X线胸片显示有多发性脓肿或脓胸
    C. 高热表现突出
    D. 血白细胞总数高、嗜酸性粒细胞增高
    E. 双侧肺底有大量湿啰音

9-20* 老年人肺炎区别于年轻人肺炎的最大特点是
    A. 症状不典型   B. 肺部体征突出
    C. 发热症状突出   D. 胸痛明显
    E. 病程短

9-21 治疗老年性肺炎链球菌肺炎的关键是
    A. 一旦确诊,尽早足量给予抗生素
    B. 足量使用解热镇痛药
    C. 可使用抗病毒药物
    D. 应用糖皮质激素控制炎症反应
    E. 无需应用抗生素,只采取物理降温等对症治疗

9-22 以下不属于老年高血压病特点的是
    A. 收缩压增高明显
    B. 舒张压增高明显
    C. 脉压增大明显

D. 血压波动性大

E. 直立性低血压多见

9-23 长期高血压最易导致出现并发症的脏器为

A. 心、肝、脑
B. 肝、心、肾

C. 肺、心、肾
D. 肝、肾、脑

E. 脑、心、肾

9-24 利尿剂能降低血压的主要机制是

A. 阻断β受体

B. 减少血容量

C. 扩张小静脉

D. 阻断钙离子通道

E. 扩张小动脉

9-25 对高血压病人进行心电图检查,常见的表现是

A. 左心房肥大

B. 室上性心动过速

C. 右心房肥大

D. 右心室肥大

E. 左心室肥大

9-26* 某老年病人血压为136/88 mmHg,根据血压水平的定义与分类,该老年病人的血压属于

A. 理想血压
B. 正常高值

C. 1级血压
D. 2级高血压

E. 3级高血压

9-27 以下能引起干咳的药物是

A. 噻嗪类利尿剂

B. β受体阻滞剂

C. 血管紧张素转换酶抑制剂

D. 血管紧张素Ⅱ受体拮抗剂

E. 钙通道阻滞剂

9-28* 对动脉粥样硬化的老年高血压病病人,饮食护理中不需限制的是

A. 高糖食物

B. 高动物脂肪食物

C. 高胆固醇食物

D. 富含钠盐的食物

E. 富含维生素的食物

9-29* 以下能通过利尿作用而达到降压效果的药物是

A. 美托洛尔
B. 硝苯地平

C. 雷米普利
D. 氢氯噻嗪

E. 氯沙坦

9-30* 以下针对原发性高血压病人的健康指导中不正确的是

A. 宜给予病人低盐、低脂、低胆固醇饮食

B. 按要求每日定时测量血压,高血压病人应注意休息,避免过度劳累

C. 缓解期病人适当运动,控制体重

D. 病人血压高时需要服药,血压不高时无需服药

E. 高血压病人应注意休息,避免过度劳累

9-31* 下列关于高血压的发病机制中最重要的是

A. 血容量过多

B. 交感神经功能亢进

C. 动脉血管内皮功能失调

D. 内分泌紊乱

E. 肾功能降低

9-32 以下描述中最符合稳定型心绞痛病人临床表现的是

A. 近3个月内劳力诱发心绞痛的频率和程度明显加重

B. 心绞痛发作与体力活动无关

C. 心绞痛的发作与劳累有关,其性质在1~3个月内无改变

D. 近1~2个月内劳累时出现心绞痛,休息后症状没有缓解

E. 近1~2个月内休息时常出现心绞痛,服用硝酸甘油后不能缓解

9-33* 下列各项临床表现中最不支持心绞痛诊断的是

A. 疼痛多在睡眠中发生

B. 含服硝酸甘油,疼痛在3~5分钟内缓解

C. 疼痛在劳累时发生，运动、情绪激动可诱发
D. 反复出现的局限性心前区刺痛，每次持续仅 2～3 秒
E. 疼痛可在休息时发生，持续 1～10 分钟

9-34* 以下不属于冠心病主要危险因素的是
A. 雄激素水平下降
B. 高龄
C. 高胆固醇血症
D. 高血压
E. 长期抽烟

9-35* 急性心肌梗死病人常发生左心衰竭的重要原因是
A. 频发室性心动过速
B. 发生房室传导阻滞
C. 心脏前后负荷加重
D. 心肌收缩力不协调
E. 引发房性心律失常

9-36 以下属于急性心肌梗死病人早期症状的是
A. 剧烈而持久的胸骨后疼痛
B. 室性心律失常
C. 心力衰竭
D. 恶心、呕吐
E. 休克

9-37 老年心绞痛病人最常见的心电图异常是
A. 出现宽大畸形的 QRS 波
B. 出现宽大的异常 Q 波
C. 非特异性 ST-T 段改变
D. P 波消失
E. 出现一过性病理性 Q 波

9-38 冠心病病人胸痛部位常见于
A. 沿肋间神经区域分布
B. 左侧腋下
C. 上腹部
D. 心前区
E. 下颌部

9-39 老年人心绞痛最常见的诱因是

A. 饱餐
B. 受凉
C. 体力活动和情绪激动
D. 感染
E. 炎热

9-40 典型心绞痛发作的疼痛特点不包括
A. 性质为压迫紧缩、堵塞、烧灼感
B. 有强烈的刺痛感
C. 持续 3～5 分钟
D. 可放射至左肩、左臂内侧并达无名指
E. 位于心前区、胸骨后

9-41 心绞痛发作的诱因不常见于
A. 体力过劳   B. 情绪激动
C. 饱餐后   D. 剧烈运动
E. 感染

9-42 关于使用硝酸甘油缓解心绞痛，下列措施中正确的是
A. 药物用温开水送服
B. 药物置口中，即刻咽下
C. 将药物嚼碎后吞服
D. 药物置于舌面片刻后再咽下
E. 舌下含服药物

9-43 下列药物中，缓解心绞痛发作最有效、作用最快的是
A. 硝苯地平   B. 美托洛尔
C. 氯吡格雷   D. 硝酸甘油
E. 山莨菪碱

9-44 以下哪项不属于含服硝酸甘油后的不良反应
A. 搏动性头痛
B. 下肢皮肤发绀
C. 直立性低血压
D. 头昏、头痛
E. 面红、心悸

9-45 稳定型心绞痛病人的心电图中常能见到
A. 深而宽的 Q 波
B. 部分导联出现异常 P 波

C. P波增宽

D. ST段压低

E. T波高尖

9-46* 以下关于心绞痛病人的护理措施中错误的是

A. 给予高能量、高糖饮食

B. 少食多餐,不宜过饱

C. 告诫病人保持心态平和

D. 发作时立刻停止体力活动,休息

E. 注意保暖,室温不宜过低

9-47* 急性心肌梗死病人发病后24小时内应禁用的药物是

A. 氢氯噻嗪   B. 阿司匹林

C. 硝酸甘油   D. 洋地黄

E. 硝苯地平

9-48* 鼓励急性心肌梗死病人在24小时内开始在床上做四肢的轻微活动,目的是为了

A. 防止压疮

B. 增加肠蠕动

C. 防止肌肉萎缩

D. 防止血栓形成

E. 促进心功能尽早恢复

9-49 胃食管反流病的主要发病机制不包括

A. 夜间胃酸分泌过多

B. 胃排空异常

C. 食管对胃酸的廓清能力下降

D. 食管下段括约肌压力下降

E. 异常的下食管括约肌一过性松弛

9-50 胃食管反流病人的典型症状是

A. 进行性吞咽困难

B. 空腹及夜间剧烈腹痛

C. 反酸、烧心,伴胸骨后烧灼感

D. 进餐后上腹痛,至下一餐前缓解

E. 进食后腹部疼痛可缓解

9-51 以下不属于胃食管反流病并发症的是

A. 胃癌   B. 食管腺癌

C. 上消化道出血 D. 巴雷特食管

E. 食管狭窄

9-52* 胃食管反流病病人的治疗和护理措施不包括

A. 可应用促胃肠动力药

B. 抗酸治疗

C. 高胆固醇饮食

D. 减轻体重

E. 避免饮用浓茶和咖啡

9-53 以下治疗胃食管反流病的药物中效果最好的是

A. 阿托品   B. 糖皮质激素

C. 兰索拉唑   D. 雷尼替丁

E. 硝酸异山梨酯

9-54* 良性前列腺增生最易发生于

A. 儿童   B. 壮年人

C. 老年人   D. 幼儿

E. 青年人

9-55* 前列腺增生病人最先出现的症状是

A. 尿频   B. 排便困难

C. 排尿困难 D. 腹胀

E. 血尿

9-56* 以下良性前列腺增生病人应选择手术治疗的是

A. 轻度梗阻

B. 全身情况不良

C. 残余尿量>180 ml

D. 无症状

E. 尿频症状明显

9-57* 以下前列腺增生病人的护理措施中正确的是

A. 少进食粗纤维食物

B. 少量饮酒,以利于扩张尿道

C. 少饮水

D. 无需进行心理护理

E. 留置导尿管者应预防感染

9-58* 前列腺增生最重要的临床表现是

A. 血尿、蛋白尿

B. 排尿困难

C. 尿路感染

D. 严重肾功能减退

E. 双侧肾积水

9-59 急性肾衰竭病人最重要的护理措施是
A. 心电监护
B. 观察水肿变化
C. 监测肾功能
D. 监测有无感染征象
E. 监测呼吸功能

9-60 急性肾衰竭病人少尿期或无尿期出现水中毒的常见原因是
A. 未严格限制入水量
B. 体内内生水过多
C. 抗利尿激素过多
D. 钾中毒
E. 酸中毒

9-61 急性肾衰竭病人处于少尿期,需立即处理的电解质失调是
A. 高镁血症 B. 高钾血症
C. 低氧血症 D. 高钠血症
E. 低钙血症

9-62* 下列关于尿毒症病人的饮食护理措施中正确的是
A. 限盐 B. 限水
C. 限钾 D. 低脂肪
E. 高维生素

9-63* 我国慢性肾衰竭最常见的病因是
A. 慢性肾小球肾炎
B. 系统性红斑狼疮
C. 过敏性紫癜肾
D. 急性肾炎
E. 先天性多囊肾

9-64* 以下哪项是尿毒症最早出现的症状
A. 食欲减退、恶心、呕吐
B. 头晕、嗜睡
C. 咳嗽、胸痛
D. 皮肤、黏膜出血
E. 血压显著升高

9-65 2型糖尿病发病的重要诱因是
A. 多次妊娠与分娩
B. 体力活动过少

C. 细菌病毒感染
D. 肥胖
E. 长期高盐饮食

9-66* 口服降糖药阿卡波糖的常见不良反应是
A. 低血糖反应 B. 腹胀
C. 双下肢水肿 D. 乳酸性酸中毒
E. 充血性心力衰竭

9-67* 可使2型糖尿病病人血中胰高血糖素样肽-1水平升高的药物是
A. 二甲双胍   B. 艾塞那肽
C. 格列美脲   D. 伏格列波糖
E. 吡格列酮

9-68 以下关于1型糖尿病的叙述中错误的是
A. 病人多伴肥胖
B. "三多一少"症状明显
C. 起病较急
D. 病人体内的胰岛素绝对缺乏
E. 有酮症酸中毒倾向

9-69 糖尿病的基本病理改变是
A. 性激素相对或绝对不足
B. 糖皮质激素相对或绝对不足
C. 胰岛素相对或绝对不足
D. 促甲状腺素相对或绝对不足
E. 醛固酮相对或绝对不足

9-70 糖尿病病人最常见的神经病变是
A. 周围神经病变
B. 中枢神经病变
C. 自主神经病变
D. 脑神经病变
E. 大脑或脊髓病变

9-71 糖尿病发生血管病变,主要侵犯的血管不包括
A. 冠状动脉 B. 四肢动脉
C. 大脑动脉 D. 肾动脉
E. 双下肢静脉

9-72 对糖尿病酮症酸中毒病人做护理评估时可观察到的是
A. 呼吸深快,呼气有烂苹果味

B. 呼吸浅慢,呼气有烂苹果味

C. 口唇发绀,呼吸困难

D. 潮式呼吸,呼气有尿臭味

E. 呼吸深快,呼气有蒜味

9-73* 以下哪种药物是通过增加外周组织对葡萄糖摄取、抑制糖异生而降低血糖的

A. 瑞格列奈　　B. 格列本脲

C. 二甲双胍　　D. 米格列奈

E. 阿卡波糖

9-74* 口服降糖药阿卡波糖的正确服药时间为

A. 两餐之间服用

B. 餐前半小时服用

C. 餐后半小时服用

D. 餐时服用

E. 清晨空腹服用

9-75 在配制混合胰岛素时,护士必须先抽吸短效胰岛素,目的是为了防止

A. 增加不良反应

B. 短效胰岛素速效特性丧失

C. 防止药效过强

D. 胰岛素加速降解

E. 发生中和反应

9-76 在使用胰岛素前应告知病人,需警惕以下哪种情况

A. 低血糖反应　　B. 药物过敏反应

C. 肾功能损害　　D. 肝功能损害

E. 胃肠道反应

9-77* 以下对糖尿病的检验结果的解释正确的是

A. 尿糖阴性,可排除糖尿病

B. 尿糖阳性,可诊断为糖尿病

C. 尿酮阳性仅见于糖尿病

D. 空腹血糖正常,可排除糖尿病

E. 餐后2小时血糖正常也可能是糖尿病

9-78 糖尿病高渗高血糖综合征常见于

A. 2型糖尿病合并高血压

B. 老年2型糖尿病

C. 2型糖尿病合并妊娠

D. 饮食控制不佳的2型糖尿病

E. 2型糖尿病合并肾功能不全

9-79* 以下符合2型糖尿病特点的是

A. 病人均有"三多一少"表现

B. 病人体型均较肥胖

C. 病人空腹血糖均增高

D. 病人尿糖均呈阳性

E. 少数病人以酮症酸中毒为首发表现

9-80 以下针对骨质疏松症病人的饮食指导中错误的是

A. 高钙饮食　　B. 低盐饮食

C. 高蛋白饮食　　D. 禁止喝咖啡

E. 戒烟、戒酒

9-81* 退行性骨关节炎的主要病变是

A. 关节软骨退行性变和继发性骨质增生

B. 关节骨质疏松

C. 骨与关节慢性疼痛

D. 关节内化脓性感染

E. 关节特异性炎症

9-82 高血压脑出血的好发部位是

A. 基底节　　B. 脑室

C. 脑桥　　D. 脑干

E. 小脑

9-83 与脑出血发生最为相关的基础疾病是

A. 糖尿病　　B. 高尿酸血症

C. 下肢静脉曲张　　D. 血脂异常

E. 高血压病

9-84 内囊出血最具特征性的表现为

A. 频繁干呕

B. 出现"三偏征"

C. 小便失禁

D. 头痛进行性加剧

E. 血压急剧升高

9-85 脑出血和脑梗死的最主要鉴别依据是

A. 有无头痛史

B. 头颅CT检查

C. 有无意识障碍

D. 是否在运动或情绪激动时发生
E. 单侧肢体瘫痪程度

9-86 下列情况中会出现脑膜刺激征阳性的是
A. 短暂性脑缺血发作
B. 脑血栓形成
C. 脑梗死
D. 癫痫
E. 蛛网膜下腔出血

9-87 以下符合脑血栓形成特点的是
A. 常在白天劳动时发病
B. 常在情绪激动后发病
C. 一般无意识障碍
D. 常出现意识障碍
E. 常出现剧烈呕吐

9-88 对血栓性脑梗死病人实行溶栓治疗的最佳时间是发病
A. 6小时以内   B. 10小时以内
C. 12小时以内   D. 24小时以内
E. 48小时以内

9-89 缺血性脑血管疾病的主要治疗措施为
A. 控制血压
B. 降低颅内压
C. 抗血小板、抗凝治疗
D. 抗感染治疗
E. 扩充血容量

9-90* 以下诊断急性脑血管病的首选检查项目是
A. 生化检查
B. 脑脊液检查
C. 血常规、尿常规
D. 头颅CT和MRI检查
E. 脑电图检查

9-91* 下列有关脑血栓形成病人的护理评估中不正确的是
A. 有严重意识障碍
B. 在安静状态下发病
C. 晨起发现半身瘫痪
D. 有动脉粥样硬化病史

E. 可有发声障碍

9-92* 给予脑出血病人20%甘露醇静脉滴注治疗,其主要的作用是
A. 升高血压   B. 营养脑细胞
C. 促进止血   D. 降低颅内压
E. 修复受损血管

9-93 以下不属于帕金森病临床表现主要特征的是
A. 步态不稳   B. 肌肉瘫痪
C. 静止性震颤   D. 肌强直
E. 无法完成精细动作

9-94 下列关于帕金森病的叙述中不正确的是
A. 多在中老年期发病
B. 主要临床表现是静止性震颤
C. 部分病人可出现步态不稳、慌张步态
D. 早期发现并治疗可完全治愈
E. 抗胆碱能药物适用于震颤明显的较年轻病人

9-95 原发性帕金森病的主要病变部位是
A. 垂体   B. 黑质-纹状体
C. 下丘脑   D. 小脑
E. 迷走神经核

9-96 以下不属于治疗帕金森病常用药物的是
A. 苯海索   B. 糖皮质激素
C. 左旋多巴   D. 司来吉兰
E. 溴隐亭

✎ A2型单项选择题(9-97~9-300)

9-97 病人,男性,76岁。有慢性阻塞性肺气肿病史21年。近日出现咳嗽加重,伴有喘息。慢性阻塞性肺气肿病人最突出的护理诊断是
A. 焦虑
B. 气体交换受损
C. 活动无耐力
D. 清理呼吸道无效
E. 营养失调

9-98 病人,男性,66岁。既往有慢性支气管

炎病史12年。近日因咳嗽加剧、咳黄脓痰且不易咳出来院就诊。体格检查：体温36.8℃，胸部听诊可闻及肺内湿啰音。X线胸片示右肺有絮状阴影。护士对该病人应采取的护理措施不包括

A. 鼓励病人每日饮水1500 ml以上
B. 可用超声雾化吸入湿化气道
C. 可将冰袋放置在头部
D. 指导病人有效咳痰
E. 咳痰时可配合进行胸部叩击

9-99 病人，男性，71岁。慢性咳嗽、咳痰16年，近2年来体力劳动时出现气短，近日感冒后病情加重，咳脓痰，不易咳出。体格检查：体温36.6℃，桶状胸，神志清，双肺叩诊呈过清音，呼吸音低。以慢性支气管炎合并慢性阻塞性肺气肿收入院治疗。应给予病人的氧疗方式为

A. 高浓度间歇给氧
B. 乙醇湿化给氧
C. 低浓度持续给氧
D. 低浓度间歇给氧
E. 高浓度持续给氧

9-100 病人，女性，68岁。诊断为慢性阻塞性肺气肿，经治疗后，病情好转，予以出院。出院时，血气分析结果：血氧分压52 mmHg，血二氧化碳分压35 mmHg。护士对病人进行健康指导时，下列符合长期家庭氧疗原则的是

A. 无症状时无需吸氧
B. 进行间歇性氧疗
C. 一昼夜持续高流量吸氧15小时以上
D. 症状严重时才需吸氧
E. 一昼夜持续低流量吸氧15小时以上

9-101 病人，男性，67岁。咳嗽、咳痰10年，近3天症状加重，伴气急3周，临床诊断为慢性阻塞性肺气肿，经入院治疗后病情缓解。以下最适用于慢性阻塞性肺气肿病人缓解期的措施是

A. 长期口服抗生素预防感染
B. 咳喘症状发生时给予吸氧
C. 应用平喘药
D. 增强体质，进行缩唇腹式呼吸
E. 间断口服糖皮质激素

9-102 病人，女性，77岁。COPD病史15年，常出现咳嗽、咳痰、呼吸困难、胸闷等症状。对此类年老体弱的慢性阻塞性肺气肿病人的护理，以下不恰当的是

A. 咳痰症状明显者可用中枢性镇咳剂缓解
B. 病情缓解期，适当锻炼增强体质
C. 应给予高维生素、高蛋白质饮食
D. 急性发作期以抗感染为主
E. 痰液黏稠者可采用雾化吸入

9-103 病人，女性，71岁。慢性支气管炎病史19年。该病人的饮食应该遵循

A. 高能量、高蛋白质、高维生素饮食
B. 高能量、高胆固醇、高维生素饮食
C. 高能量、低蛋白质、高维生素饮食
D. 低能量、高蛋白质、低胆固醇饮食
E. 高能量、高蛋白质、高胆固醇饮食

9-104 病人，男性，69岁。慢性支气管炎病史20年，近1年来出现肺气肿表现。对改善病人早期肺气肿症状具有重要意义的措施为

A. 体位引流
B. 戒酒
C. 进行呼吸功能锻炼
D. 注意保暖，预防感染
E. 去除外界刺激因素

9-105 病人，女性，68岁。慢性支气管炎病史12年，长期咳嗽、咳痰。以下关于慢性支气管炎病人的治疗中不妥的是

A. 缓解期应长期服用抗生素以预防感染

B. 多饮水,以利于痰液稀释
C. 缺氧明显者可给予低流量吸氧
D. 急性发作期病人以抗感染治疗为主
E. 喘息症状明显者,应给予解痉、平喘药物

9-106 病人,女性,63岁。慢性咳嗽18年,并发肺气肿。近3天来因受凉而致发热,咳嗽剧烈,伴随咳痰,痰呈黄脓色且不易咳出,有气促。听诊两肺底有散在湿啰音。对该病人的首要治疗措施为
A. 控制感染　　B. 止咳
C. 祛痰　　　　D. 降低体温
E. 氧气吸入

9-107* 病人,男性,68岁。有COPD病史,近3天咳嗽、咳痰加剧,突发左侧胸部疼痛,约20分钟后呼吸困难突然加剧,患侧胸壁叩诊呈鼓音,听诊呼吸音消失。考虑该病人发生的情况是
A. 肋间神经痛　B. 膈下脓肿
C. 胸腔积液　　D. 肋骨骨折
E. 自发性气胸

9-108 病人,女性,71岁。单纯型慢性支气管炎病史9年。该病人最主要的临床表现是
A. 反复咳嗽、咳痰
B. 时有咯血
C. 常有呼吸困难
D. 经常发热
E. 痰中带血

9-109 病人,男性,70岁。阻塞性肺气肿病史5年,近2天咳嗽、气促加重,眼球结膜水肿,皮肤潮红,多汗。根据病人的病情应给予
A. 面罩加压给氧
B. 高流量间歇给氧
C. 高流量持续给氧
D. 低流量持续给氧

E. 低流量间歇给氧

9-110 病人,男性,65岁。吸烟史18年,慢性支气管炎反复发作。该类病人最常见的并发症是
A. 支气管肺癌　B. 支气管扩张
C. 肺性脑病　　D. 肺脓肿
E. 阻塞性肺气肿

9-111 病人,女性,66岁。慢性支气管炎、肺气肿病史24年。今晨剧烈咳嗽后突发呼吸困难,左胸剧烈疼痛,症状逐渐加重。该病人最可能发生的是
A. 急性心肌梗死
B. 支气管哮喘急性发作
C. 气胸
D. 心绞痛
E. 胸膜炎

9-112 病人,男性,70岁。吸烟史30年,慢性支气管炎病史12年。慢性支气管炎的诊断标准是
A. 咳嗽、咳痰持续1年以上者
B. 咳嗽、咳痰持续伴喘息1年以上者
C. 咳嗽、咳痰持续伴喘息反复发作,每年至少1个月,连续2年或以上者
D. 咳嗽、咳痰持续伴喘息反复发作,间断发作,连续2年或以上者
E. 咳嗽、咳痰持续伴喘息反复发作,每年至少3个月,连续2年或以上者

9-113 病人,女性,61岁。慢性咳嗽、咳痰13年,呼吸气促3年,症状日渐加重。体格检查:桶状胸,叩诊呈过清音,双肺底部散在湿啰音。X线检查显示:两肺透亮度增加,双肺纹理增多紊乱。该病人最可能的诊断为
A. 慢性支气管炎、肺气肿
B. 支气管扩张、肺气肿
C. 慢性支气管炎、气胸
D. 支气管扩张、气胸

E. 支气管哮喘、肺气肿

9-114 病人,男性,69岁。慢性支气管炎病史18年,近日上呼吸道感染后出现咳嗽、咳痰症状明显加重,伴有严重呼吸困难,以肺气肿收治入院。该病人典型的叩诊音为
A. 浊音　　　　B. 清音
C. 过清音　　　D. 实音
E. 鼓音

9-115 病人,男性,68岁。慢性支气管炎病史20年。病情进一步发展为慢性阻塞性肺气肿时,病人最主要的表现是
A. 反复发热　　B. 反复感染
C. 剧烈咳嗽　　D. 咳大量脓痰
E. 逐渐加重的呼吸困难

9-116 病人,男性,76岁。患有慢性支气管炎,有长期吸烟史,1周前因感冒导致病情急性加重。护士对该病人进行健康指导,以下指导中正确的是
A. 尽量减少活动,防止劳累
B. 制订戒烟目标和计划
C. 需长期预防性服用抗生素
D. 减少饮水,控制液体入量
E. 高能量饮食以补充能量

9-117 病人,女性,66岁。慢性支气管炎合并阻塞性肺气肿病史10年。该病人最有价值的检查结果是
A. 血氧分压低于正常
B. X线胸片显示肺纹理增多
C. 第1秒用力呼气量占用力肺活量的比值减少
D. 残气量占肺总量百分比增加
E. 潮气量低于正常值

9-118* 病人,男性,63岁。有吸烟史30年,胸廓呈桶状,胸廓活动度减弱,叩诊呈过清音。该病人最可能的疾病是
A. 胸腔积液　　B. 肺气肿
C. 肺脓肿　　　D. 支气管扩张
E. 肺不张

9-119* 病人,女性,68岁。因慢性阻塞性肺气肿入院治疗。根据病情需维持吸氧浓度29%,此时应调节的氧流量为
A. 1L/min　　　B. 2L/min
C. 3L/min　　　D. 4L/min
E. 5L/min

9-120* 病人,男性,66岁。吸烟30余年,慢性咳嗽、咳痰20余年。近1年来劳累时常有气促。体格检查:双肺呼吸音减弱,肺下界下移,两肺底有湿啰音。该病人最可能的诊断是
A. 胸腔积液　　B. 肺气肿
C. 气胸　　　　D. 肺脓肿
E. 大叶性肺炎

9-121* 病人,男性,65岁。吸烟35年,咳嗽、咳痰8年余。近2年来出现喘息,时轻时重。双肺散在干、湿啰音与喘鸣音,痰涂片见大量中性粒细胞。该病人最可能的诊断是
A. 慢性支气管炎
B. 支气管扩张
C. 肺纤维化
D. 支气管哮喘
E. 支气管肺癌

9-122* 病人,男性,75岁。间断咳嗽、咳痰反复发作30年,近2年来渐觉气短。高血压病病史3年,吸烟36年,每天抽烟40余支。体格检查:血压140/90 mmHg,心肺无明显阳性体征。心脏彩超未发现异常。为明确诊断,首选检查是
A. 胸部CT　　　B. 肺功能
C. 痰涂片　　　D. 冠状动脉造影
E. 胸部X线

9-123* 病人,男性,70岁。咳嗽、咳痰36年,气短6年,因近期症状加重前来就诊。病人有桶状胸,胸部X线检查显示双肺透亮度增加。该病人胸部体格检查最可能出现的体征是
A. 叩诊呈过清音

B. 呼吸音增强
C. 叩诊呈实音
D. 触觉语颤增强
E. 三凹征

9-124 病人,男性,69岁。慢性咳嗽、咳痰12年,近5天出现高热、咳黏痰,入院诊断为肺炎链球菌肺炎。该病人发病3天后痰液呈
A. 黄色　　　B. 绿色
C. 粉红色　　D. 铁锈色
E. 黑色

9-125 病人,女性,63岁。因大叶性肺炎收治入院。该病人肺实变体征的特点不包括
A. 患侧呼吸运动减弱
B. 触觉语颤增强
C. 叩诊呈过清音
D. 可闻及广泛湿啰音
E. 呼气音延长

9-126 病人,男性,68岁。因寒战、高热、咳嗽、胸部疼痛来院就诊。胸部X线检查显示左上肺有云絮状阴影,痰液检查结果为肺炎球菌(＋)。该病人血常规检查的结果可能为
A. 嗜碱性粒细胞增加
B. 淋巴细胞增加
C. 中性粒细胞增加
D. 网织红细胞增加
E. 嗜酸性粒细胞增加

9-127 病人,女性,76岁。反复咳嗽、咳痰24年,加重1周入院。体格检查:体温38℃,精神萎靡,消瘦,可闻及痰鸣音。胸部X线检查示两肺有絮状阴影。该病人目前首要的护理问题是
A. 体温过高
B. 有感染的风险
C. 活动无耐力
D. 气体交换受损
E. 清理呼吸道无效

9-128 病人,女性,62岁。2天前突然寒战、高热、咳嗽、咳脓痰、胸部疼痛、气促。体格检查:精神萎靡,四肢末梢凉,体温36.8℃,血压81/51 mmHg,脉搏细弱,左下肺闻及湿啰音。该病人目前最可能的问题是
A. 胸膜炎并感染性休克
B. 肺炎并感染性休克
C. 肺脓肿并感染性休克
D. 急性胆道感染并感染性休克
E. 急性胰腺炎并感染性休克

9-129* 病人,男性,71岁。因肺炎链球菌肺炎住院。体格检查:体温40.2℃,脉搏细弱,血压89/59 mmHg。在观察病人病情时需特别警惕发生下列哪种情况
A. 晕厥　　　B. 昏迷
C. 心律失常　D. 休克
E. 惊厥

9-130 病人,男性,73岁。患大叶性肺炎,左侧胸部疼痛。体格检查:胸部不对称,左侧呼吸运动减弱。该病人采取的体位应是
A. 健侧卧位　B. 患侧卧位
C. 平卧位　　D. 半坐卧位
E. 仰卧位

9-131* 病人,女性,61岁。于务农时淋雨受凉后突发高热、寒战、胸部疼痛、咳嗽、气促、咳铁锈色痰。体格检查:右下肺有实变体征及湿啰音。该病人治疗用药应首选
A. 安乃近　　B. 地塞米松
C. 青霉素　　D. 氨基糖苷类
E. 氨茶碱

9-132 病人,男性,69岁。高热、寒战、咳嗽、咳痰2天入院,入院后次日病人出现体温下降,四肢湿冷,血压下降,临床诊断为休克型肺炎。以下抢救休克型肺炎的用药原则中错误的是

A. 联合使用抗生素
B. 尽可能通过静脉给药
C. 早期扩充血容量
D. 酌情应用血管活性药
E. 禁用糖皮质激素

9-133* 病人,男性,66岁。高热、寒战、咳嗽并伴右侧胸痛3天。体格检查:血压80/50 mmHg,心率120次/分。胸部X线检查显示右肺下叶大片状致密影。血常规检查示:白细胞计数增高,中性粒细胞计数增高。该病人最可能感染的病原体为
A. 肺炎支原体 B. 肺炎链球菌
C. 流感病毒   D. 厌氧菌
E. 结核分枝杆菌

9-134 病人,女性,65岁。高血压病病史6年,一直通过运动和饮食等非药物方法进行治疗。病人在治疗中,每日食盐摄入量应限制在约
A. 15 g   B. 12 g
C. 9 g   D. 5 g
E. 1 g

9-135 病人,女性,61岁。高血压病病史13年。以下该病人不宜选用的食用油是
A. 花生油   B. 猪油
C. 大豆油   D. 玉米油
E. 橄榄油

9-136 病人,男性,66岁。高血压病病史5年,血压150/98 mmHg。针对该病人的饮食护理原则是
A. 低盐
B. 严格限制饮水量
C. 低钾
D. 低糖
E. 高脂肪

9-137 病人,男性,63岁。因头痛、头晕就医,测得血压为165/105 mmHg,有高血压家族史。诊断为原发性高血压。以下属于原发性高血压急症的首选降压

药是
A. 硝普钠   B. 氢氯噻嗪
C. 硝苯地平   D. 普萘洛尔
E. 缬沙坦

9-138 病人,女性,65岁。原发性高血压病病史10年,慢性支气管炎病史6年。在治疗高血压时应避免使用
A. 中效利尿剂
B. 钙通道阻滞剂
C. β受体阻滞剂
D. 血管紧张素转换酶抑制剂
E. 血管紧张素Ⅱ受体拮抗剂

9-139 病人,男性,63岁。因近日睡眠不好、头晕、有时步态不稳而就诊,检查后发现血压高,既往有过高血压情况,开始进行药物治疗。以下不属于高血压一线降压药的是
A. α受体阻滞剂
B. β受体阻滞剂
C. 钙通道阻滞剂
D. 血管紧张素转换酶抑制剂
E. 血管紧张素Ⅱ受体拮抗剂

9-140 病人,男性,68岁。头晕、心悸2年有余,加重3天就诊。体格检查:血压181/101 mmHg。诊断为原发性高血压,给予降压治疗后,病人出现头痛、面部潮红。考虑是下列何种药物的不良反应
A. 氢氯噻嗪   B. 硝苯地平
C. 卡托普利   D. 缬沙坦
E. 美托洛尔

9-141 病人,男性,60岁。血压139/90 mmHg,自诉平时工作紧张,时常出现头痛、头晕。应给予病人的指导措施为
A. 放松心情,合理休息
B. 服用降压药
C. 严格控制饮水量
D. 加强锻炼,提倡高强度运动
E. 清淡饮食

9-142 病人,男性,63岁。高血压病病史16年,测得血压为146/96 mmHg。根据我国采用的血压分级标准,该病人的血压水平分级应当属于
A. 正常血压
B. 正常高值
C. 1级高血压
D. 2级高血压
E. 单纯收缩期高血压

9-143 病人,男性,65岁。高血压病病史5年,诊断为1级高血压。该病人的血压范围是
A. 收缩压<120 mmHg 和（或）舒张压<80 mmHg
B. 收缩压<130 mmHg 和（或）舒张压<85 mmHg
C. 收缩压140～159 mmHg 和（或）舒张压90～99 mmHg
D. 收缩压130～139 mmHg 和（或）舒张压85～89 mmHg
E. 收缩压160～179 mmHg 和（或）舒张压100～109 mmHg

9-144 病人,女性,68岁。高血压病病史5年,近日血压控制不佳,来院就诊。护士对病人进行健康教育,说明引起高血压的原因不包括
A. 长期焦虑
B. 长期吸烟
C. 长期精神紧张
D. 长期处于环境噪音
E. 长期素食

9-145 病人,女性,71岁。高血压病病史6年,反复来院就诊,病人始终未能理解自己为何会患高血压。护士对其进行健康教育时,讲解引起原发性高血压的发病因素中不包括的因素是
A. 性别
B. 遗传因素
C. 长期摄入过多钠盐
D. 长期处于紧张焦虑状态
E. 体重超重

9-146 病人,男性,66岁。患高血压病多年,最近1年血压常为185/115 mmHg左右。根据我国采用的血压分级标准,该病人的血压水平分级应当属于
A. 1级高血压   B. 2级高血压
C. 3级高血压   D. 恶性高血压
E. 高血压危象

9-147 病人,男性,75岁。近1年来血压升高较快,伴头痛、头晕、心悸、多汗等,6天前病人出现视物模糊。体格检查:血压260/124 mmHg,心率181次/分,心浊音界向左下扩大。该病人的诊断可能是
A. 1级高血压   B. 2级高血压
C. 3级高血压   D. 高血压脑病
E. 高血压危象

9-148 病人,男性,68岁。患高血压病16年,下列与高血压发病不相关的因素是
A. 遗传因素
B. 自身免疫缺陷
C. 长期过度精神紧张
D. 体重超重
E. 长期高盐饮食

9-149 病人,男性,65岁。今以高血压脑病急诊收入院,既往有高血压病病史8年。下列不符合高血压脑病临床表现特点的是
A. 剧烈头痛   B. 血尿、蛋白尿
C. 意识模糊   D. 恶心、呕吐
E. 烦躁

9-150 病人,男性,70岁。高血压病病史9年,血压一直控制不佳,来院就诊。关于高血压的主要并发症,不包括以下哪种
A. 高血压性心脏病
B. 糖尿病
C. 冠心病

D. 慢性肾衰竭
E. 急性心血管疾病

9-151 病人,男性,66岁。间断性活动时憋喘2年,近日加重,剧烈运动即感喘憋,有夜间憋醒。既往高血压病病史9年余,糖尿病病史5年余。体格检查:血压150/100 mmHg,心率76次/分,律齐,双肺呼吸音清。病人经药物治疗症状好转,为改善预后需要长期服用的药物是
A. 洋地黄类药物
B. 肾上腺素能受体激动剂
C. 磷酸二酯酶抑制剂
D. 利尿剂
E. 血管紧张素转换酶抑制剂

9-152* 病人,男性,68岁。高血压病病史10年。关于该病人的饮食护理,下列错误的是
A. 控制能量的摄入,提倡吃复合糖类
B. 以不饱和脂肪酸和亚油酸为主
C. 多进食高蛋白
D. 进食含钾、钙丰富而钠低的食品
E. 严格控制盐的摄入量

9-153* 病人,男性,81岁。高血压病病史30年,收缩压161 mmHg,舒张压71 mmHg。该病人脉压异常的最可能原因是
A. 动脉瓣关闭不全
B. 大动脉管壁硬化
C. 心功能不全
D. 甲状腺功能亢进
E. 肾功能不全

9-154* 病人,男性,73岁。高血压病病史20年。关于原发性高血压的并发症,以下叙述中不正确的是
A. 眼底病变与高血压的严重程度直接有关
B. 心、脑、肾等器官是主要受累脏器
C. 恶性高血压以脑并发症最为突出
D. 脑卒中的发病率比心肌梗死高5倍左右
E. 高血压脑病症状的出现可能与脑水肿有关

9-155 病人,男性,66岁。患原发性高血压多年,今日突然血压升至230/130 mmHg,伴剧烈头痛、恶心、呕吐、抽搐及嗜睡。此时应当考虑发生了
A. 高血压危象
B. 高血压脑病
C. 短暂性脑缺血发作
D. 脑栓塞
E. 脑出血

9-156 病人,女性,63岁。高血压病病史10年,血压146/97 mmHg。以下护理措施中错误的是
A. 服用药物,尽快将血压降至较低水平
B. 洗澡时水温不宜过高
C. 改变体位时动作宜缓慢
D. 恶心、头晕时协助其平卧并抬高下肢
E. 保持大便通畅

9-157 病人,男性,68岁。高血压病病史10年,今日出现剧烈头痛、心悸、多汗、面色苍白,血压221/124 mmHg,心率121次/分。为避免病人受伤,以下护理措施中不应包括
A. 病人出现头晕、目眩、耳鸣等症状时应卧床休息
B. 上厕所时不需要他人陪伴
C. 将呼叫器放到病人易取的地方
D. 避免精神紧张焦虑
E. 避免突然改变体位

9-158* 病人,男性,71岁。高血压病病史22年,糖尿病病史16年。平时血压控制在收缩压161～170 mmHg,舒张压101～109 mmHg之间。该病人的高血压危险度分层属于
A. 无危险组   B. 低度危险组

C. 中度危险组　　D. 高度危险组
E. 极高危险组

9-159* 病人,女性,63 岁。高血压病合并冠心病。该病人的血压应控制在
A. 130/80 mmHg
B. 130/85 mmHg
C. 135/85 mmHg
D. 140/90 mmHg
E. 150/90 mmHg

9-160* 病人,女性,73 岁。高血压病病史 12 年。今日服用降压药物后出现头晕、恶心、乏力。体格检查:血压 112/71 mmHg,心率 108 次/分。针对该病人目前最主要的处理措施是
A. 心电监护
B. 注射止吐剂
C. 吸氧
D. 立即加服降压药物
E. 安置头低足高位

9-161* 病人,男性,72 岁。身高 169 cm,体重 81 kg。高血压病病史 23 年。为控制病人体重,以下采取的措施中不应包括的是
A. 制订个体化膳食方案
B. 监测体重变化
C. 药物减肥
D. 规律适量运动
E. 合理饮食

9-162* 病人,男性,66 岁。高血压病病史 1 年,体态肥胖,无吸烟、饮酒嗜好。为减轻病人的体重,以下最适宜的运动是
A. 散步　　　　B. 负重跑步
C. 冬泳　　　　D. 攀岩
E. 跳绳

9-163 病人,女性,68 岁。身材肥胖。近来发现血压升高,收缩压在 161~170 mmHg,舒张压在 92~100 mmHg 之间,伴有头痛。检查血脂正常,心、肾无异常发现,有眼底动脉硬化。母亲有高血压病和糖尿病。该病人的高血压危险分层属于
A. 无任何危险　　B. 低危
C. 中危　　　　　D. 高危
E. 很高危

9-164 病人,男性,76 岁。有间断活动时憋喘 2 年,近期加重,重体力活动即感喘憋,有夜间憋醒。既往高血压病病史 8 年余,糖尿病病史 4 年余。体格检查:血压 150/100 mmHg,心率 73 次/分,律齐,双肺呼吸音清。病人经药物治疗症状好转,为改善预后需要长期服用的药物是
A. 洋地黄类药物
B. 肾上腺素能受体激动剂
C. 磷酸二酯酶抑制剂
D. 排钾利尿剂
E. 血管紧张素转换酶抑制剂

9-165* 病人,女性,76 岁。高血压病病史 25 年。收缩压 165 mmHg,舒张压 73 mmHg。该病人脉压异常的最可能原因是
A. 甲状腺功能亢进
B. 大动脉管壁硬化
C. 肾功能不全
D. 动脉瓣关闭不全
E. 心功能不全

9-166* 病人,女性,61 岁。头痛、头晕 1 周。自感恶心,未出现呕吐。既往有支气管哮喘、痛风病史。体格检查:血压 161/83 mmHg,心率 53 次/分,律齐。该病人宜首选的降压药物是
A. 氨氯地平
B. 卡维地洛
C. 维拉帕米
D. 美托洛尔
E. 氢氯噻嗪

9-167* 病人,男性,64 岁。陈旧性心肌梗死病史 5 年,高血压病病史 6 年。体格

检查:血压 150/95 mmHg,心率 92 次/分。降压治疗宜首选

A. α受体阻滞剂
B. β受体阻滞剂
C. 利尿剂
D. 二氢吡啶类钙通道阻滞剂
E. 神经节阻断剂

9-168* 病人,男性,71 岁。高血压病病史 5 年,糖尿病病史 3 年,血清肌酐正常。该病人的降压治疗宜首选的药物是

A. 噻嗪类利尿剂
B. α受体阻滞剂
C. 血管紧张素转换酶抑制剂
D. 二氢吡啶类钙通道阻滞剂
E. β受体阻滞剂

9-169 病人,男性,66 岁。今日突然出现心前区疼痛伴大汗 2 小时,送医急诊。心电图检查示:$V_1 \sim V_5$ 导联出现 Q 波,ST 段弓背向上抬高,诊断为急性心肌梗死。应用阿替普酶治疗,其作用是

A. 调节心肌细胞离子代谢
B. 改善心肌微循环
C. 溶解冠状动脉内的粥样斑块
D. 纠正心律失常
E. 溶解冠状动脉内血栓

9-170 病人,男性,63 岁。突发急性心肌梗死,出现心尖区收缩期杂音,无震颤,心力衰竭明显加重。以下最可能的原因是

A. 左心室扩大,导致二尖瓣相对关闭不全
B. 心率增快
C. 合并感染性心内膜炎
D. 室间隔穿孔
E. 乳头肌断裂或功能失调

9-171 病人,男性,63 岁。高血压病病史 10 年,今日发生广泛前壁急性心肌梗死 3 小时入院。下列情况中提示病人不能溶栓治疗的是

A. 发生室性期前收缩
B. 血压 188/110 mmHg
C. 2 年前做过阑尾手术
D. 并发急性左心衰竭
E. 年龄过大

9-172 病人,女性,66 岁。因发生心肌梗死,卧床 4 周,今日护士为病人床上清洗头发,突然病人剧烈胸痛、脸色苍白、心悸、出冷汗。此时护士应立刻

A. 请家属协助一起洗发
B. 加快速度完成洗发
C. 边洗发边通知医生
D. 鼓励病人再坚持片刻
E. 停止操作,让病人平卧、吸氧,并与医生联系

9-173 病人,男性,66 岁。因心前区压榨样疼痛 3 小时余,伴冷汗、恐惧来院就诊。护士收集资料,以下最有利于评估病情的是

A. 吸烟史
B. 家族史
C. 日常饮食习惯
D. 心绞痛病史
E. 从事的职业

9-174 病人,男性,71 岁。高血压病病史 22 年,今日突然出现心前区剧烈疼痛并向左肩内侧放射,舌下含服硝酸甘油后疼痛不能缓解。该病人 24 小时内应当禁用的药物是

A. β受体阻滞剂
B. 钙通道阻滞剂
C. 硝酸酯类药物
D. 洋地黄类药物
E. 非甾体抗炎药

9-175 病人,女性,70 岁。冠心病病史 5 年,去年曾出现心肌梗死,经抢救后病情稳定。平时喜食荤菜,经常出现便秘。护士为病人讲解预防便秘的常识,以下病人复述的内容中需纠正的是

A. 养成规律解便习惯,每日定时解便1次
B. 适当下床活动
C. 多进食蔬菜、水果
D. 适量摄取油脂食物
E. 每晚睡前使用开塞露通便

9-176 病人,男性,68岁。今晨买菜回家途中突感胸骨后压榨性疼痛,出冷汗,含服硝酸甘油并休息后疼痛仍不能缓解。该病人目前最可能的诊断是
A. 高血压性心脏病
B. 稳定型心绞痛
C. 病毒性心肌炎
D. 急性心肌梗死
E. 充血性心力衰竭

9-177 病人,女性,68岁。高血压病病史10年,期间一直间断服用降压药,血压时高时低,3小时前心前区持续剧烈疼痛,伴冷汗,来院急诊。经心电图检查,确诊为急性心肌梗死,1小时后病人出现呼吸困难,双肺布满湿啰音,心率113次/分,律齐。此时首先考虑病人的病情变化是
A. 急性左心衰竭
B. 再次心肌梗死
C. 高血压危象
D. 严重心肌缺血
E. 肺血栓栓塞

9-178 病人,男性,62岁。今晨突发心前区剧烈疼痛1小时,伴大汗,给予硝酸甘油舌下含服,症状不能缓解。能确诊心肌梗死的检查是
A. 淋巴细胞检测
B. 血细胞沉降率
C. C反应蛋白
D. 中性粒细胞
E. 肌酸磷酸激酶

9-179 病人,男性,66岁。因突发胸骨后闷痛2小时入院。心电图检查示急性广泛前壁心肌梗死。住院当夜,病人出现面色苍白、皮肤湿冷、脉搏细弱。应考虑
A. 心源性休克
B. 急性肺水肿
C. 并发脑栓塞
D. 心律失常
E. 心肌梗死后综合征

9-180 病人,女性,69岁。今晨突发心前区压榨性疼痛,舌下含服硝酸甘油后未缓解症状。入院经检查,确诊该病人为急性心肌梗死。该病人最早出现、最突出的症状是
A. 心源性休克   B. 心力衰竭
C. 心前区疼痛   D. 心律失常
E. 少尿或无尿

9-181 病人,男性,68岁。诊断为稳定型心绞痛。典型心绞痛的疼痛性质为
A. 针刺样痛
B. 持续性剧痛
C. 牵涉痛
D. 电击样痛
E. 压迫、发闷、紧缩性痛

9-182 病人,女性,69岁。3年前确诊不稳定型心绞痛,近2个月来心绞痛发作频繁。以下属于诱发心绞痛因素的是
A. 剧烈体力劳动   B. 情绪激动
C. 饱餐   D. 寒冷
E. 以上均是

9-183 病人,男性,66岁。冠心病病史3年,近3天出现胸部疼痛,自认为患心绞痛而入院就诊。护士应告知病人心绞痛发作的最典型部位是
A. 胸骨后   B. 剑突附近
C. 左肩   D. 心尖区
E. 左臂内侧

9-184 病人,女性,67岁。高血压病病史7年,糖尿病病史5年,既往无心绞痛病史。近来出现发作性胸闷、胸痛,以

胸骨后最为明显。医生嘱其胸痛发作时可舌下含服硝酸甘油。护士应告知病人,该药含服后的起效时间是
A. 1～2 分钟
B. 3～5 分钟
C. 5～10 分钟
D. 15～20 分钟
E. 20～30 分钟

9-185* 病人,男性,73 岁。今日因情绪激动,下颌及颈部有紧缩性发闷感,舌下含服硝酸甘油后逐渐缓解。考虑为
A. 短暂性脑缺血发作
B. 颈椎病
C. 急性咽喉炎
D. 心绞痛
E. 心功能不全

9-186 病人,女性,61 岁。入院急诊时主诉胸部疼痛,疼痛性质呈压榨性,位于心前区及胸骨后,并向左肩部放射。经心电图检查,诊断为稳定型心绞痛。下列不属于本病诱因的是
A. 剧烈运动
B. 受凉
C. 饱餐
D. 情绪过度激动
E. 服用降血压药物

9-187 病人,女性,65 岁。今晨因心前区及胸骨后压榨性疼痛,并向左肩放射,来院就诊。经心电图检查,诊断为稳定型心绞痛,以下属于引起本病原因的是
A. 高龄
B. 血压增高
C. 冠状动脉狭窄或痉挛
D. 性别
E. 吸烟

9-188 病人,男性,71 岁。心绞痛病史 10 年。该病人饮食护理原则中不包括的是
A. 低盐
B. 低脂
C. 戒烟、戒酒
D. 低纤维素
E. 易消化食物

9-189 病人,男性,70 岁。既往有心绞痛病史 12 年,今日因胸部疼痛来院就诊。以下鉴别急性心肌梗死与心绞痛的可靠依据是
A. 疼痛持续时间达 10 分钟以上
B. 面色苍白,出冷汗
C. 疼痛部位在胸骨后
D. 心电图见 T 波倒置
E. 心电图见病理性 Q 波

9-190* 病人,男性,68 岁。今日因急性心肌梗死送院急诊,检查后行溶栓治疗。下列病情观察中最重要的是观察病人
A. 排便形态
B. 尿量
C. 有无呼吸抑制
D. 有无出血倾向
E. 精神状态

9-191* 病人,男性,68 岁。突发急性心肌梗死,住院治疗。以下护理措施中不妥的是
A. 静脉输液速度宜慢
B. 急性期绝对卧床休息
C. 限制探视
D. 给氧 3～4 L/min
E. 如有便秘,给予硫酸镁导泻

9-192* 病人,女性,68 岁。某护士巡视病房时,发现该病人突然出现抽搐、意识丧失、颈动脉触诊无搏动。此时首要的急救措施是
A. 心内注射肾上腺素
B. 高浓度吸氧
C. 电击复律
D. 胸外心脏按压
E. 心前区叩击

9-193* 病人,男性,71 岁。冠心病史 12 年。近 1 个月来,频繁发作心前区不适,舌下含服硝酸甘油症状不能缓解,疑为急性心肌梗死。此时最具诊断意义的

检查是

A. 血常规 B. 尿常规
C. 胸部X线 D. 心脏彩超
E. 心电图

9-194* 病人,男性,62岁。吸烟16年,每天约2包。从临床预防心血管疾病的角度看,该病人应首选的检查是

A. 肝功能 B. 血常规
C. 冠状动脉造影 D. 血脂
E. 超声心动图

9-195* 病人,男性,68岁。近1年来常于剧烈活动或寒冷时出现发作性剑突下疼痛,向咽部放射,持续数分钟后可自行缓解。近2周来疼痛发作频繁,有时夜间睡眠中发作。2小时来疼痛剧烈,不能缓解,向胸部及后背部放射,伴憋闷、大汗。首先考虑该病人的诊断是

A. 主动脉夹层分离
B. 自发性气胸
C. 急性胰腺炎
D. 急性肺动脉栓塞
E. 急性心肌梗死

9-196* 病人,男性,66岁。近1年来间断出现活动时胸闷,休息时可缓解。体格检查:血压133/84 mmHg,心率70次/分,心脏各瓣膜区未闻及杂音。以下最有助于明确诊断的检查是

A. 放射性核素静态心肌造影
B. 动态心电图
C. 超声心动图
D. 心电图运动负荷试验
E. 胸部X线

9-197* 病人,男性,69岁。反复胸痛5天,劳累时发作。休息15分钟或含服硝酸甘油1分钟后可缓解,每天发作3~5次。既往糖尿病病史12年。针对病人情况,不适宜立即进行的检查是

A. 动态心电图

B. 静息心电图
C. 冠状动脉造影
D. 心电图运动负荷试验
E. 超声心动图

9-198* 病人,男性,68岁。反复胸痛5天,常于劳累时发作。确定冠状动脉狭窄部位和严重程度的最佳检查是

A. 心电图 B. 胸部X线
C. 超声心动图 D. 动态心电图
E. 冠状动脉造影

9-199 病人,男性,67岁。反酸、胃灼痛3个月,间断出现胸痛、咳嗽,无吞咽困难。针对该病人情况,首先考虑的诊断是

A. 消化性溃疡
B. 胃食管反流病
C. 食管癌
D. 贲门失弛缓症
E. 腹膜炎

9-200* 病人,女性,68岁。反酸、胃灼痛、上腹胀4年余。以下检查对明确诊断有帮助的是

A. 消化道造影
B. 心电图
C. 质子泵抑制剂试验治疗
D. CT检查
E. 幽门螺杆菌检测

9-201* 病人,男性,68岁。近半年出现胃灼痛,无吞咽困难。胃镜检查提示慢性浅表性胃炎。为进一步明确诊断,应进行的检查是

A. 24小时食管pH值监测
B. 食管脱落细胞学检查
C. 胸部CT
D. 食管钡剂造影
E. 动态心电图

9-202* 病人,女性,75岁。近1年来间断出现胸骨后疼痛、反酸、胃灼痛。饮酒后上述表现加重。体格检查:体温36.5℃,心率80次/分,呼吸18次/分,血压

120/80 mmHg；浅表淋巴结未触及肿大，双肺呼吸音清，未闻及干、湿啰音，心律齐，腹软，全腹无压痛及反跳动。胃镜检查提示：食管下段可见长约0.5 cm 纵行黏膜破损。该病人首选的治疗药物是

A. 碳酸氢钠　　B. 奥美拉唑
C. 枸橼酸铋钾　D. 硫糖铝
E. 莫沙必利

9-203 病人，男性，68岁。反流性食管炎 6 年。以下治疗反流性食管炎效果最好的药物是

A. 苯海拉明　　B. 糖皮质激素
C. 兰索拉唑　　D. 雷尼替丁
E. 异丙嗪

9-204 病人，男性，61岁。近 3 年来出现进行性排尿困难，夜尿次数增多，入院检查，直肠指诊发现前列腺明显增大。应首先考虑

A. 输尿管结石　B. 膀胱肿瘤
C. 前列腺增生　D. 膀胱结石
E. 膀胱结核

9-205 病人，男性，68岁。因前列腺增生收治入院。该病最典型的症状是

A. 尿频、尿急
B. 进行性排尿困难
C. 尿潴留
D. 充盈性尿失禁
E. 无痛性肉眼血尿

9-206 病人，男性，71岁。前列腺增生病史 8 年，3 小时前病人饮酒后出现不能排尿，急诊以"前列腺增生、急性尿潴留"收入院。此时，护士应首选的处理方法是

A. 热敷，按摩下腹部
B. 留置导尿
C. 膀胱穿刺抽尿
D. 膀胱造口
E. 改变病人体位

9-207 病人，男性，67岁。良性前列腺增生病史 3 年，日常无明显症状，无残余尿。该病人目前主要的治疗是

A. 密切观察，定期复查
B. 激光治疗
C. 手术治疗
D. 药物治疗
E. 放置前列腺尿道支架

9-208 病人，男性，68岁。既往有糖尿病病史，3 年前确诊前列腺增生，近半年来出现进行性排尿困难。决定对其是否进行手术治疗的重要指标是

A. 存在少量血尿
B. 偶有尿频
C. 轻度排尿困难
D. 残留尿量大于 200 ml
E. 并发膀胱结石

9-209 病人，男性，68岁。近 1 年来出现排尿困难，夜尿增多。入院诊断为前列腺增生。行 B 超检查除进一步明确诊断外，还要确定

A. 血尿的程度
B. 尿频的程度
C. 排尿困难的程度
D. 有否尿潴留
E. 残余尿量的多少

9-210 病人，男性，66岁。5 年前确诊良性前列腺增生，近 3 年来出现进行性排尿困难。与该病人前列腺增生相关的因素有

A. 每日饮水量不足
B. 长期便秘
C. 尿路感染
D. 尿路结石
E. 男性激素代谢异常

9-211 病人，男性，69岁。患尿毒症。该病人常出现厌食、恶心、呕吐、腹泻等临床表现，最主要原因是

A. 高磷低钙

B. 缺铁性贫血

C. 严重水、钠潴留

D. 低白蛋白血症

E. 氮质代谢产物经消化道排出

9-212 病人,男性,71岁。高血压病病史20年,近3天出现明显水肿,尿量每天400 ml。入院诊断为高血压并发肾衰竭(尿毒症)。尿毒症累及呼吸系统不会出现

A. 酸中毒深大呼吸

B. 尿毒症性胸膜炎

C. 尿毒症性肺炎

D. 尿毒症性支气管炎

E. 尿毒症性肺气肿

9-213 病人,女性,69岁。患尿毒症。该病人的饮食护理指导原则中不包括

A. 限制高磷食物

B. 鼓励多饮水,补充钾

C. 补充维生素

D. 宜摄入高蛋白食物

E. 补充足够能量,主食以小麦淀粉为宜

9-214* 病人,男性,69岁。发热、咳黄脓痰10天,水肿伴恶心、呕吐、呼吸困难7天,2天前突发抽搐、昏迷。IgA肾病病史8年。体格检查:血压181/112 mmHg,心率120次/分;贫血貌,深大呼吸,双肺中下野闻及湿啰音,双下肢水肿。血红蛋白67 g/L,血肌酐1325 μmol/L。当前最有效的治疗措施是

A. 血液透析

B. 大剂量利尿剂

C. 输浓缩红细胞

D. 降低血压

E. 积极抗感染

9-215* 病人,女性,66岁。慢性肾衰竭病史6年。近10天来水肿加重,伴恶心、呕吐、呼吸困难。体格检查:体温38.3℃,血压183/103 mmHg;心前区可闻及心包摩擦音。血红蛋白65 g/L,血尿素氮28.9 mmol/L,肌酐879.9 μmol/L。以下治疗措施中错误的是

A. 血液透析

B. 抗感染

C. 利尿

D. 快速补充血容量

E. 控制血压

9-216 病人,男性,61岁。肾梗阻伴慢性肾衰竭病史3年。下列符合慢性肾衰竭皮肤症状的表现是

A. 皮肤红斑

B. 皮肤瘙痒

C. 皮肤弥漫性黑色素沉着

D. 皮肤溃疡

E. 皮肤粗糙,易皲裂

9-217 病人,男性,62岁。7年前出现眼睑水肿,因不伴有其他症状,所以未就医。3个月前,出现尿量减少,水肿明显。入院治疗,诊断为尿毒症终末期。该病人发生高血钾症的主要原因不包括

A. 进食水果多

B. 排尿量少

C. 使用保钾利尿药

D. 呕吐、腹泻

E. 输入库存血

9-218 病人,男性,67岁。慢性肾衰竭病史7年,病情影响心血管系统。以下不属于该病对心血管系统损害的表现是

A. 心力衰竭

B. 低血压

C. 动脉粥样硬化

D. 尿毒症性心包炎

E. 高血压

9-219 病人,男性,71岁。确诊为慢性肾衰竭,住院时出现肢体肌无力、肠胀气、心律不齐。应考虑该病人出现

A. 高血钾　　B. 低血钾

C. 低血钠　　D. 高血钠

E. 高血钙

9-220 病人,女性,62岁。血糖增高,入院诊断为2型糖尿病。病人询问护士发病原因,以下与发病最为密切的相关因素是

A. 遗传或免疫因素
B. 作息不规律
C. 细菌或病毒感染
D. 饮食改变
E. 长期精神刺激

9-221* 病人,男性,68岁。2型糖尿病病史3年,以餐后血糖升高为主,医嘱增加阿卡波糖。该药物属于以下哪种口服降糖药物

A. 双胍类
B. α葡萄糖苷酶抑制剂
C. 格列奈类
D. 第1代磺脲类
E. 第2代磺脲类

9-222 病人,女性,68岁。患糖尿病,身材明显肥胖,无明显并发症。下列药物中更适合该病人的是

A. 胰岛素　　B. 阿卡波糖
C. 格列吡嗪　D. 吡格列酮
E. 二甲双胍

9-223 病人,女性,69岁。空腹血糖7.9mmol/L,服用格列喹酮控制血糖。该药物治疗糖尿病的主要机制是

A. 促进肌肉等外周组织摄取葡萄糖
B. 延缓从小肠吸收葡萄糖
C. 抑制糖异生
D. 直接刺激胰岛β细胞释放胰岛素
E. 恢复胰岛β细胞功能

9-224 病人,男性,65岁。糖尿病病史8年,身高173cm,体重83kg。"三多一少"症状不明显,血糖长期偏高,长期采用饮食控制和口服降血糖药物治疗,但血糖仍高。此时应当增加的措施为

A. 注射胰岛素

B. 辅助运动疗法
C. 应用糖皮质激素
D. 加大降糖药的剂量
E. 每日增加饮水量

9-225 病人,女性,71岁。糖尿病病史10年,饮食及药物控制血糖,效果不佳。护士对该病人做健康教育时,告知病人应进行体育锻炼,以下指导内容中不妥的是

A. 以有氧运动为佳
B. 切忌随意中断
C. 以自身不感到疲劳为度
D. 运动要适量
E. 保持高强度运动

9-226 病人,男性,66岁。糖尿病病史12年。询问护士可否多用药物,无需控制饮食,护士向病人解释饮食治疗的目的是

A. 调整饮食中糖的供给量
B. 降低血糖
C. 纠正糖代谢紊乱
D. 减轻胰岛细胞的负担
E. 以上均是

9-227 病人,女性,61岁。糖尿病病史10年,今晨突发糖尿病酮症酸中毒,经注射胰岛素及静脉滴注生理盐水后,血糖降低,失水纠正,尿量增加。此时最应注意防止出现

A. 低钠血症　　B. 低钾血症
C. 低钙血症　　D. 低磷血症
E. 低血糖

9-228 病人,女性,71岁。2型糖尿病病史9年。针对该病人肥胖,应采取的正确护理措施是

A. 要求病人尽可能卧床休息
B. 强制病人进行严格饮食控制
C. 饮食中减少粗纤维食物的摄入
D. 给予低能量、适当蛋白质、低盐饮食

E. 减少饮食量,增加饮水量

9-229* 病人,男性,62岁。身高171 cm,体重90 kg。初诊2型糖尿病3个月。实验室检查:空腹血糖7.6 mmol/L,餐后2小时血糖12.9 mmol/L,糖化血红蛋白7.6%。针对该病人的情况,目前首选的糖尿病治疗药物是
A. 瑞格列奈　　B. 二甲双胍
C. 格列本脲　　D. 吡格列酮
E. 阿卡波糖

9-230* 病人,男性,65岁。多饮、多尿、体重减轻3个月,颈后痛2周。体格检查:体温38.9℃,体重指数(BMI)29.5,神志清楚,颈后有巴掌大小的溃疡,表面有脓性分泌物。空腹血糖9.6 mmol/L,尿糖(+++),尿酮体(-)。外科清创换药和抗生素治疗的同时,为控制血糖,以下最应采取的治疗措施是
A. 应用胰岛素
B. 应用格列奈类降糖药
C. 应用双胍类降糖药
D. 应用α葡萄糖苷酶抑制剂
E. 单纯饮食控制和运动

9-231* 病人,男性,69岁。糖尿病病史12年,每日皮下注射胰岛素治疗,每日进餐规律。近来查空腹血糖13.3~14.9 mmol/L,餐后2小时血糖7.5~8.7 mmol/L。关于病人出现早晨空腹高血糖,以下最可能的情况是
A. Somogyi效应或黎明现象
B. 晚餐进食过少
C. 未联合使用口服降糖药物
D. 餐后血糖控制不佳
E. 体内存在胰岛素抵抗

9-232 病人,女性,66岁。5年前确诊糖尿病,口服降糖药物治疗效果不佳,医生建议使用胰岛素治疗。指导病人使用胰岛素时注意事项不包括
A. 药品宜室温保存

B. 注射时间要准确
C. 使用剂量要准确
D. 选择适宜部位并轮流更换
E. 用药后需注意低血糖反应

9-233* 病人,男性,71岁。糖尿病病史16年,今日注射普通胰岛素1.5小时后方进餐,此时该病人出现头晕、心悸、多汗、饥饿感。病人可能发生的病情变化是
A. 糖尿病酮症酸中毒早期
B. 低血糖反应
C. 心绞痛
D. 胰岛素过敏
E. 高渗性糖尿病昏迷先兆

9-234 病人,女性,68岁。糖尿病病史12年,第1次使用胰岛素治疗,2个月来一直在右侧肩部位置注射。该部位可能会出现的情况是
A. 肩部疼痛感
B. 肩部皮肤发麻感
C. 高渗性昏迷
D. 皮下脂肪萎缩
E. 局部皮疹

9-235 病人,女性,68岁。糖尿病病史16年,1个月前出现左足部溃疡后好转。护士对该病人进行足部护理,下列护理措施中不正确的是
A. 勤换鞋袜
B. 注意足部保暖
C. 预防足部外伤
D. 皮肤瘙痒时可以挠抓
E. 溃疡处定期换药

9-236 病人,男性,63岁。患糖尿病多年,近日因外出旅游导致用药不规律,出现恶心、呕吐,怀疑糖尿病酮症酸中毒。下列检查结果中最支持该诊断的是
A. 空腹血糖升高
B. 尿糖阳性
C. 餐后血糖增高
D. 血酮升高,尿酮阳性

E. 血 pH 值降低

9-237 病人,男性,67 岁。糖尿病病史 12 年,检查显示动脉血管粥样硬化严重。以下不属于常见受累的血管部位是
A. 冠状动脉　　B. 脑动脉
C. 上肢动脉　　D. 下肢动脉
E. 肺动脉

9-238 病人,男性,68 岁。糖尿病病史 12 年,近 3 年来视物逐渐模糊,最近 3 个月来严重到失明。出现该症状的最主要原因是
A. 脑动脉供血不足
B. 脑出血
C. 眼底出血
D. 视网膜病变
E. 虹膜睫状体病变

9-239 病人,女性,68 岁。10 年前确诊糖尿病,血糖控制不理想。该病人合并失明及肾衰竭的主要原因是
A. 小静脉病变　　B. 大静脉病变
C. 微血管病变　　D. 小动脉病变
E. 大动脉病变

9-240 病人,女性,64 岁。临床症状不明显,测得空腹血糖 6.9 mmol/L,疑诊为糖尿病。确诊糖尿病需做的检查是
A. 尿糖测定
B. 空腹血胰岛素测定
C. 空腹血糖测定
D. 葡萄糖耐量试验
E. 糖化血红蛋白测定

9-241 病人,女性,66 岁。2 型糖尿病病史 12 年。该病人想了解自己血糖控制情况,护士建议该病人进行的检查是
A. 空腹血糖
B. 餐后血糖
C. 糖化血红蛋白
D. 葡萄糖耐量试验
E. 尿糖定性试验

9-242 病人,男性,70 岁。空腹血糖 7.3 mmol/L。为进一步明确诊断,以下检查结果中可作为主要依据的是
A. 餐前 0.5 小时血糖升高
B. 餐后 0.5 小时血糖升高
C. 餐后 1 小时血糖升高
D. 餐后 1.5 小时血糖升高
E. 餐后 2 小时血糖升高

9-243 病人,女性,68 岁。糖尿病病史 15 年,今晨出现酮症酸中毒,经抢救治疗后病情已稳定。针对该病人情况,护士对病人做的健康宣讲中不包括
A. 应用口服降糖药的注意事项
B. 掌握饮食的具体方法
C. 掌握血糖的测定方法
D. 掌握注射胰岛素的方法
E. 停止一切活动,卧床休养

9-244* 病人,女性,66 岁。糖尿病病史 10 年,昨日出现酮症酸中毒。该病人所排出的尿液中可能含有的气味是
A. 烂苹果味　　B. 蒜味
C. 农药味　　　D. 苦杏仁味
E. 氨臭味

9-245* 病人,女性,68 岁。最近入院确诊 2 型糖尿病,需注射胰岛素。出院时护士对该病人进行健康教育时,对病人自行注射胰岛素的指导中,以下不正确的是
A. 行皮下注射,进针角度呈 90°
B. 不可在皮肤有瘢痕或硬结处注射
C. 进针后不能有回血
D. 可在上臂三角肌下缘处注射
E. 注射区皮肤要进行消毒

9-246* 病人,男性,68 岁。2 型糖尿病病史 10 年,一直口服二甲双胍,1 周前感冒后自行停药,逐渐出现全身疲乏无力、口渴、多饮。近 2 天出现明显乏力、烦躁不安、胡言乱语等症状。1 天来食欲缺乏、恶心,无呕吐,未进食。体格检查:血压 141/91 mmHg,心率 105 次/

分,体型较胖,呈谵妄状态。尿糖(++++),酮体(+),血钠150mmol/L。根据该病人的状态,首先应考虑的情况是

A. 糖尿病酮症酸中毒
B. 低血糖昏迷
C. 糖尿病高渗高血糖综合征
D. 重症肺炎
E. 出血性脑卒中

9-247* 病人,男性,69岁。2型糖尿病病史18年。每日服用二甲双胍及格列齐特,糖尿病控制良好。近1个月来,自感乏力、体重下降4kg。肠镜检查发现直肠癌,拟行手术治疗。该病人围手术期糖尿病处理的方式为

A. 停口服降糖药,减少饮食量
B. 改用长效胰岛素
C. 改用短效胰岛素
D. 增强运动量,进一步减轻体重
E. 改用α-葡萄糖苷酶抑制剂

9-248* 病人,男性,73岁。2型糖尿病病史12年,高血压病病史9年,近2年来视物逐渐模糊,最近1年出现渐进性水肿。血压170/95mmHg,尿蛋白3.9g/24h,血肌酐189μmol/L,B超示双肾大小正常。该病人最可能出现的情况是

A. 急性肾小球肾炎
B. 急性肾衰竭
C. 原发性肾病综合征
D. 高血压肾损害
E. 糖尿病肾病

9-249 病人,男性,69岁。2型糖尿病病史15年,一直口服降血糖药物治疗,空腹血糖5.8mmol/L,餐后2小时血糖14.2mmol/L,糖化血红蛋白7.8%。2年前眼底检查可见微血管瘤和出血。近1个月来视力明显减退,眼底检查可见新生血管和玻璃体出血。目前糖尿病视网膜病变已进展为

A. Ⅱ期
B. Ⅲ期
C. Ⅳ期
D. Ⅴ期
E. Ⅰ期

9-250 病人,男性,76岁。高血压病病史33年,长期吸烟,平均每日1包烟,今晨突发脑出血入院。请问以下不属于脑出血诱因的是

A. 安静睡眠
B. 情绪激动
C. 气温急剧变化
D. 用力排便
E. 高强度体力劳动

9-251 病人,女性,66岁。高血压病病史20年,糖尿病病史12年,今日起床时发现右下肢瘫痪、口角歪斜,送医急诊。入院诊断为脑血栓形成。该病易发生于夜间安静休息状态时的最主要原因是

A. 晚餐过饱
B. 夜间气温较低
C. 血流缓慢,血液黏稠
D. 身体处于平卧姿势
E. 夜间血糖低

9-252 病人,女性,65岁。最近2年内出现4次突然说话不流利,每次约持续30分钟,第4次发作时伴有右侧肢体麻木。入院就诊,神经系统检查正常,疑为短暂性脑缺血发作。该病最常见的病因是

A. 血糖过高 B. 长期吸烟
C. 高血压 D. 动脉粥样硬化
E. 长期紧张焦虑

9-253 病人,女性,73岁。高血压病病史18年,今晨与邻居吵架后突然出现剧烈头痛、头晕、呕吐、意识障碍。送医急诊后,经CT检查诊断为脑出血。以下脑出血最常见的位置是

A. 脑干 B. 小脑
C. 内囊 D. 脑室

E. 脑桥

9-254 病人,女性,63岁。风湿性心脏病二尖瓣狭窄伴房颤病史8年,今晨醒来发觉左半身麻木,肢体活动不便,来院就诊。栓塞部位考虑是
A. 肾动脉　　B. 肺动脉
C. 脑动脉　　D. 冠状动脉
E. 上肢和下肢动脉

9-255 病人,男性,68岁。12年前确诊糖尿病,今日晚间情绪激动后出现酣睡,呼之不醒,即被家人送医院急诊。若要对该病人进行明确诊断,首选的检查为
A. X线颅骨平片　B. CT扫描
C. MRI　　　　D. 脑电图
E. 脑血管造影

9-256 病人,女性,69岁。高血压病病史22年,昨日中午突发剧烈头痛、口角歪斜、右侧肢体偏瘫。入院体格检查:血压192/122 mmHg,脉搏61次/分;右侧肢体肌张力Ⅲ级,大、小便失禁。该病人目前的首要问题是
A. 剧烈头痛　　B. 一侧肢体无力
C. 血压过高　　D. 大、小便失禁
E. 口角歪斜

9-257 病人,男性,68岁。某研究所科研项目主管。高血压病病史15年,近1年来因工作繁忙,未能规律服药。最近1个月来一直忙于科研工作。昨日中午情绪激动后突然晕倒,急诊入院。引起脑出血病人死亡的主要原因是
A. 颅内压增高导致脑疝
B. 高热
C. 血压突然降低
D. 应激性溃疡出血
E. 容易并发感染

9-258 病人,男性,69岁。高血压病病史20年,今日午休时突然出现头晕、头痛,血压181/102 mmHg,家人将其送入院,不久症状好转。入院诊断为短暂性脑缺血发作。该病人症状持续时间不超过
A. 1小时　　　B. 12小时
C. 24小时　　 D. 48小时
E. 96小时

9-259 病人,男性,66岁。晨起时觉上、下肢麻木,准备自行去厕所时,因左下肢无力而跌倒。病人神志清楚,左侧肢体瘫痪。此时应首先考虑
A. 基底节出血
B. 下肢血栓栓塞
C. 动脉粥样硬化性血栓性脑梗死
D. 蛛网膜下腔出血
E. 脑血肿

9-260 病人,男性,68岁。高血压病病史21年,昨夜和家人发生争执后突然昏迷,急诊入院,确诊为脑出血。请问以下不属于该类病人常见临床表现的是
A. 腰部以下肢体截瘫
B. 偏瘫
C. 头痛
D. 意识障碍
E. 尿失禁

9-261 病人,男性,71岁。16年前确诊高血压病,今日中午因情绪激动后突然倒地昏迷。体格检查:左侧上、下肢瘫痪,口角歪斜。该病人出现的情况应考虑为
A. 短暂性脑缺血发作
B. 脑栓塞
C. 动脉粥样硬化性血栓性脑梗死
D. 脑出血
E. 脑血栓形成

9-262 病人,女性,69岁。有风湿性心脏病病史12年,今晨醒来突感左侧上、下肢活动不便,不能自己下床。送医检查,发现该病人出现口角歪斜。此时应考虑

A. 出血性脑卒中
B. 脑栓塞
C. 脑血栓形成
D. 脑外伤
E. 短暂性脑缺血发作

9-263 病人,男性,68岁。有高血压病病史,某日与朋友一起野外登山,准备回家时,突发剧烈头痛、头晕、呕吐,左侧肢体活动障碍,行走不稳,随即出现意识障碍。该病人最可能发生的情况是
A. 内囊出血
B. 动脉粥样硬化性血栓性脑梗死
C. 短暂性脑缺血发作
D. 脑血栓形成
E. 高血压危象

9-264 病人,男性,66岁。高血压病病史12年,今日上午重体力劳动后突然出现头部剧烈疼痛,呕吐,意识障碍,大、小便失禁,家属将其送院急诊。体格检查:血压161/102 mmHg,意识障碍,左侧肢体张力减弱,感觉障碍,病理反射存在。该病人最可能的诊断为
A. 蛛网膜下腔出血
B. 脑血栓形成
C. 短暂性脑缺血发作
D. 脑出血
E. 脑梗死

9-265 病人,男性,69岁。15年前确诊高血压病,今晨起床排便时出现意识障碍、三偏征等内囊出血的表现。三偏征是指
A. 同侧偏身感觉障碍,同侧偏瘫,同侧同向偏盲
B. 对侧偏身感觉障碍,对侧偏瘫,对侧同向偏盲
C. 对侧偏身感觉障碍,对侧偏瘫,同侧同向偏盲
D. 对侧偏身感觉障碍,同侧偏瘫,同侧同向偏盲

E. 同侧偏身感觉障碍,同侧偏瘫,对侧同向偏盲

9-266 病人,女性,64岁。风湿性心脏病伴房颤病史6年,今日中午在做家务时突然发生右侧肢体活动不便等脑梗死的表现。该病的重要特点是
A. 多于夜间发病
B. 出血部位在内囊
C. 不存在意识障碍
D. 只感觉恶心,不出现呕吐
E. 血压常>220 mmHg

9-267 病人,男性,71岁。16年前确诊高血压病,今日下午因与家人争吵后突然倒地昏迷。体格检查:左侧上、下肢瘫痪,口角歪斜。以脑出血收入院。出血性脑卒中病人的主要治疗措施为
A. 抗凝治疗
B. 降低颅内压和控制血压
C. 控制感染
D. 肾上腺素治疗
E. 肾上腺皮质激素治疗

9-268 病人,女性,68岁。高血压病病史15年,今晨醒来突发左侧肢体无力,言语不流利,逐渐加重后急诊入院,诊断为脑梗死。该病人适用溶栓治疗的时间为发病后
A. 0.5小时内   B. 1小时内
C. 6小时内   D. 14小时内
E. 18小时内

9-269 病人,女性,69岁。风湿性心脏病伴房颤病史3年。今晨起床时突然摔倒,家人发现其口角歪斜、言语不利,病人自述右侧上、下肢麻木。送医院检查,神志清楚,右侧偏瘫,CT检查见脑部低密度影。该病人当前最主要的护理措施是
A. 记液体出入量
B. 密切观察病人生命体征变化
C. 输营养药

D. 心理护理,缓解焦虑情绪

E. 患侧肢体用冰袋冷敷

9-270 病人,男性,68岁。某公司主管,高血压病病史15年,近半年来因工作繁忙,未能规律服药。昨日中午情绪激动后突然晕倒,以脑出血急诊入院。对脑出血病人的饮食护理,以下措施中不正确的是

A. 可给予病人鼻饲流质

B. 伴胃出血者应采取胃肠外营养

C. 病人每天补液量控制在1 500 ml左右

D. 意识清醒者可采取喂食

E. 禁食

9-271 病人,男性,76岁。患动脉粥样硬化性血栓性脑梗死,今晨出现右侧上、下肢体瘫痪和口角歪斜。以下对该类病人的护理措施中错误的是

A. 取平卧位

B. 避免情绪激动

C. 头部用冰袋冷敷

D. 可采取鼻饲流食

E. 注意肢体保暖

9-272 病人,男性,68岁。今晨起床时感到头晕,下床时跌倒在地,失去意识。家人将其送往医院,入院体格检查:浅昏迷,左侧偏瘫。以脑梗死收入院。以下针对此病人的护理措施中不正确的是

A. 发病24~48小时内避免搬动

B. 头部使用冰袋冷敷

C. 发病24小时内应禁食

D. 取侧卧位,头部稍抬高

E. 取平卧位

9-273 病人,男性,66岁。劳动时突然感到剧烈头痛,随即倒地,意识丧失,急诊入院。体格检查:血压202/122 mmHg,昏迷。CT检查显示左侧内囊出血。下列针对该病人的护理措施中正确的是

A. 禁止使用冰帽

B. 采取半坐卧位

C. 立即鼻饲流质饮食

D. 立即给予做肢体被动运动

E. 意识清醒后进食应取坐卧位或高侧卧位

9-274 病人,男性,63岁。有高血压病病史,今日中午在家务劳动过程中突然倒地昏迷,送医诊断为左侧内囊出血。病人应采取的体位是

A. 左侧卧位　　B. 右侧卧位

C. 俯卧位　　　D. 头高足低位

E. 坐位

9-275* 病人,女性,66岁。今日中午突然感觉剧烈头痛,随即倒地昏迷,送医诊断为右侧内囊出血。以下不属于脑出血常见诱因的是

A. 情绪激动

B. 重体力劳动

C. 大量饮酒

D. 血液黏稠度高

E. 用力排便

9-276* 病人,男性,63岁。朋友聚会时大量饮酒后突然发生剧烈头痛、语言不清、呕吐,随即昏迷并失去意识,左侧肢体瘫痪。入院体格检查:血压232/122 mmHg。诊断为脑出血。为防止出血进一步加重,应首先采取的措施是

A. 控制血压

B. 采用保护性约束

C. 降低颅内压

D. 及时止血

E. 肢体制动

9-277* 病人,女性,78岁。半个月前突发脑梗死,经过积极治疗后,右上肢能在床面移动,但不能抬起;右下肢肌肉可轻微收缩,但不能移动。该病人右

上肢、右下肢的肌力分别为

A. 1级、2级　　B. 2级、1级

C. 0级、1级　　D. 1级、0级

E. 2级、0级

9-278* 病人,男性,61岁。今晨起床突然发现右侧肢体瘫痪,口角歪斜,家属立即将其送到医院治疗,诊断为脑梗死。该病人溶栓的最佳时机为发病后

A. 1小时内　　B. 2小时内

C. 3小时内　　D. 6小时内

E. 12小时内

9-279* 病人,男性,71岁。今日中午因突然昏迷2小时入院。入院体格检查:右侧鼻唇沟变浅,右侧上、下肢瘫痪。头颅CT显示高密度影。针对该病人目前情况,以下护理措施中错误的是

A. 给予氧疗

B. 去枕平卧

C. 必要时加保护性床栏

D. 必要时给予约束带适当约束

E. 控制病人的入液量

9-280* 病人,男性,68岁。有高血压病、糖尿病病史12年。今晨起床时发现右侧上、下肢活动受限,言语不清,神志清楚。无明显呕吐,无头痛。入院检查发现右侧上、下肢肌力3级,右半身痛觉减退。临床上考虑该病人可能性最大的疾病是

A. 脑出血

B. 脑梗死

C. 短暂性脑缺血发作

D. 蛛网膜下腔出血

E. 脑血栓形成

9-281 病人,男性,68岁。近3年来逐渐出现运动缓慢、震颤等帕金森病的典型临床表现。请问该病人的震颤特点是

A. 静止性震颤　　B. 运动性震颤

C. 姿态性震颤　　D. 扑翼样震颤

E. 意向性震颤

9-282 病人,男性,66岁。近5年来逐渐出现运动缓慢、步态不稳。该病人最可能出现的步态异常是

A. 肌病步态　　B. 醉酒步态

C. 剪刀步态　　D. 慌张步态

E. 共济失调步态

9-283 病人,男性,69岁。帕金森病病史3年。该病人的临床表现不应出现

A. 静止性震颤

B. 慌张步态

C. 面具脸

D. 抓握细小物件困难

E. 视野缺损、视物模糊

9-284 病人,男性,66岁。3年前出现不明原因震颤,从一侧上肢开始,静止时震颤明显,入院就诊,诊断为帕金森病。该病的发病年龄多见于

A. 儿童　　　　B. 少年

C. 青年人　　　D. 中老年人

E. 高龄老人

9-285 病人,男性,61岁。1年前出现不明原因动作不灵活和震颤,入院经进一步检查诊断为帕金森病。该病的特征不包括

A. 静止性震颤　　B. 慌张步态

C. 运动减少　　　D. 运动性震颤

E. 起病缓慢,逐渐加重

9-286 病人,男性,68岁。半年前出现静止性震颤、面具脸等症状,近1个月来上述症状加重,为进一步确诊入院检查。病人脑脊液内可发现

A. 多巴胺含量减少,高香草酸含量减少

B. 多巴胺含量增高,高香草酸含量增多

C. 乙酰胆碱含量增高,高香草酸含量正常

D. 多巴胺含量正常,高香草酸含量减少

E. 乙酰胆碱含量减少,高香草酸含量正常

9-287 病人,男性,68岁。1个月前被诊断为帕金森病,医生给予左旋多巴口服治疗。该病人不应出现的不良反应是
A. 肝功能损害
B. 失眠、幻觉、妄想
C. 心律失常
D. 血尿素氮降低
E. 胃肠道症状

9-288 病人,男性,61岁。帕金森病病史2年。下列针对该病人的饮食护理中不妥的是
A. 如病人手部颤抖严重,可协助其进食
B. 食物应切成小块或磨碎
C. 给予病人充分进食时间
D. 给予细小把手的餐具
E. 增加饮食中的能量、蛋白质和纤维素

9-289 病人,男性,73岁。帕金森病病史10年。针对该病人的护理,以下不妥的是
A. 保持大、小便通畅
B. 积极康复锻炼
C. 给予充分心理支持
D. 保证营养供给
E. 锻炼病人可独立生活,无需陪护

9-290 病人,男性,71岁。3年前出现震颤、动作迟缓、行走困难,进行性加重2年。该病人目前主要护理措施为
A. 预防皮肤压疮
B. 大、小便护理
C. 安全护理
D. 给予高浓度吸氧
E. 严密观察生命体征

9-291 病人,男性,73岁。动脉硬化病史15年。3年前出现动作不灵活,此后症状逐渐发展,2年前开始伴有肢体震颤,经医院检查诊断为帕金森病。以下病人的饮食护理中不妥的是
A. 规定病人完成进食的时间
B. 食物应磨碎或切成小块
C. 给予病人充分鼓励
D. 给予粗大把手的餐叉
E. 增加饮食中的能量和纤维素

9-292 病人,男性,73岁。3年前出现静止性震颤、运动减少、慌张步态等症状,临床诊断为帕金森病。针对该病人最有效的药物为
A. 左旋多巴   B. 溴隐亭
C. 金刚烷胺   D. 苯海索
E. 多巴胺

9-293 病人,男性,68岁。最近2年来逐渐出现面具脸、慌张步态、静止性震颤等帕金森病症状。请问该病的主要发病机制是
A. 脑桥蓝斑去甲肾上腺素能系统受损
B. 脑干网状结构胆碱能系统受损
C. 低位脑干5-羟色胺能系统受损
D. 中脑黑质多巴胺能系统受损
E. 脑干部位受损

9-294* 病人,男性,73岁。3年前出现进行性左手震颤,2年前出现动作缓慢。体格检查:面具脸,左手静止性震颤,行走缓慢,慌张步态。病人有前列腺增生、肾功能不全。以下该病人最恰当的治疗药物是
A. 安坦   B. 左旋多巴
C. 丙炔苯丙胺 D. 金刚烷胺
E. 多巴胺

9-295* 病人,男性,68岁。2年前开始出现动作缓慢、慌张步态,近1年来出现手部震颤。体格检查:神志清楚,四肢肌力增高,面具脸。头颅CT检查未见明显异常。该病人最可能的诊断是
A. 脊髓血管病

B. 亚急性脊髓联合变性
C. 帕金森病
D. 进行性脊髓萎缩症
E. 脊髓空洞症

9-296* 病人,男性,66岁。1年前诊断为帕金森病。该病人的典型震颤是
A. 静止性震颤   B. 意向性震颤
C. 姿态性震颤   D. 扑翼样震颤
E. 运动性震颤

9-297* 病人,男性,73岁。7年前出现左手震颤伴动作缓慢,近1年来出现面具脸,诊断为帕金森病。该病人有青光眼和肾功能不全病史。服用复方左旋多巴时症状改善明显,近年来疗效减退,单剂疗效时间逐步缩短。为改善症状,以下最适合增加的药物是
A. 金刚烷胺   B. 溴隐亭
C. 司来吉兰   D. 苯甲托品
E. 苯海索

9-298 病人,男性,71岁。10年前确诊骨关节炎。当病人出现关节痛时,镇痛治疗首选
A. 口服阿司匹林
B. 口服布洛芬
C. 关节内注射透明质酸钠
D. 关节内注射糖皮质激素
E. 口服对乙酰氨基酚

9-299 病人,女性,71岁。12年前确诊骨关节炎。骨关节炎最常累及的外周关节是
A. 近端指间关节、腕关节、膝关节
B. 近端指间关节、腕关节、肘关节
C. 腕关节、膝关节、髋关节
D. 远端指间关节、膝关节、髋关节
E. 远端指间关节、腕关节、髋关节

9-300 病人,男性,65岁。急性心肌梗死后出现心源性休克诱发急性肾衰竭,住院期间因天气降温,着凉后并发肺部感染。此时该病人首选的抗生素为

A. 氯霉素   B. 青霉素
C. 头孢噻吩   D. 链霉素
E. 氨基糖苷类

✐ A3型单项选择题(9-301~9-330)

(9-301~9-302 共用题干)
病人,男性,69岁。咳嗽30年,近日出现咳大量脓痰,呼吸困难,双下肢水肿。

9-301 病人出现下肢水肿的原因是
A. 右心衰竭
B. 低蛋白血症
C. 摄入钠盐过多
D. 双下肢静脉血栓
E. 合并泌尿系统感染

9-302 该病人的临床诊断是
A. 支气管扩张症
B. COPD
C. 支气管哮喘
D. 慢性肺脓肿
E. 肺血栓栓塞

(9-303~9-304 共用题干)
病人,女性,69岁。10年前确诊COPD。近2天来因咳嗽、咳痰加重,喘息并伴发热入院,给予氨茶碱等药物治疗。

9-303* 对病人进行胸部评估时,以下可发现的体征是
A. 叩诊呈浊音
B. 听诊可闻及奔马律
C. 呼吸频率减慢
D. 胸廓不对称隆起
E. 听诊可闻及湿啰音

9-304* 应用氨茶碱治疗的目的是
A. 减少气道内分泌物
B. 控制细菌感染
C. 促进排出痰液
D. 松弛气道平滑肌
E. 降低体温

(9-305~9-306 共用题干)
病人,男性,68岁。收缩压为161 mmHg,

舒张压90 mmHg,血脂偏高,劳累后感到心前区疼痛,休息后可缓解,来院就诊。心电图检查显示异常,诊断为冠心病收治入院。

9-305 关于该病人的病情描述,下列不正确的是
A. 病人脉压增大
B. 病人血压属于正常高值
C. 病人血压属于高血压
D. 病人可能有动脉粥样硬化
E. 心前区疼痛多为心肌缺血所致

9-306 该病人对自己的高血压显得紧张焦虑,护士指导病人时以下不正确的是
A. 嘱病人注意休息
B. 嘱病人心态平和
C. 低盐饮食
D. 避免出现情绪激动
E. 每日可以适量抽烟

(9-307~9-308共用题干)

病人,女性,68岁。因心前区压榨性疼痛2小时,伴恐惧冷汗,来院求诊。

9-307 目前该病人最重要的检查是
A. 心电图检查　B. 磁共振检查
C. 心脏彩超　　D. 血常规检查
E. CT检查

9-308 暂时无需采取的措施是
A. 心电监护　　B. 监测血压
C. 胸部X线片　D. 做好护理体检
E. 抽血生化送检

(9-309~9-311共用题干)

病人,女性,65岁。近1年来于剧烈体力劳动时或饱餐后发作心前区疼痛,并向左肩部放射,持续3~5分钟后可自行缓解。近5天来疼痛发作频繁且有午休时发作;1小时前突发胸口剧烈疼痛不能缓解,向左侧肩部放射,伴大汗。

9-309 考虑该病人出现的情况为
A. 急性胰腺炎
B. 急性心包炎
C. 自发性气胸

D. 急性心肌梗死
E. 急性肺栓塞

9-310 此时针对病人最有诊断价值的检查是
A. 心电图　　B. 磁共振
C. 超声心动图　D. 胸部X线
E. CT

9-311 对该病人首选的治疗方法是
A. 硝酸甘油舌下含服
B. 硝酸甘油静脉滴注
C. 高浓度吸氧
D. 立即使用华法林
E. 溶栓治疗

(9-312~9-314共用题干)

病人,男性,66岁。3小时前出现胸骨后压榨性疼痛,被家人送医急诊。心电图显示急性广泛前壁心肌梗死。

9-312* 以下心肌损伤标志物中升高最早且恢复最早的是
A. 乳酸脱氢酶
B. 门冬氨酸转移酶
C. 肌酸磷酸激酶
D. 谷丙转氨酶
E. 碱性磷酸酶

9-313* 为减轻病人疼痛,以下药物中首选
A. 布洛芬
B. 地西泮
C. 吗啡
D. 硝酸异山梨酯
E. 阿托品

9-314* 以下最有可能导致该病人24小时内发生死亡的原因是
A. 心脏破裂　B. 感染性休克
C. 心室颤动　D. 心力衰竭
E. 慢性心律失常

(9-315~9-317共用题干)

病人,男性,66岁。9年前确诊糖尿病,此后长期接受胰岛素治疗,血糖控制良好。今日中午因参加朋友聚会,进食较多,下午自行增加了胰岛素用量,1小时后突然感心悸、出冷汗、

饥饿感,随即昏迷。

9-315 根据病人出现的情况,最可能发生的是
A. 高渗性昏迷
B. 酮症酸中毒
C. 低血糖昏迷
D. 血糖突然明显升高
E. 严重感染

9-316 为明确诊断,病人入院后应立即检查的指标是
A. 血糖 B. 尿糖
C. 尿酮 D. 血酮
E. 血钾

9-317 应立即给予病人的护理措施是
A. 静脉推注50%葡萄糖溶液
B. 静脉滴注氯化钾
C. 静脉推注胰岛素
D. 静脉滴注0.9%氯化钠溶液
E. 静脉滴注5%碳酸氢钠溶液

(9-318~9-320 共用题干)
病人,男性,65岁。3年前确诊2型糖尿病。体型肥胖,"三多一少"症状并不明显,血糖偏高,通过控制饮食、口服降糖药物效果均不理想。

9-318* 病人咨询护士时,护士应建议该病人
A. 减少进食量
B. 增加降糖药剂量
C. 采取运动疗法
D. 静脉滴注胰岛素
E. 增加每日饮水量

9-319* 关于病人的自我保健,以下错误的是
A. 戒烟、戒酒
B. 定时监测血糖
C. 常用温水洗脚
D. 心态平和,保持情绪稳定
E. 尽量少吃粗纤维食物

9-320* 治疗糖尿病的药物阿卡波糖的正确服药时间是
A. 清晨空腹服用
B. 餐前0.5小时服用
C. 餐后0.5小时服用
D. 餐时服用
E. 两餐之间服用

(9-321~9-323 共用题干)
病人,男性,68岁。今晨醒后发现一侧肢体瘫痪,家属将其送往医院。入院体格检查:血压153/98 mmHg,神志清楚。脑脊液检查正常。

9-321 该病人最可能的诊断是
A. 蛛网膜下腔出血
B. 腔隙性脑梗死
C. 脑栓塞
D. 脑出血
E. 高血压脑病

9-322 病人典型的CT影像和最早出现时间为
A. 起病后即可见高密度影
B. 起病后即可见低密度影
C. 起病24~48小时后见低密度影
D. 起病后即可见第3脑室扩大
E. 起病24~48小时后见高密度影

9-323 以下针对该瘫痪病人的护理措施中不妥的是
A. 按时给病人翻身
B. 积极做好心理护理
C. 保持瘫痪肢体功能位
D. 被动运动瘫痪肢体
E. 因瘫痪肢体不易移动可在瘫痪侧肢体输液

(9-324~9-325 共用题干)
病人,男性,71岁。高血压病病史29年。今日中午因和家人发生争执,突然感到头晕、头痛,随即倒地,失去意识。家人将其送治入院,诊断为脑出血。体格检查:昏迷,右侧肢体偏瘫,血压192/112 mmHg。

9-324* 保持病人绝对卧床,护士护理动作尽量轻柔,目的是
A. 改善脑部缺氧

第九章 老年人常见疾病与护理

B. 防止颅内压升高
C. 减轻脑水肿
D. 改善脑部血液供应
E. 避免脑外伤

9-325* 病人安静卧床的时间应控制在
A. 血压恢复至正常值
B. 2～4 周
C. 呼吸平稳
D. 7 天以上
E. 意识恢复,神志清醒

(9-326～9-328 共用题干)

病人,男性,73 岁。昨日回家途中淋雨受凉,今晨突然畏寒、高热伴左侧胸部疼痛来院治疗。胸部 X 线检查见左肺上叶大片模糊阴影。住院后给予药物治疗,3 天后体温基本恢复正常,尚有轻度咳嗽、咳痰,略有憋气。

9-326 该病人最可能的诊断是
A. 肺炎链球菌肺炎
B. 病毒性肺炎
C. 克雷白杆菌肺炎
D. 葡萄球菌肺炎
E. 肺脓肿

9-327 针对该病人情况,目前主要的护理措施是
A. 体位引流排痰
B. 卧床休息为主,必要时给予氧气吸入
C. 绝对卧床休息
D. 遵医嘱应用解热镇痛药
E. 遵医嘱应用止咳药

9-328 该病人首选的治疗药物是
A. 阿司匹林   B. 青霉素
C. 庆大霉素   D. 阿米卡星
E. 甲硝唑

(9-329～9-330 共用题干)

病人,女性,60 岁。8 个月前确诊慢性肾衰竭,尚未开始透析治疗,近来病人每日尿量 600 ml 左右,双下肢水肿明显,血红蛋白 63 g/L,血肌酐 468 μmol/L,血钾 5.1 mmol/L,血钙 1.8 mmol/L,血磷 3.2 mmol/L。

9-329 关于该病人饮食中蛋白质、热量的摄入原则,下列哪项正确
A. 优质高蛋白,低能量
B. 优质高蛋白,高能量
C. 优质低蛋白,高能量
D. 优质低蛋白,低能量
E. 优质正常量蛋白,正常能量

9-330 当前护理措施中最重要的是
A. 皮肤护理,防止压疮
B. 严格控制水、钾摄入
C. 绝对卧床休息
D. 口腔护理
E. 培养病人自我护理能力

A4 型单项选择题(9-331～9-368)

(9-331～9-334 共用题干)

病人,男性,87 岁。某日被家人搀扶着步入医院,接诊护士观察到其口唇发绀,呼吸困难,询问家属,得知该病人有 COPD 病史。

9-331 目前需立即对病人进行的处理是
A. 让病人原地等待,护士为病人挂号
B. 立即胸外按压
C. 给予鼻导管吸氧
D. 不做任何处理,等待医生到来
E. 人工呼吸

9-332 给病人吸氧时,氧流量应控制在
A. 0.5～1 L/min
B. 1～2 L/min
C. 3～4 L/min
D. 4～6 L/min
E. 6～10 L/min

9-333 为该病人做体格检查时,可能出现的胸部体征是
A. 胸部呼吸幅度增强
B. 肝浊音界上移
C. 叩诊呈过清音
D. 触觉语颤增强
E. 呼气时间缩短

9-334 为改善呼吸困难症状,待病人病情缓解后,应鼓励病人进行的锻炼项目是
A. 冬泳锻炼
B. 腹式呼吸、缩唇呼气
C. 长跑
D. 仰卧起坐
E. 俯卧撑

(9-335~9-337 共用题干)

病人,男性,68岁。咳嗽20年,近日出现咳大量脓痰,呼吸困难,双下肢水肿。

9-335* 首先应考虑的疾病是
A. 肺结核
B. COPD
C. 慢性肺脓肿
D. 支气管哮喘
E. 支气管扩张

9-336* 双下肢水肿应考虑的原因是
A. 肺心病合并右心衰竭
B. 摄入钠盐过量
C. 低白蛋白血症
D. 下肢深静脉血栓
E. 合并肾功能下降

9-337* 目前针对该病人最主要的治疗原则是
A. 舒张支气管平滑肌
B. 持续高浓度吸氧
C. 控制肺部感染
D. 治疗心力衰竭
E. 使用止咳药物

(9-338~9-342 共用题干)

病人,男性,69岁。高血压病病史15年,1年前因急性下壁心肌梗死住院治疗30天。近1年来血压在180/117 mmHg左右。

9-338 根据国际统一标准,该病人现在的血压水平为
A. 正常血压高值
B. 单纯收缩期高血压
C. 3级高血压
D. 2级高血压
E. 1级高血压

9-339 结合病情,病人可能属于
A. 高血压病3级(高度危险组)
B. 高血压病3级(极高危险组)
C. 高血压病2级(极高危险组)
D. 高血压病2级(高度危险组)
E. 高血压病1级(中度危险组)

9-340 下列高血压病人的降压治疗措施中不妥当的是
A. 除危重病例外,降压药应该从小剂量开始
B. 按个体化原则给予降压药
C. 病人需长期坚持用药
D. 血压降至正常时,可立即停药
E. 首选一线降压药

9-341 关于高血压病人非药物治疗方式,以下不包括的是
A. 适当运动,减轻体重
B. 限制钠盐摄入
C. 保持心态平和,减少精神压力
D. 减少摄入含钾食物
E. 戒烟,限制饮酒

9-342 高血压防治健康教育的对象应该是
A. 青少年儿童
B. 中老年人
C. 高血压病高危人群
D. 确诊为高血压病的病人
E. 上述所有人群

(9-343~9-345 共用题干)

病人,女性,68岁。高血压病病史15年,糖尿病病史12年,因右侧肢体活动不便3小时入院治疗。入院时神志清楚,呼吸17次/分,脉搏90次/分,血压168/96 mmHg 右侧肢体肌力2级。

9-343* 护士对该病人及其家属进行入院宣教时,重点是
A. 告知不要私自进入医生或护士办公室翻看病人病历
B. 告知主治医生的学习经历和专业方向

C. 应尽早开始进行康复锻炼
D. 当前应卧床休息,不可自行起床随意活动
E. 应每天进行身体清洁

9-344* 医嘱要求立即送该病人行CT检查,此时护士首先必须
A. 先给予病人高浓度吸氧30分钟后再送检查
B. 查看检查单是否已经完成收费
C. 安排用平车送病人前往
D. 告诉病人家属CT室的具体方位
E. 报告护士长请求外出

9-345* 该病人检查完毕回到病床后,护士应立即完成的护理措施是
A. 双侧上床栏
B. 安排病人睡硬板床
C. 进行手术前准备
D. 保持病人左侧卧位
E. 留置导尿管

(9-346~9-350 共用题干)
病人,男性,68岁。因心前区剧烈疼痛2小时来院就诊。体格检查:体温37℃,心率61次/分,心电图检查示急性下壁心肌梗死。

9-346 该病人心电图示急性心肌梗死的特征性表现是
A. 病理性Q波
B. 宽大畸形的QRS波
C. ST段压低
D. 不规则F波
E. T波倒置

9-347 下列不属于急性心肌梗死临床表现的是
A. 舌下含服硝酸甘油后胸部疼痛立即消失
B. 胸部疼痛明显
C. 面色苍白,烦躁不安
D. 胸骨后疼痛不适
E. 病人自觉有濒死感

9-348 病人24小时内应避免使用的药物是
A. 阿司匹林　　B. 布洛芬
C. 尿激酶　　　D. 利多卡因
E. 洋地黄

9-349 针对该病人的情况,目前最主要的护理措施是
A. 高浓度吸氧,改善心肌缺血
B. 绝对卧床并监护
C. 进食粗纤维食物,防止便秘
D. 稳定病人情绪,保持心态平和
E. 补充血容量

9-350 病人经治疗好转后,将于近期出院。在给病人做出院健康教育时,护士解释服用阿司匹林的目的是
A. 退热作用
B. 镇痛作用
C. 抗血小板作用
D. 抗感染作用
E. 抗凝血作用

(9-351~9-353 共用题干)
病人,男性,63岁。冠心病病史9年,今晨在活动中突然出现心前区疼痛,伴左肩背不适。

9-351 此时,病人最典型的心电图改变是
A. 室性心动过速
B. 频发室性早搏
C. 房室传导阻滞
D. ST段压低>0.1mV
E. 频发房性早搏

9-352 以下缓解该病人胸痛最有效的药物是
A. 利多卡因　　B. 美托洛尔
C. 硝酸甘油　　D. 硝苯地平
E. 维拉帕米

9-353 为明确冠状动脉病变的范围和程度,应选择的检查是
A. 胸部X线
B. 动态心电图
C. 冠状动脉造影
D. 心脏磁共振
E. 超声心动图

(9-354~9-356 共用题干)
病人,女性,66岁。2小时前突发胸骨后压

榨样疼痛,伴随出冷汗,病人自觉有濒死感,家属将其送入院。体格检查:神志清,心率 115 次/分,律齐。心电图检查显示急性广泛前壁心肌梗死。

9-354* 病人最主要的护理问题是
A. 活动无耐力
B. 心输出量降低
C. 体液量过少
D. 潜在感染
E. 情绪惊恐

9-355* 下列对病人第 1 天的护理措施中正确的是
A. 协助病人翻身、进食
B. 协助病人如厕
C. 高能量、高蛋白饮食
D. 中流量持续吸氧
E. 指导病人起床活动

9-356* 在监护过程中发现病人出现烦躁不安、皮肤湿冷、尿量减少,应警惕可能发生
A. 严重心律失常
B. 急性左心衰竭
C. 心源性休克
D. 感染
E. 急性右心衰竭

(9-357~9-360 共用题干)

病人,男性,63 岁。2 型糖尿病病史多年,身材肥胖,"三多一少"症状不明显,血糖偏高,平时主要采用饮食控制,多休息,口服降血糖药,但血糖仍偏高。

9-357 病人可能服用的降糖药是
A. 阿卡波糖　　B. 二甲双胍
C. 伏格列波糖　D. 格列吡嗪
E. 格列喹酮

9-358 针对该病人的病情,以下护理措施中最恰当的是
A. 改用胰岛素注射治疗
B. 增加运动疗法
C. 加大现用口服降糖药的使用剂量

D. 使用糖皮质激素
E. 进一步控制饮食

9-359 若病人出现双下肢水肿,尿蛋白(++),尿糖(+++),血糖 12.9 mmol/L,血肌酐和血尿素氮均正常,应考虑该病人已患有
A. 酮症酸中毒
B. 右心衰竭
C. 肾小球硬化症
D. 中枢神经病变
E. 周围神经病变

9-360 针对该病人目前存在身材肥胖,当前最主要的护理问题是
A. 知识缺乏
B. 有糖尿病风险
C. 营养失调
D. 有酮症酸中毒的潜在并发症
E. 存在皮肤感染的风险

(9-361~9-364 共用题干)

病人,女性,78 岁。今日中午与家人发生争执后,突然出现剧烈头痛、呕吐,左侧肢体活动不便,意识障碍。体格检查:血压 181/102 mmHg,心率 112 次/分,左侧上、下肢肌力均为Ⅲ级。

9-361 目前初步考虑该病人发生了
A. 急性心肌梗死
B. 脑梗死
C. 急性心力衰竭
D. 脑出血
E. 短暂性脑缺血发作

9-362 采集病史时应注意询问
A. 头痛的具体部位、程度
B. 有无高血压病病史
C. 发作前 1 周有无上呼吸道感染病史
D. 病人嘴角有无出现歪斜
E. 呕吐物是否含有胆汁

9-363 此时应立即进行的检查是
A. 头颅 X 线片　　B. 颅脑 CT
C. 腰椎穿刺　　　D. 脑电图
E. 血常规

9-364 入院后,病人症状加重,颅脑CT检查显示大脑半球内高密度影,约40 ml,此时应采取的治疗措施是
A. 禁止移动,绝对卧床休息
B. 应用广谱抗生素,防治感染
C. 使用甘露醇等脱水药降颅压
D. 急诊手术,清除血肿
E. 口服降血压药

(9-365～9-368共用题干)

病人,男性,66岁。既往体健。昨日回家途中淋雨,当晚发热,体温39.2℃,全身肌肉酸痛,胸部疼痛,咳嗽,咳铁锈色痰。

9-365 应考虑病人发生了
A. 流行性感冒
B. 肺炎球菌肺炎
C. 肺脓肿
D. 支气管扩张
E. 支气管炎

9-366 此时应首选的治疗药物是
A. 阿司匹林   B. 青霉素
C. 红霉素   D. 阿米卡星
E. 甲硝唑

9-367 病人虽经抗感染与一般对症治疗,但病情未明显好转。为防止病情进一步恶化,应特别注意观察病人的
A. 体温变化
B. 血压变化
C. 呼吸频率变化
D. 血电解质变化
E. 尿量变化

9-368 如病人发生感染性休克,下列治疗休克的药物中非必需的是
A. 链霉素
B. 氢化可的松
C. 5%碳酸氢钠
D. 低分子右旋糖酐
E. 多巴胺

名词解释题(9-369～9-384)

9-369 高血压危象
9-370 冠状动脉粥样硬化性心脏病
9-371 Barrett食管
9-372 慢性肾衰竭
9-373 Somogyi效应
9-374 黎明现象
9-375 社区获得性肺炎
9-376 医院获得性肺炎
9-377 急性肾衰竭
9-378 慢性阻塞性肺疾病
9-379 肺性脑病
9-380 心绞痛
9-381 心肌梗死
9-382 糖尿病
9-383 高血压脑病
9-384 糖尿病足

简述问答题(9-385～9-400)

9-385 简述对慢性阻塞性肺疾病病人的健康教育。
9-386 简述硝酸甘油的用药护理。
9-387 简述心肌梗死的并发症。
9-388 简述溶栓护理的主要内容。
9-389 简述高血压的非药物治疗。
9-390 简述对心绞痛病人的健康教育。
9-391 简述糖尿病的主要急性并发症和慢性并发症。
9-392 简述胰岛素治疗的适应证。
9-393 简述糖尿病病人口服降糖药物的护理措施。
9-394 简述脑血管疾病的危险因素。
9-395 简述脑血管疾病的三级预防。
9-396 简述短暂性脑缺血发作的主要护理措施。
9-397 简述脑梗死超早期溶栓的目的、禁忌证和并发症。

9-398 简述帕金森病病人饮食护理要点。
9-399 脑出血病人出现急性意识障碍时,应采取哪些护理措施?
9-400 临床常用的口服降压药物有哪些?

综合应用题(9-401~9-403)

9-401 病人,男性,65岁。今晨起床发现右侧肢体麻木,1小时后开始不能活动。说话含糊不清,伴有头晕、恶心、呕吐。3年前确诊高血压病。家属随即将病人送入院。入院体格检查:血压163/92 mmHg,神志清楚,右侧鼻唇沟变浅,伸舌偏右,右侧肢体偏瘫,病理征阳性。颅脑CT检查显示左侧基底节低密度梗死灶。

请解答:
(1) 初步医疗诊断。
(2) 目前处理原则有哪些?
(3) 目前主要的两个护理诊断是什么?

9-402 病人,男性,63岁。近半年来于饱餐后或剧烈活动时出现发作性心前区疼痛,并向左肩部放射,持续数分钟后可自行缓解。近3周发作频繁且有时在夜间睡眠中发作。1小时前,病人于晚饭后出现剧烈心前区疼痛不能缓解,向胸部及后背部放射,伴憋闷、出汗。

请解答:
(1) 初步医疗诊断。
(2) 目前首要的护理诊断是什么?
(3) 目前首选的检查方法是什么?
(4) 若该病人溶栓治疗,间接观察的指标有哪些?

9-403 病人,男性,61岁。昨天劳累整日,回家时淋雨受凉,当晚发热39.2℃。咳嗽,痰液呈暗红褐色。胸部疼痛,急性病容,满面通红,鼻翼扇动。左上胸呼吸运动减弱,语颤增强,叩诊呈浊音。

请解答:
(1) 初步医疗诊断。
(2) 病人目前最可能的致病菌是什么?
(3) 目前该病人首要护理诊断是什么?
(4) 目前该病人次要护理诊断是什么?

答案与解析

选择题

A1型单项选择题

9-1 C	9-2 C	9-3 D	9-4 E
9-5 D	9-6 A	9-7 A	9-8 C
9-9 B	9-10 C	9-11 A	9-12 B
9-13 B	9-14 D	9-15 C	9-16 C
9-17 D	9-18 D	9-19 B	9-20 A
9-21 A	9-22 B	9-23 E	9-24 D
9-25 E	9-26 C	9-27 C	9-28 E
9-29 D	9-30 D	9-31 B	9-32 C
9-33 C	9-34 D	9-35 D	9-36 A
9-37 C	9-38 D	9-39 D	9-40 C
9-41 E	9-42 E	9-43 D	9-44 B
9-45 D	9-46 A	9-47 B	9-48 D

9-49 A	9-50 C	9-51 A	9-52 C
9-53 C	9-54 C	9-55 A	9-56 C
9-57 E	9-58 B	9-59 C	9-60 A
9-61 B	9-62 E	9-63 D	9-64 C
9-65 D	9-66 E	9-67 B	9-68 A
9-69 C	9-70 E	9-71 B	9-72 A
9-73 C	9-74 C	9-75 D	9-76 A
9-77 E	9-78 C	9-79 B	9-80 C
9-81 A	9-82 C	9-83 E	9-84 B
9-85 A	9-86 E	9-87 B	9-88 A
9-89 C	9-90 C	9-91 D	9-92 D
9-93 C	9-94 D	9-95 B	9-96 B

A2型单项选择题

9-97 B 9-98 C 9-99 C 9-100 E

第九章 老年人常见疾病与护理

9-101	D	9-102	A	9-103	A	9-104	C
9-105	A	9-106	A	9-107	E	9-108	A
9-109	D	9-110	E	9-111	C	9-112	E
9-113	A	9-114	C	9-115	E	9-116	B
9-117	D	9-118	B	9-119	B	9-120	A
9-121	A	9-122	B	9-123	A	9-124	D
9-125	E	9-126	C	9-127	E	9-128	A
9-129	D	9-130	B	9-131	C	9-132	E
9-133	B	9-134	D	9-135	B	9-136	A
9-137	A	9-138	C	9-139	A	9-140	B
9-141	A	9-142	C	9-143	C	9-144	E
9-145	A	9-146	C	9-147	E	9-148	B
9-149	B	9-150	B	9-151	E	9-152	C
9-153	B	9-154	C	9-155	B	9-156	A
9-157	B	9-158	E	9-159	A	9-160	E
9-161	C	9-162	A	9-163	D	9-164	E
9-165	B	9-166	A	9-167	B	9-168	C
9-169	E	9-170	E	9-171	B	9-172	E
9-173	D	9-174	D	9-175	E	9-176	D
9-177	A	9-178	E	9-179	A	9-180	C
9-181	E	9-182	E	9-183	A	9-184	A
9-185	D	9-186	E	9-187	C	9-188	D
9-189	E	9-190	A	9-191	E	9-192	D
9-193	E	9-194	D	9-195	E	9-196	D
9-197	D	9-198	A	9-199	B	9-200	C
9-201	A	9-202	B	9-203	C	9-204	C
9-205	B	9-206	B	9-207	B	9-208	E
9-209	E	9-210	E	9-211	E	9-212	E
9-213	B	9-214	A	9-215	D	9-216	B
9-217	D	9-218	B	9-219	B	9-220	A
9-221	C	9-222	A	9-223	A	9-224	B
9-225	E	9-226	E	9-227	B	9-228	D
9-229	B	9-230	A	9-231	A	9-232	A
9-233	B	9-234	D	9-235	D	9-236	D
9-237	E	9-238	D	9-239	C	9-240	D
9-241	C	9-242	E	9-243	E	9-244	A
9-245	A	9-246	C	9-247	C	9-248	E
9-249	C	9-250	A	9-251	C	9-252	D
9-253	C	9-254	C	9-255	B	9-256	C
9-257	A	9-258	C	9-259	C	9-260	A
9-261	D	9-262	B	9-263	A	9-264	D
9-265	B	9-266	C	9-267	B	9-268	C
9-269	A	9-270	E	9-271	C	9-272	B
9-273	E	9-274	C	9-275	D	9-276	A
9-277	A	9-278	C	9-279	B	9-280	E
9-281	A	9-282	C	9-283	E	9-284	C
9-285	C	9-286	A	9-287	D	9-288	D
9-289	C	9-290	C	9-291	A	9-292	A
9-293	D	9-294	C	9-295	C	9-296	A
9-297	C	9-298	C	9-299	D	9-300	B

A3 型单项选择题

9-301	A	9-302	B	9-303	E	9-304	D
9-305	B	9-306	C	9-307	A	9-308	C
9-309	D	9-310	A	9-311	E	9-312	C
9-313	C	9-314	C	9-315	D	9-316	A
9-317	A	9-318	C	9-319	E	9-320	D
9-321	A	9-322	C	9-323	C	9-324	C
9-325	C	9-326	A	9-327	B	9-328	B
9-329	C	9-330	B				

A4 型单项选择题

9-331	C	9-332	B	9-333	C	9-334	B
9-335	B	9-336	A	9-337	B	9-338	C
9-339	A	9-340	C	9-341	D	9-342	E
9-343	C	9-344	C	9-345	C	9-346	A
9-347	A	9-348	E	9-349	B	9-350	C
9-351	C	9-352	C	9-353	C	9-354	A
9-355	C	9-356	C	9-357	B	9-358	B
9-359	C	9-360	C	9-361	D	9-362	B
9-363	B	9-364	D	9-365	B	9-366	B
9-367	B	9-368	A				

部分选择题解析

9-9 解析：通过腹式呼吸锻炼呼气时，腹肌收缩帮助膈肌松弛，随腹内压增加而上抬，增加呼吸潮气量；在吸气时，膈肌收缩下降，腹肌松弛，保证最大吸气量。腹式呼吸运动时，尽可能减少肋间肌等辅助呼吸肌的无效劳动,使之保持松弛。因此,腹式呼吸可增加潮气量,减少功能残气量,提高肺泡通气,降低呼吸功耗,缓解呼吸困难症状,改善换气功能。

9-10 解析:肺性脑病病人的临床特征为原有的呼吸衰竭症状加重并且出现神经精神症状,如:精神恍惚、神志不清、嗜睡、谵妄、四肢抽搐,甚至昏迷等。慢性阻塞性肺气肿病人出现肺性脑病前突出的临床表现为精神、神志变化。神经与精神症状是慢性阻塞性肺气肿病人出现肺性脑病前最主要的临床表现。

9-16 解析:应给予肺炎病人足够能量、高蛋白质和高维生素的流质或半流质食物,以补充因疾病导致的营养物质消耗。提倡病人多饮水,有利于稀释痰液。肺炎病人不宜食用高脂肪的食物,需要注意高能量和高脂肪的区别。

9-18 解析:肺炎链球菌肺炎病人可表现为胸痛、咳嗽、咳铁锈色痰、高热、寒战、口唇和鼻周可出现疱疹。使用抗生素后,高热一般在24小时内消退,或体温在数日内逐渐下降。若体温退后再升,或数天后仍高热不退,应考虑肺外感染,如胸膜炎、心包炎等。在治疗过程中,病人症状暂时改善之后又出现发热,提示有肺部重复感染或肺外感染等并发症,应引起注意。

9-19 解析:金黄色葡萄球菌肺炎为化脓性炎症,故最有诊断价值的是胸部X线检查显示有肺部化脓性的感染,病人肺部存在多发性脓肿、脓胸或肺大疱等。

9-20 解析:老年肺炎的症状不典型,呼吸道症状比较轻,甚至没有咳嗽、咳痰、胸痛等症状;感染症状不太突出,可以没有发热、畏寒、肌肉酸痛等症状。老年人的体质较差,身体免疫力也低,一旦患上肺炎,病情往往比较严重。

9-26 解析:理想血压:收缩压<120 mmHg 和舒张压<80 mmHg。正常高值:收缩压120～139 mmHg 和(或)舒张压80～89 mmHg。高血压:收缩压≥140 mmHg 和(或)舒张压≥90 mmHg。1级高血压:收缩压140～159 mmHg 和(或)舒张压90～99 mmHg。2级高血压:收缩压160～179 mmHg 和(或)舒张压100～109 mmHg。3级高血压:收缩压≥180 mmHg 和(或)舒张压≥110 mmHg。

9-28 解析:高胆固醇食物、高动物脂肪食物、高糖食物均可以加重病人动脉粥样硬化,而含钠盐丰富的食物可以加重高血压的病情。应给予高血压病人低盐低脂饮食。

9-29 解析:氯沙坦属于血管紧张素受体拮抗剂。硝苯地平属于钙通道阻滞剂。美托洛尔属于β受体阻滞剂。雷米普利属于血管紧张素转换酶抑制剂。氢氯噻嗪属于中效利尿剂。

9-30 解析:对高血压病人的健康指导包含以下几个方面。①饮食指导:给予低脂、低盐、高维生素、适量微量元素饮食,戒烟、戒酒,控制糖摄入。②生活指导:生活规律、劳逸结合、情绪放松乐观、适度运动。③服药指导:遵医嘱用药,联合用药,降压不宜过快,不可私自停药,忌擅自调整用药,忌无症状不服药,忌随便改变治疗方案。另外,应按要求每日定时测血压以监测血压控制情况。高血压经治疗得到满意控制后,可以遵医嘱调整用药剂量,但不可私自突然停药。

9-31 解析:高血压的发病机制主要有以下几种:①交感神经系统功能亢进。交感神经系统功能亢进等各种因素使大脑皮质下神经中枢功能发生变化,各种神经递质浓度与活性异常,导致交感神经系统活动亢进,血浆儿茶酚胺浓度升高,阻力小动脉收缩增强。②肾性水钠潴留。③肾素-血管紧张素-醛固酮系统激活。④胰岛素抵抗。其中,在高血压的形成和维持过程中,交感神经功能亢进起最重要的作用。

9-33 解析:心前区短暂刺痛一般为心脏神经官能症的疼痛特点。典型心绞痛特点是胸骨后压榨性疼痛。因此,反复出现的局限性心前区刺痛,每次持续仅2～3秒,不属于心绞痛的判断标准。因睡眠时回心血量增加,心脏负担加重,可发生心绞痛。服用硝酸甘油后能扩张冠状动脉而增加供血,扩张动、静脉而减轻心脏前后负荷,可以缓解疼痛。劳累或情绪激动时,心跳加快,心肌缺血加重可引发疼痛。自发性心绞痛引起的疼痛可以在休息时发生,但是一般持续时间在10分钟以内。

9-34 解析:冠心病的危险因素主要有以下几项:高血压、高脂血症、糖尿病、肥胖、雌激素水平下降、吸烟。雄激素水平下降不属于冠心病的危险因素范畴。

9-35 解析:急性心肌梗死后可发生急性左心衰竭,可在起病后的几天内发生,或在病情好转阶段出现,为心肌梗死后心脏舒张力显著减弱或不协调所致。

9-46 解析:心绞痛发作时,应立即停止正在进行的活动,马上休息。减少或避免各种诱因,如过劳、情绪激动、寒冷刺激等。注意调节饮食,宜摄入低能量、低脂、低盐饮食,鼓励病人多食蔬菜、水果和粗纤维食物,避免饱餐,注意少量多餐。禁烟、戒酒。保持排便通畅,切勿用力排便,以免诱发心绞痛。保持平和心态,切勿焦躁、发怒等。

9-47 解析:洋地黄制剂因能引起室性心律失常,应当慎用。急性心肌梗死病人出现心力衰竭的主要原因是坏死心肌间质充血、水肿引起心肌顺应性下降所致,而左心室舒张末期容量尚未增大,因此在急性心肌梗死发生后的24小时内应尽量避免使用洋地黄类药物。

9-48 解析:急性心肌梗死病人在24小时内开始在床上做四肢的轻微活动,可提高活动力,防止下肢深静脉血栓形成。

9-52 解析:脂肪在胃内的停留时间长,会引发胃排空时间长,所以胃内长时间处于高压状态,容易导致胃液反流,因此不建议病人高脂肪饮食。促胃肠动力药能促进食管蠕动和胃排空,减少反流。抗酸治疗能抑制胃酸分泌。减肥能减轻腹内压力,减少反流。喝咖啡和浓茶会导致食管下段括约肌压力降低,加重反流病情,应该避免饮用。

9-54 解析:良性前列腺增生的确切病因目前尚不明确,一般认为性激素的分泌紊乱是引起该病的重要原因。老年人多有性激素紊乱,最易

患良性前列腺增生。良性前列腺增生是一种中年以上男性常见的疾病,年龄在50岁以上的男性中约有一半人会出现临床症状。

9-55 解析:前列腺增生最常见的早期症状是尿频,夜间更为明显。部分病人因为前列腺充血刺激,进而出现尿急或排尿不尽等症状。随着梗阻加重,残余的尿量增多,膀胱有效容量减少,尿频症状更加明显。前列腺增生如果合并结石或感染,可有尿急、尿痛等膀胱刺激症状。

9-56 解析:良性前列腺增生手术治疗指征包括:梗阻严重、反复感染、有肾功能不全、患者残余尿量超过60ml,或者出现尿不尽等症状并且已经严重影响生活质量。

9-57 解析:应鼓励前列腺增生病人进食易消化的粗纤维食物,日常生活中多饮水,不饮酒,不进食辛辣刺激性食物。向病人宣讲疾病相关知识,关心病人。对留置导尿管的病人,每日冲洗1~2次,预防感染。

9-58 解析:前列腺增生属于间质增生,增生后的前列腺可引起后尿道受压,进而导致排尿障碍的症状。若排尿障碍进一步加重,可引起慢性尿潴留。因此,排尿困难是前列腺增生最重要的临床表现。

9-62 解析:尿毒症病人的饮食原则是提倡高碳水化合物、高维生素、高钙饮食,同时注意低盐、低钾、低磷、低脂肪及水分合理的均衡饮食结构。

9-63 解析:慢性肾衰竭的病因包含以下方面:①原发性肾脏疾病,如肾小球肾炎、慢性肾盂肾炎;②继发于全身疾病的肾脏改变,如糖尿病肾病、高血压肾病、系统性红斑狼疮肾病、过敏性紫癜肾;③慢性尿路梗阻性肾病,如泌尿系统结石、前列腺肥大等;④先天性疾病,如多囊肾、遗传性肾炎等。我国以慢性肾小球肾炎、梗阻性肾病、糖尿病肾病、高血压肾小动脉硬化症等较多见。

9-64 解析:尿毒症临床表现很多,其中消化系统表现是最早和最常见的表现。尿毒症病人消化系统表现主要是食欲变差、厌食、恶心、呕

吐等。

9-66 解析：阿卡波糖属于α-葡萄糖苷酶抑制剂，该药的主要不良反应是消化道反应，病人可出现腹胀、腹泻。

9-67 解析：胰高血糖素样肽-1是回肠分泌的一种肽，可抑制胃排空，减少肠蠕动，让人产生饱腹感，故有助于控制摄食，减轻体重，降低血糖。艾塞那肽是一种胰高血糖素样肽-1受体激动剂，能促进胰高血糖素样肽-1的分泌，降低血糖。

9-73 解析：双胍类药物（二甲双胍）可增加肌肉等外周组织对葡萄糖的摄取与利用，加速糖酵解，抑制糖异生和糖原分解，并且能改善胰岛素敏感性，减轻胰岛素抵抗，从而降低血糖，是肥胖或超重的2型糖尿病病人的一线药物。

9-74 解析：阿卡波糖是α-葡萄糖苷酶抑制剂中的一种，该药通过抑制小肠黏膜上皮细胞表面α-葡萄糖苷酶，从而延缓碳水化合物的吸收，降低餐后血糖升高，适用于空腹血糖正常而餐后血糖明显升高的糖尿病病人。阿卡波糖应与第一口饭同时服用，才能充分发挥作用。

9-77 解析：糖尿病的诊断标准，分别是空腹血浆葡萄糖水平≥7.0 mmol/L，或者口服葡萄糖耐量试验血浆葡萄糖水平≥11.1 mmol/L，或者随机静脉血浆葡萄糖水平≥11.1 mmol/L。尿糖是否呈阳性，不作为糖尿病的诊断标准。

9-79 解析：2型糖尿病虽然很少发生酮症酸中毒，但是在感染、应激等情况下，也可以发生，少数以此为首发表现。所以，少数2型糖尿病病人可以酮症酸中毒为首发表现。只有部分2型糖尿病病人有典型"三多一少"症状。2型糖尿病多见于肥胖病人，但不是绝对。部分病人空腹血糖不一定高，仅仅餐后血糖升高，所以单纯测空腹血糖，容易漏诊。一般血糖>10 mmol/L时，才会出现尿糖阳性，所以空腹尿糖不一定阳性。

9-81 解析：骨关节炎与细菌感染无关，是一种非化脓性关节炎，主要与关节软骨退行性变有关。在关节运动作用下这些退行性变的关节软骨被磨损，并且继发骨质增生，从而出现关节疼痛、肿胀等症状。骨关节退行性变是关节软骨老化后，在关节运动时被磨损而发生的骨关节炎。

9-90 解析：急性脑血管病首选检查项目是头颅CT和MRI检查。发生脑血管疾病应常规进行头颅CT及头颅MRI检查，因为：能明确脑血管意外的所属类型；能了解是脑部缺血性病变，还是脑部出血性病变，并能确定病变的具体位置、大小、形态等；能动态观察，发现疾病的进展情况；并且检查简单、准确、可靠、无创。

9-91 解析：脑血栓形成是指在各种原因引起的血管壁病变基础上，脑动脉管腔狭窄、闭塞或血栓形成，引起脑局部血流减少或供血中断，造成脑组织缺血缺氧性坏死，出现局灶性神经系统症状和体征。动脉硬化是引起本病的根本病因。本病多在安静或睡眠中发病，晨起可有半身瘫痪，可有发声障碍，通常无高血压，意识障碍轻或无。

9-92 解析：脑出血急性期治疗的原则是防止再出血，控制脑水肿，降低颅内压。通常用20%甘露醇快速静脉滴注，以此降低颅内压，并控制脑水肿。

9-107 解析：COPD最常见的并发症是自发性气胸。并发气胸时引起胸痛，常导致严重呼吸困难和急性呼吸衰竭，患侧肺部叩诊为鼓音，听诊呼吸音减弱或消失。

9-118 解析：桶状胸见于肺气肿病人，亦可见于老年人或矮胖体型者。过清音介于清音与鼓音之间，音调较清音低，音响较清音强，极易闻及的一种叩诊音。临床主要见于肺组织含气量增多、弹性减弱的病变，如肺气肿。两者结合考虑，结论为"肺气肿"。

9-119 解析：慢性阻塞性肺气肿呼吸困难伴低氧血症者给予氧疗。一般采用鼻导管持续低流量吸氧，氧流量2 L/min，应避免吸入氧浓度过高而引起二氧化碳潴留。吸氧浓度29%=21+4×吸入氧流量(2 L/min)。

9-120 解析：该病人有长期反复的慢性咳嗽，并且出现肺下界下移,两肺呼吸音减弱,考虑为肺气肿。发生肺气肿后肺里的气体出不来而膨胀增大,导致整个肺变大而出现肺下界下移,甚至把膈肌往下顶,使肝浊音界下移。发生肺气肿后,气体闷在肺泡里出不来,进出气道的气体减少,而呼吸音就是气体进出气道时发生的声音,所以会出现呼吸音减弱。

9-121 解析:该病人有吸烟史,并且咳嗽、咳痰8年,双肺散在干、湿啰音,首先考虑慢性支气管炎。COPD 病人痰涂片有较多的中性粒细胞,它释放的弹力蛋白酶能使弹力蛋白溶解,使肺泡弹性回缩障碍,使气管软骨破坏以及支气管平滑肌断裂。而哮喘,可闻及双肺满布哮鸣音,多在夜间或凌晨发作,痰涂片有较多的嗜酸性粒细胞,其释放的一些介质能使气管发生痉挛。所以本题考虑为慢性支气管炎。

9-122 解析:该病人有长期反复的慢性咳嗽气短,结合多年的吸烟史,该病人考虑 COPD 的可能性大。COPD 首选检查就是肺功能。

9-123 解析:老年男性病人,长期慢性咳嗽、咳痰,出现胸片透亮度增高,说明肺内的气体量增加,考虑是肺气肿。肺内气体多了,体积增加,可以形成桶状胸。正常肺部叩诊呈清音,肺气肿时肺内气体量多了,形成过清音。

9-129 解析:当肺炎链球菌肺炎感染严重时,可并发感染性休克,应警惕发生。

9-131 解析:起病急、高热、寒战、咳铁锈色痰、胸部疼痛、肺实变体征是肺炎链球菌感染所致肺炎的表现,咳铁锈色痰为肺炎链球菌肺炎的特征性表现,治疗首选药物是青霉素。

9-133 解析:高热、咳嗽、白细胞升高等表现,均符合肺炎链球菌肺炎的临床表现。胸部X线片显示右肺下叶大片状致密影符合链球菌导致的肺炎的临床特点。病人血压明显降低,出现感染性休克,考虑该病人为重症肺炎链球菌肺炎。

9-152 解析:高血压病人不宜摄入过多的高蛋白食物。应该以不饱和脂肪酸和亚油酸为主。高血压的发生与钠摄入过多有关,每人每天不能超过 6 g 盐。钾可以对抗钠的不利作用,所以高血压病人应该低钠饮食,适当多食用些高钾蔬菜和水果。

9-153 解析:病人是一位81岁的老人,一般年纪越大动脉硬化越严重。动脉硬化以后,心脏收缩将血液射入主动脉时,主动脉弹性下降而不能很好地扩张,造成管腔内压力很大,所以表现为单纯收缩期高血压。

9-154 解析:恶性高血压以肾、视网膜损害为主,高血压脑病以脑部症状为主。

9-158 解析:根据血压水平、心血管危险因素、靶器官损害、伴发临床疾病,分为低度危险组、中度危险组、高度危险组和极度危险组。伴发临床疾病的高血压病人都属于极高危险组。临床疾病主要包括:脑血管疾病、肾脏疾病、心脏疾病、糖尿病、视网膜病变、外周血管病变。

9-159 解析:高血压合并冠心病、糖尿病、严重心功能不全、慢性肾脏疾病,血压应控制在 130/80 mmHg。高血压病人如果没有其他并发症时一般情况下控制在 140/90 mmHg 以下,没有合并症的老年单纯收缩期高血压病人,血压应控制在 150/90 mmHg 以下。

9-160 解析:高血压病病人在服用降压药后,由于血压快速下降、长久站立引起直立性低血压时常可出现头晕、乏力、心率加快等临床症状与体征。一旦病人出现此类情况时,应立即嘱病人取下肢抬高平卧位以利下肢静脉回流,增加脑部及重要脏器供血。

9-161 解析:高血压病病人的护理包括:避免过度体力劳动,保证充足睡眠,降压药从小剂量开始服用,可联合用药,减少不良反应。每天需限制钠盐摄入,减轻体重,应限制每日摄入总能量,以达到控制和减轻体重的目的。避免情绪激动,保证大便通畅,避免突然改变体位,禁止长时间站立等。服用减肥药减重不良反应大,会加重心脏的负担,伤害肝、肾,高血压病病人禁用。高血压病病人减轻体重可增加降压药物的疗效,应指导病人合理膳食,减少膳食中的脂肪,减轻精神压力,适当运动,监测体重变化。

9-162 解析:高血压病病人不适合高强度运动,

剧烈运动会加重心脏的负担，容易造成心血管意外，高强度运动对心血管的冲击过于强烈，是造成运动中心血管意外或猝死的主要原因。本题中跑步、冬泳、攀岩、跳绳均属于高强度运动，均应排除。

9-165 解析：本题病人是一位76岁的老人，伴随年龄的增长，动脉硬化越来越严重。动脉硬化以后，心脏收缩将血液射入主动脉时，主动脉弹性下降而不能很好地扩张，造成管腔内压力很大，所以表现为脉压异常。

9-166 解析：本题采用排除法来解答。该病人不可使用卡维地洛，因为卡维地洛是α_1和非选择性β受体阻滞剂，阻断β_1受体可以降压，但阻断支气管上的β_2受体则诱发哮喘。该病人有哮喘病史，故不能用。维拉帕米不可用，该药虽然也可以降压，但是能减慢心率，该病人心率只有53次/分，不能用。美托洛尔不可用，因为β受体阻滞剂虽然可以降压，但也能减慢心率。氢氯噻嗪不可用，因为其影响血糖、血脂、尿酸的代谢，所以高血糖、高血脂、痛风病人不能用。该病人有痛风，所以不能用。氨氯地平能用，上述内容里没有该药的禁忌证。

9-167 解析：高血压合并陈旧性心肌梗死病人可考虑使用血管紧张素转换酶抑制剂和β受体阻滞剂。它们都可以降压，也可以改善心肌梗死的预后。本题中病人心率92次/分，虽属正常范围，但还可以降低一点，减少心肌耗氧以保护心肌，所以本题病人β受体阻滞剂为最佳选择。

9-168 解析：血管紧张素转换酶抑制剂能通过多种机制（如降压、改善肾小球内高压、高灌注及高滤过，以及改善肾小球滤过膜选择通透性）来减少尿蛋白排泄，但肌酐<265 μmol/L时才可用，肌酐≥265 μmol/L时则不能用。题目中没说肌酐值，默认为正常。该类药物还能改善胰岛素抵抗，并能逆转心室重构，适用于心室肥厚病人。

9-185 解析：本题中病人由情绪激动出现下颌及颈部有紧缩性发闷感，符合心绞痛的发病诱因、临床表现；病人舌下含服硝酸甘油后症状缓解，进一步证明此病人发生了心绞痛。

9-190 解析：溶栓疗法的最主要缺点是可造成出血，因此，溶栓治疗后最重要的护理措施是观察病人有无出血倾向。各类溶栓疗法均必须警惕出血并发症。

9-191 解析：硫酸镁导泻易引起脱水及电解质紊乱，故不适合急性心肌梗死病人使用，为预防病人发生便秘，可给予甘油灌肠剂。其余选项均为急性心肌梗死病人正确的护理措施。

9-192 解析：冠心病病人突然出现意识丧失，颈动脉搏动消失，提示可能发生心搏骤停，应立即行胸外心脏按压。

9-193 解析：急性心肌梗死的诊断主要根据典型临床表现、特征性心电图改变和血清心肌酶谱检查。本题中病人的临床表现符合急性心肌梗死的临床表现。此时最具诊断意义的应为心电图检查。

9-194 解析：吸烟可以直接损伤血管内皮，如果体内脂质代谢紊乱，如低密度脂蛋白胆固醇、甘油三酯增高，这些脂质就通过受损的血管内皮进入到血管壁内，慢慢形成粥样斑块。血脂代谢异常是动脉粥样硬化的首要因素，所以从预防心血管疾病来说，应控制血脂水平。

9-195 解析：典型的心绞痛或急性心肌梗死表现为胸骨后压榨性疼痛，但是一部分病人却表现为咽痛、剑突下疼痛，可以向左臂内侧和胸背部放射。该病人剑突下和咽部疼痛是因为活动而发作，停止活动可以自行缓解，这是心绞痛的典型特点。但是这次连续剧烈疼痛了2小时，而超过半小时就可考虑心肌梗死。

9-196 解析：冠心病首选检查是心电图，最常用的非创伤性方法是运动负荷试验，"金标准"是冠状动脉造影。心绞痛发作时间短暂，很多病人就医时心绞痛没有发作，因而心电图无明显异常，所以可以采用心电图运动负荷试验，通过走路或跑步来诱发心绞痛，同时记录心电图。

9-197 解析：心电图运动负荷试验只能用于稳定型心绞痛，不稳定型心绞痛或急性心肌梗死时心肌缺血很严重了,心电图运动负荷试验可以直接诱发严重心绞痛。本题中病人发作次数比较频繁,而且每次持续时间比较长(15分钟才缓解),稳定型心绞痛一般休息3~5分钟就可以缓解,所以考虑病人为不稳定型心绞痛,不能做运动负荷试验。

9-198 解析: 冠状动脉造影是诊断冠心病的"金标准",该项检查能见到冠状动脉的狭窄程度与部位。冠状动脉造影通过给冠状动脉中注入造影剂,从而显示冠状动脉是否有狭窄、狭窄的具体位置、狭窄的程度,所以是冠心病诊断的"金标准"。

9-200 解析: 胃食管反流病首选和确诊检查都是胃镜。胃镜阴性而有典型症状的病人采取24小时pH监测,以此确定胃酸反流。本题中两个选项都没有,可以选择诊断性治疗,如果是胃食管反流病,那么抑酸治疗有效,也可以诊断。

9-201 解析: 病人有胃灼痛症状需考虑胃内容物反流到食管内,胃酸刺激食管产生烧灼痛(俗称烧心),但是该病人做了胃镜检查,没有发觉食管问题,只提示慢性浅表性胃炎。所以应该进一步做24小时食管pH值监测。胃食管反流病首选胃镜检查,有症状但胃镜结果阴性的病人选食管24小时pH值监测。

9-202 解析: 病人出现胸骨后疼痛、反酸、胃灼痛考虑胃食管反流病。该病的药物治疗首选质子泵抑制剂。减少胃酸分泌,反流胃内容物就不会腐蚀食管,症状就会改善。

9-214 解析: 该病人既往患IgA肾病8年,此时血肌酐1325μmol/L,高出正常值数倍,考虑为尿毒症。尿毒症时有大量的尿毒素可以进入大脑导致大脑功能障碍,表现为反应淡漠、精神异常、抽搐、昏迷等。发生尿毒症性脑病时最重要的治疗是通过血液透析将毒素排出。清除毒素最有效的办法是血液透析。

9-215 解析: 这是一个慢性肾衰竭病人,因肾小球滤过率下降而导致体内水、钠潴留,出现高血压和水肿等。如果此时快速补充血容量会增加心脏负荷,所以是不正确的治疗护理措施,其他4项均是治疗慢性肾衰竭的正确措施。

9-221 解析: 阿卡波糖属于α葡萄糖苷酶抑制剂,该类药物通过延缓葡萄糖从肠道的吸收速度来降低血糖。

9-229 解析: 该病人体重指数超标,正常体重指数为18.5~23.9,该病人体重指数为28,超过正常值,属于体重超重。年龄在40岁以上且肥胖的病人,空腹、餐后2小时血糖都高,首选药物是二甲双胍。二甲双胍不但能抑制肝糖原分解而降糖,还能减少脂肪合成,促进脂肪分解从而达到降低体重的效果。

9-230 解析: 糖尿病病人如有并发症,考虑选用胰岛素,该病人有皮肤溃疡,如果血糖控制不好,细菌大量繁殖,感染将难以控制,所以本题中选用胰岛素。

9-231 解析: 胰岛素治疗病人餐后血糖正常,早上的空腹血糖很高,极有可能是黎明现象或者somogyi效应。黎明现象是夜间血糖正常,凌晨时皮质激素等分泌增高,导致血糖增高。somogyi效应是夜间低血糖后反应性高血糖。两者的鉴别方法是多次监测夜间血糖。

9-233 解析: 糖尿病病人在使用胰岛素治疗后,一定要警惕低血糖的发生,一旦出现头晕、心悸、多汗、饥饿感等症状时,提示发生低血糖可能。

9-244 解析: 糖尿病酮症酸中毒时,因尿液中含有丙酮,尿液有烂苹果气味。新鲜尿液中出现氨味,提示慢性膀胱炎和尿潴留。有机磷农药中毒时,尿液有蒜味。氰化物中毒时,呼吸有苦杏仁味。糖尿病病人排出的尿液中如果有烂苹果味,提示发生代谢性酸中毒。

9-245 解析: 当进行胰岛素注射时,要对注射部位先进行消毒。注射部位需避开瘢痕、硬结处。进针后要回抽,没回血后才可以注射。胰岛素注射属于皮下注射,一般选择在上臂三角肌下缘处注射,也可以选择大腿前侧、外侧或两侧腹壁。针头斜面向上与皮肤呈30°~40°角。

9-246 解析: 该病人有2型糖尿病,并且出现了精神神经异常。糖尿病病人精神神经异常一般有两个原因：①酮症酸中毒，病人排泄物有烂苹果味且尿酮强阳性；②高渗高血糖综合征，病人排泄物没有烂苹果味且尿酮弱阳性。本题中病人符合高渗高血糖综合征表现。

9-247 解析： 糖尿病病人胰岛素适应证有：1型糖尿病，药物控制不佳，发生急、慢性并发症，体重急剧下降，手术后，妊娠。该病人需要做手术，所以要选用胰岛素控制血糖。手术是一个应激因素，可以导致血糖增高，血糖高不利于切口愈合。一般在术前3天开始使用中短效胰岛素。长效胰岛素起效慢，因手术前要快速控制血糖，所以不选用长效胰岛素。

9-248 解析： 病人有糖尿病病史10年以上，容易出现糖尿病视网膜病变和糖尿病肾病，两者均属于糖尿病微血管病变，常同时存在。病人已出现视物模糊，高度怀疑视网膜病变，血肌酐升高、尿蛋白升高需要考虑糖尿病肾病。高血压肾病一般有少量尿蛋白，尿蛋白<2.0 g/24 h，肾脏一般有不同程度缩小，而糖尿病肾病可出现大量蛋白尿。所以本题考虑病人为糖尿病肾病。

9-275 解析： 脑出血的常见诱因包括：血压升高、寒冷、情绪激动、酗酒、剧烈运动、重体力劳动、慢性便秘等。而血液黏稠度增高易引起缺血性脑血管病。

9-276 解析： 脑出血后病人血压升高，是机体对颅内压升高的自动调节反应，以此保持稳定的脑部血流量，当颅内压下降时血压也随之对应下降。因此，脑出血病人急性期一般不予应用降压药物，而以脱水降颅压治疗为基础。但当病人血压过高时，有增加再出血的风险，此时应及时控制血压。脑出血病人以降低颅内压和控制血压为主要措施，同时使用止血药。

9-277 解析： 肌力分级标准：0级，完全瘫痪，不能做任何自由运动；1级，可见肌肉轻微收缩；2级，肢体能在床上平行移动；3级，肢体可以克服地心引力，能抬离床面；4级，肢体能做对抗外界阻力的运动；5级，肌力正常，运动自如。

9-278 解析： 血栓栓塞性脑梗死病人在发病后6小时以内可进行溶栓治疗，使被堵塞的血管再通，及时恢复血流和改善组织代谢，可挽救梗死周围仅有功能改变的缺血半暗带组织，避免坏死范围扩大。溶栓治疗是病人最重要的恢复血流的措施。

9-279 解析： 该病人为脑出血急性期，应绝对卧床休息2~4周，抬高床头15°~30°，以减轻脑水肿。烦躁谵妄病人加保护性床栏，必要时给予约束带适当约束。保持病房环境安静，避免各种不良刺激。

9-280 解析： 首先考虑病人为脑血栓形成，其症状逐渐加重，符合脑血栓形成特点，因为血栓是在脑血管内慢慢长大，所以症状逐渐加重。其次，根据该老年病人的病史可以看出，首先其是老年人，而且还有糖尿病和高血压，这都是动脉粥样硬化的危险因素。脑血栓形成最主要原因是动脉粥样硬化造成的血管内皮不平整，慢慢血小板聚集而形成血栓，所以本题考虑病人为脑血栓形成。

9-294 解析： 病人是老年人，有静止性震颤、姿势步态障碍，所以考虑该病人的诊断为帕金森病。帕金森病用药首选左旋多巴。该病人因为有肾功能不全而忌用金刚烷胺。

9-295 解析： 帕金森病病人基本都是老年人，该病人有静止性震颤、面具脸、姿势步态障碍等临床表现。手抖、面具脸、四肢肌张力增高等表现，符合帕金森病的典型特征，所以可能的诊断是帕金森病。

9-296 解析： 帕金森病的病变部位是黑质，导致锥体外系受损。黑质病变，多巴胺能神经元变性而减少，黑质的作用之一就是合成神经递质多巴胺，这样多巴胺递质减少。多巴胺与乙酰胆碱两者有相互拮抗作用，多巴胺少了，所以胆碱能亢进，出现胆碱能亢进的一些表现，如静止性震颤、运动迟缓、姿势步态异常。其中首发症状和最典型症状就是静止性震颤。

9-297 解析： 该病人诊断为帕金森病，已服用了左旋多巴，为改善症状，可增加司来吉兰，以延长左旋多巴的效果。溴隐亭是多巴胺受体拮抗剂,非帕金森病用药。该病人有肾功能不全,肾功能不全者忌用金刚烷胺。该病人有青光眼病史,忌用苯甲托品和苯海索。

9-299 解析:骨关节炎主要跟关节软骨的退行性变与磨损有关。膝、髋关节属于负重关节,磨损较大,远端指间关节活动较多,活动越多,关节软骨磨损越严重。

9-303 解析:COPD 早期可无异常,随疾病进展出现以下体征:呼吸变浅,频率增快,桶状胸。叩诊呈过清音,听诊呼气延长。因该病人目前痰液增多,因此可闻及湿啰音。

9-304 解析:氨茶碱是嘌呤受体阻滞剂,能够对抗腺嘌呤等对呼吸道的收缩作用,使呼吸道平滑肌松弛。此外,氨茶碱还能够增强膈肌收缩力,该药物在膈肌收缩无力时作用更加显著,因此氨茶碱有助于改善呼吸功能。氨茶碱可松弛支气管平滑肌,适用于支气管哮喘、喘息型支气管炎、阻塞性肺疾病等,以缓解喘息症状。

9-312 解析:临床常用的心肌损伤标志物有多种,以心肌酶类指标为主,其中,肌酸激酶同工酶常在发病后 4 小时内开始升高,16~24 小时左右达高峰,3~4 天内恢复正常,是各种心肌酶类指标中升高最早且恢复最早的标志物。目前诊断心肌坏死最特异和敏感的首选指标是心肌肌钙蛋白。

9-313 解析:心肌梗死病人发病后常出现剧烈疼痛,因此需要合理选择止痛药物,尽快缓解疼痛。常用的方式为哌替啶肌内注射或吗啡皮下注射。吗啡用药期间,要做好病情监测,如在应用吗啡或哌替啶后应注意观察病人有无呼吸抑制现象,疼痛较轻者可用可待因,也可再次尝试应用硝酸酯类,但硝酸酯类不是首选。综合以上选项,吗啡是首选止痛药物。

9-314 解析:猝死是心肌梗死病人最危险的潜在并发症,在急性期或溶栓治疗后应严密监测病人的电解质和酸碱平衡情况,因在电解质紊乱和酸碱平衡失调时容易并发心律失常。在心肌梗死溶栓治疗后 24 小时内易发生再灌注性心律失常,应警惕发生心室颤动、心源性猝死。

9-318 解析:运动疗法、饮食疗法和药物疗法是治疗 2 型糖尿病的三大主要方法,缺一不可。病人"控制饮食、口服降糖药物效果都不理想",那就更该建议病人启用运动疗法。

9-319 解析:2 型糖尿病病人饮食指导:食物宜粗不宜精,可多吃些粗杂粮,进食蔬菜以绿叶菜为好,这些食物中含丰富维生素、无机盐,粗纤维能有效防止血糖吸收过快,降低胆固醇,预防动脉硬化,并能防治便秘。

9-320 解析:阿卡波糖是 α-葡萄糖苷酶抑制剂。该药抑制小肠黏膜上皮细胞表面 α-葡萄糖苷酶,从而延缓碳水化合物的吸收,降低餐后血糖。但用药时需要饮食成分中有糖类该药才能发挥作用。阿卡波糖是治疗 2 型糖尿病的药物,尤其适用于空腹血糖正常(或偏高)而餐后血糖明显升高者,服用时应与第一口饭同时嚼服。

9-324 解析:脑出血病人应做到绝对卧床休息,以避免引起颅内压升高,防止再次脑出血,选项中避免外伤并不是此项措施的最主要目的。

9-325 解析:本题中病人为脑出血急性期,应绝对卧床休息 2~4 周,抬高床头 15°~30°,以此减轻脑水肿。出现谵妄或躁动的病人应加保护性床栏,必要时给予约束带适当约束;保持病房环境安静,避免各种刺激,各项治疗和护理操作均应集中进行。

9-335 解析:支气管扩张病人以慢性咳嗽、咳大量脓痰、反复咯血为临床特点。COPD 病人以长期咳嗽、咳痰为主要临床表现。支气管哮喘病人有反复发作的喘息症状。慢性肺脓肿病人可有慢性咳嗽、咳脓痰、继发感染和不规则发热。肺结核病人有慢性咳嗽、咳血等。

9-336 解析:COPD 是引起慢性肺心病的最常见原因,肺心病是指由于肺组织、胸廓或肺动脉病变而引起肺动脉高压,发生右心肥大,发展为右心衰竭。右心衰竭病人可出现体循环淤血,双下肢水肿。

9-337 解析:COPD 急性发作主要与感染有关,

使用合适的抗生素是治疗COPD急性发作的主要措施。该病人出现了COPD急性发作的主要症状（呼吸困难加重、痰量增加、咳脓痰），考虑肺部感染因素，积极治疗。

9-343 解析：病人血压168/96 mmHg，可知患有高血压，为避免血压持续增高引起严重的并发症，应嘱病人卧床休息，不可自行起床随意活动。

9-344 解析：对行动不便而需要做CT检查的急诊病人，应立即安排用平车运送。

9-345 解析：病人因右侧肢体活动不便3小时送入院，入院检查完毕后，病人回到病房，应安排的体位为左侧卧位。因病人右侧肢体肌力2级，如安排右侧卧位，会影响肢体血液循环，加重病情。本题由于没有提示病人尿潴留，不用留置导尿管。肢体障碍病人入院时应嘱病人选择健侧卧位。

9-354 解析：此时病人因心肌坏死致心脏功能下降，进一步致病人活动受限，是当前最主要的护理问题。急性心肌梗死病人活动无耐力与心肌坏死致心脏功能下降有关。

9-355 解析：急性心肌梗死急性期应严格卧床休息，尽量避免搬动，发病最初3天内以流质饮食为主，之后随病情缓解逐渐过渡至半流食、软食，应选择低脂、易消化食物。

9-356 解析：本题中病人烦躁不安、皮肤湿冷、脉细速、尿量减少等临床表现是休克的典型表现，因病人有急性心肌梗死的病史，此时，应考虑病人发生了心源性休克。急性心肌梗死病人应预防心源性休克的发生。

名词解释题

9-369 高血压危象是指短期内血压急剧升高，舒张压超过130 mmHg并伴有一系列严重症状，甚至危及生命的临床现象。

9-370 冠状动脉粥样硬化性心脏病简称冠心病，是指冠状动脉粥样硬化使血管管腔狭窄，导致心肌缺血缺氧或坏死而引起的心脏病。

9-371 Barrett食管是指食管黏膜受胃反流物的反复刺激，食管与胃交界处的齿状线2 cm以内的食管黏膜鳞状上皮被化生的柱状上皮所替代。Barret食管是食管腺癌的主要癌前病变。

9-372 慢性肾衰竭是指各种原因导致的肾脏慢性进行性损害，使肾脏不能保持基本功能，临床以代谢产物和毒素潴留，水、电解质和酸碱平衡紊乱及某些内分泌功能异常等表现为特征的一组综合征。

9-373 Somogyi效应又称为低血糖后反应性高血糖，是糖尿病病人应用胰岛素后的一种特殊现象，即空腹高血糖是由于晚餐前胰岛素用量过大，夜间出现短暂性低血糖所致的反跳性血糖增高现象。

9-374 黎明现象是指糖尿病病人在夜间血糖控制尚可且平稳，即无低血糖的情况下，于黎明时分由各种激素间不平衡分泌所引起的一种清晨高血糖状态。即夜间血糖控制良好，仅于黎明一段时间出现高血糖，机制可能为皮质醇、生长激素等对抗胰岛素的激素增多所致。

9-375 社区获得性肺炎是指在医院外罹患的感染性肺实质（含肺泡壁，即广义上的肺间质）炎症，包括具有明确潜伏期的病原体感染而入院后在潜伏期内发病的肺炎。

9-376 医院获得性肺炎是指病人入院时不存在、也不处于潜伏期，但在入院48小时后在医院内发生的肺炎。

9-377 急性肾衰竭是指各种原因引起的肾功能在短时间（几小时至几天）内突然下降而出现的氮质废物滞留和尿量减少为主的临床综合征。

9-378 慢性阻塞性肺疾病是一组以气道内气流受阻为特征的肺部疾病，气流受阻首先不完全可逆，呈进行性发展，主要累及肺部，与肺部对有害烟雾和有害颗粒的异常炎症有关。

9-379 肺性脑病是指慢性肺部疾病导致呼吸衰竭，是因缺氧和二氧化碳潴留所引起的精神神经障碍的临床综合征。

9-380 心绞痛是指因冠状动脉供血不足，心肌急剧、暂时的缺血缺氧所引起的临床综合征。

其特征为发作性胸骨后压榨性疼痛,可放射到心前区和左上肢,常发生于劳累和情绪激动时,持续数分钟,休息或含服硝酸甘油后可消失。

9-381　心肌梗死是指心肌缺血性坏死。急性心肌梗死是在冠状动脉病变的基础上,冠状动脉血供急剧减少或完全中断,使相应心肌严重而持久的急性缺血,导致心肌细胞的坏死。临床表现有持久的胸骨后剧烈疼痛、血清心肌酶增高以及心电图进行性改变。

9-382　糖尿病是一组以慢性血葡萄糖水平升高为特征的代谢疾病,由胰岛素分泌和(或)作用缺陷所引起。

9-383　高血压脑病是指当血压突然升高超过脑血流自动调节的阈值时,脑部血流出现高灌注,毛细血管压力过高,渗透性增强,导致脑水肿和颅内压增高,甚至脑疝形成,引起一系列暂时性脑循环功能障碍的临床表现。

9-384　糖尿病足是指因糖尿病引发血管及神经病变,包括末梢神经感觉障碍及植物神经损害,也包括下肢血管病变动脉硬化引起周围小动脉闭塞症,或皮肤微血管病变以及细菌感染所导致的足部溃疡及足坏疽等。

简述问答题

9-385　对慢性阻塞性肺疾病病人的健康教育:①让病人及其家属了解本病虽然难以治愈,但如积极参与慢性阻塞性肺疾病病人的长期管理可减少急性发作,及时控制症状,延缓疾病进程,提高生活质量。病人对此必须有信心和耐心,要有长期准备。②避免各种致病因素,尤其是吸烟、环境污染、上呼吸道感染等。③坚持全身活动和呼吸肌训练,嘱病人进行适宜的全身活动,如散步、从事力所能及的家务活动等。④家庭氧疗的指导。对有此医嘱的病人,在出院前应提供有关家庭氧疗的咨询与帮助,并提供购置、使用和保养等方面的知识和技能。

9-386　硝酸甘油的用药护理:①发作时舌下含服该药,若服药后3~5分钟仍不缓解,可再服1次,对于心绞痛发作频繁或含服硝酸甘油

效果差的病人,遵医嘱静脉滴注硝酸甘油。②用药过程中监测血压及心率的变化,静脉滴注时注意控制滴速,并嘱病人不可擅自调节滴速,以免造成低血压。③部分病人用药后可出现面部潮红、头胀痛、心悸等症状,应告诉病人是由于药物扩张头面部血管所致,以解除其顾虑。④第1次用药时应避免站立体位,且剂量不宜过大。⑤硝酸甘油见光易分解,应避光保存。

9-387　心肌梗死的并发症:①乳头肌功能失调或断裂。造成二尖瓣脱垂及关闭不全,可导致左心衰竭。②心脏破裂。少见,常在起病1周内出现,多为心室游离壁破裂,偶有室间隔破裂。③栓塞。左心室附壁血栓脱落,引起脑、肾、脾、四肢等动脉栓塞。④心室壁瘤。可在心肌梗死后1周内出现,心电图示ST段持续抬高,超声心动图可见心室局部有反常运动,可导致左心衰竭、心律失常、栓塞等。⑤心肌梗死后综合征。心肌梗死后数周至数月出现心包炎、胸膜炎、肺炎等,为机体的免疫反应所致。

9-388　溶栓护理的主要内容:①询问病人是否有活动性出血、近期大手术、外伤史、消化性溃疡或严重肝、肾功能不全等溶栓禁忌证。②准确、迅速配制并输注溶栓药物。③注意观察用药后有无寒战、发热、皮疹等过敏反应。用药期间注意观察病人是否发生皮肤、黏膜、内脏出血。④使用溶栓药物后,定期做心电图检查,抽血检查心肌酶,并询问病人胸痛情况以便为溶栓是否成功提供资料。

9-389　高血压的非药物治疗方式:①限制钠摄入。一般以每天摄入食盐6 g左右为宜。②减轻体重。尤其对肥胖的病人,方法主要为限制每日能量摄入,辅以适当的体育活动。③运动。适量的运动有利于调整神经中枢功能失调。④戒烟。⑤减轻精神压力,保持心理平衡。

9-390　对心绞痛病人的健康教育:①防治冠状动脉粥样硬化的危险因素。②合理安排运动锻炼。③在日常生活中注意避免引发心绞痛的

因素,学会识别急性心肌梗死的先兆症状。④预防发作,平时应坚持服用抗心绞痛药物,外出时需随身携带硝酸甘油以应急。⑤告知病人该病的预后,多数心绞痛病人发病之后仍能多年从事一般的体力活动。

9-391 糖尿病的主要急性并发症:①糖尿病酮症酸中毒;②高渗性昏迷;③感染。

糖尿病的主要慢性并发症:①大血管病变;②微血管病变,引起糖尿病肾病、糖尿病视网膜病变、糖尿病神经病变、糖尿病心肌病等;③糖尿病足。

9-392 胰岛素治疗的适应证:①1型糖尿病;②对饮食治疗、运动治疗以及口服降糖药治疗后血糖仍不能被满意控制的2型糖尿病;③出现糖尿病急性并发症,如酮症酸中毒、非酮症高渗性昏迷;④糖尿病合并应激及其他情况,如手术、妊娠、分娩等。

9-393 糖尿病病人口服降糖药物的护理措施:①遵医嘱按时按剂量服药,不可随意增减,定时定量进餐,观察药物不良反应,发现问题及时报告,密切监测用药后血糖及糖化血红蛋白的变化。②胰岛素促泌剂应在饭前半小时口服。老年人易发生低血糖反应,应注意预防。③双胍类药物进餐时或餐后服,二甲双胍有轻度胃肠反应,少数病人有腹泻、肝功能损害,停药可恢复。④阿卡波糖应与第一口主食同时嚼服,不良反应有腹胀、腹痛、腹泻。⑤噻唑烷二酮类的主要不良反应为水肿,有心力衰竭倾向或肝病者慎用。

9-394 脑血管疾病的危险因素:①可干预的危险因素,包括高血压、风湿性心脏病、糖尿病、血脂异常、高同型半胱氨酸血症、短暂性脑缺血发作、吸烟、酗酒、肥胖、无症状性颈动脉狭窄、口服避孕药、体力活动减少、情绪应激、抗凝治疗等;②不可干预的危险因素,包括年龄、性别、种族、遗传等。

9-395 脑血管疾病的预防分为三级:①一级预防,指发病前的预防,即通过早期改变不健康的生活方式,积极主动地控制危险因素,从而达到使脑血管病不发生或推迟发生的目的。如防治高血压病、糖尿病、心脏病等,合理膳食、适度运动、戒烟限酒。②二级预防,主要目的是为了预防或降低再次发生卒中的危险,减轻残疾程度。主要针对已发生过短暂性脑缺血发作、可逆性缺血性神经功能缺损者,早诊断、早治疗,预防完全性脑卒中的发生。③三级预防,在脑卒中发病后积极治疗,尽量将神经功能损害降至最低,并防治并发症,减少致残发生,预防复发。

9-396 短暂性脑缺血发作的主要护理措施:①遵医嘱及时对短暂性脑缺血发作进行相应治疗,告知病人抗血小板药、钙通道阻滞剂等药物作用及用药方法。注意观察有无消化道刺激、出血等不良反应。②密切观察短暂性脑缺血发作的发作频率、每次发作持续时间、神经系统症状与体征的严重程度。尤其要警惕近期发作频繁、持续时间延长、症状明显加重的病人,防止其病情恶化、发生严重脑卒中的可能。③监测病人其他伴随疾病的病情变化,尤其是血压的波动情况。坚持规范治疗,将血压、血糖、血脂水平控制在理想范围。④指导建立健康生活方式,给予低脂、低盐、含丰富维生素的合理饮食,戒烟限酒,适当参加体育锻炼,控制体重,劳逸结合,避免精神紧张及过度劳累,保持情绪稳定。⑤注意安全,尽量避免让病人单独外出,一旦出现肢体麻木、无力、头晕、黑矇或突然跌倒,应引起重视,及时就医。

9-397 脑梗死超早期溶栓的目的是通过溶栓使闭塞的动脉恢复血液供应,挽救缺血半暗带的脑组织,防止发生不可逆性损伤。治疗的时机是影响疗效的关键,多在发病6小时内进行。脑梗死超早期溶栓的禁忌证:①有明显出血倾向;②近期有脑出血、心肌梗死、大型手术病史;③血压高于180/110 mmHg;④有严重的心、肝、肾功能障碍。溶栓的并发症:梗死后出血、身体其他部位出血、溶栓后再灌注损伤、脑组织水肿。

9-398 帕金森病病人饮食护理要点:①少量

多餐,进食量的增加应循序渐进。②进餐时情绪愉快,尽量选择喜欢的食物种类。③多吃谷类食物,补充营养和能量,碳水化合物通常不影响左旋多巴的疗效。④多吃蔬菜、水果,多饮水,补充维生素、矿物质和膳食纤维,预防便秘。⑤适当限制蛋白质的摄入,因为食物蛋白质中的一些氨基酸成分会影响左旋多巴进入脑部。⑥摄入低脂饮食,以减少脂肪和胆固醇摄入过多的不良影响;同时,过高的脂肪也会延迟左旋多巴的吸收。⑦病人因手指震颤常不能用筷子,可用柄把较长的勺子,或多提供适合用手拿取的食物。⑧对于咀嚼、吞咽困难者,可采用切碎、煮烂食物的方法,或给予半流食;每口食物的量宜少,提倡细嚼慢咽,必要时可分两口咽下。

9-399 脑出血病人出现急性意识障碍时,应采取的护理措施:①注意病人的安全,病人绝对卧床休息2～4周,抬高床头15°～30°,谵妄或躁动病人加保护性床栏,必要时给予约束带。②做好生活护理,昏迷或吞咽障碍者遵医嘱胃管鼻饲高蛋白、高维生素的清淡饮食,做好口腔护理、皮肤护理和大、小便护理。③保持呼吸道通畅,病人取平卧头侧位或侧卧位,及时清除口鼻分泌物,必要时吸痰。④做好病情监测,定时测量生命体征、意识、瞳孔并做好记录。

9-400 临床常用的口服降压药物有5类:利尿剂、钙通道阻滞剂、血管紧张素转换酶抑制剂、β受体阻滞剂,以及血管紧张素Ⅱ受体拮抗剂。

综合应用题

9-401 (1)初步医疗诊断:缺血性脑卒中。
(2)处理原则:早期溶栓、抗凝抗血小板、适当控制血压、防治脑水肿。
(3)护理诊断:①躯体活动障碍,与偏瘫或平衡能力降低有关;②有患失用综合征的危险,与意识障碍、偏瘫所致长期卧床有关。

9-402 (1)初步医疗诊断:急性心肌梗死。
(2)首要的护理诊断:疼痛,与心肌持久严重缺血、缺氧导致心肌坏死有关。
(3)首选的检查方法:心电图。
(4)溶栓后间接观察的指标:①2小时内胸痛基本消失;②心电图抬高的ST段于2小时内回降超过50%;③2小时内出现再灌注性心律失常;④血清CK-MB峰值提前出现(14小时以内)或者根据冠状动脉造影直接判断冠状动脉是否再通。

9-403 (1)初步医疗诊断:肺炎。
(2)最可能的致病菌:肺炎链球菌。
(3)首要护理诊断:体温过高。
(4)次要护理诊断:①清理呼吸道无效,与气道分泌物增多、痰液黏稠、咳嗽无力等有关;②气体交换受损,与肺炎引起的呼吸面积减少有关;③胸痛,与肺部炎症波及胸膜有关;④潜在并发症:感染性休克、肺脓肿、脓胸、急性肾衰竭、呼吸衰竭。

(张夏霖)

第十章

老年人的临终关怀

❋ 选择题(10-1~10-53)

✎ A1 型单项选择题(10-1~10-38)

10-1 当代卫生保健系统的三大基本组成包括预防、治疗和
　　A. 临终关怀　　　B. 康复
　　C. 保健　　　　　D. 教育
　　E. 随访

10-2* 临终关怀的目的是
　　A. 延长生命　　　B. 治疗疾病
　　C. 提高生命质量　D. 功能康复
　　E. 心理安慰

10-3 我国引入临终关怀的时间是
　　A. 1988 年　　　B. 1989 年
　　C. 1990 年　　　D. 1991 年
　　E. 1992 年

10-4 现代意义的临终关怀始于
　　A. 日本　　　　　B. 英国
　　C. 美国　　　　　D. 瑞士
　　E. 法国

10-5 现代意义的临终关怀始于
　　A. 20 世纪 60 年代
　　B. 20 世纪 70 年代
　　C. 20 世纪 80 年代
　　D. 20 世纪 90 年代
　　E. 20 世纪 50 年代

10-6 美国开始实行临终关怀专科护士资格认证是在
　　A. 1993 年　　　B. 1994 年
　　C. 1995 年　　　D. 1996 年
　　E. 1997 年

10-7 亚洲最早建立临终关怀机构的国家是
　　A. 中国　　　　　B. 泰国
　　C. 日本　　　　　D. 韩国
　　E. 缅甸

10-8 日本临终关怀的形式包括独立型、病院型、家庭型和
　　A. 指导型　　　　B. 教育型
　　C. 培养型　　　　D. 培训型
　　E. 综合型

10-9 我国第一家临终关怀医院是在
　　A. 苏州　　　　　B. 北京
　　C. 上海　　　　　D. 杭州
　　E. 天津

10-10 我国第一家临终关怀研究中心是在
　　A. 苏州　　　　　B. 北京
　　C. 上海　　　　　D. 杭州
　　E. 天津

10-11 中国生命关怀协会成立于
　　A. 2004 年　　　B. 2005 年
　　C. 2006 年　　　D. 2007 年
　　E. 2008 年

10-12 我国老年临终关怀最主要的组织形式是
　　A. 附设的临终关怀机构
　　B. 临终关怀专门机构
　　C. 临终关怀专门医院
　　D. 临终关怀专门社区
　　E. 家庭临终关怀病床

10-13 第一次将临终关怀在护理范围内予以

规范是在

A. 2004 年　　　B. 2003 年

C. 2000 年　　　D. 2001 年

E. 2002 年

10-14　首次将临终关怀纳入长期医疗护理中是在

A. 2010 年　　　B. 2011 年

C. 2012 年　　　D. 2013 年

E. 2014 年

10-15　护理院的临终关怀科,每床配备的护理人员至少是

A. 0.5 名　　　B. 0.6 名

C. 0.7 名　　　D. 0.8 名

E. 0.9 名

10-16　我国临终关怀事业的发展现状是

A. 不积极　　　B. 不统一

C. 不全面　　　D. 不稳定

E. 不平衡

10-17　能满足老年人"老能善终"的最好措施是

A. 延长生命　　　B. 治疗疾病

C. 临终关怀　　　D. 功能康复

E. 心理安慰

10-18　死亡教育起源于

A. 中国　　　B. 英国

C. 美国　　　D. 法国

E. 日本

10-19　我国的现代临终关怀教育始于

A. 20 世纪 60 年代

B. 20 世纪 70 年代

C. 20 世纪 80 年代

D. 20 世纪 90 年代

E. 20 世纪 50 年代

10-20　临终关怀的先决条件是

A. 死亡教育　　　B. 保健教育

C. 康复教育　　　D. 医疗教育

E. 预防教育

10-21*　死亡教育的最终目的是

A. 预防保健　　　B. 心理安慰

C. 治愈疾病　　　D. 延长寿命

E. 提高生活质量

10-22　临终护理的核心是

A. 康复　　　B. 治愈

C. 治疗　　　D. 关心

E. 保健

10-23*　临终护理的目的是

A. 康复　　　B. 治愈

C. 治疗　　　D. 优死

E. 保健

10-24　当进入临终期时,临终老人的主要心理特征是

A. 否认　　　B. 愤怒

C. 忧郁　　　D. 协议

E. 接受

10-25　临终老人的护理重点是

A. 饮食护理　　　B. 心理护理

C. 康复护理　　　D. 健康教育

E. 舒适护理

10-26　临终喉鸣通常出现在生命最后的

A. 6 小时　　　B. 12 小时

C. 24 小时　　　D. 36 小时

E. 48 小时

10-27　1988 年 10 月在上海诞生的中国第一家临终关怀医院是

A. 南汇护理院

B. 安宁护理院

C. 安仁临终医院

D. 惠宁护理院

E. 普仁护理院

10-28　"请让我好起来吧,我一定……",如此表达的临终病人说明其处于

A. 否认期　　　B. 协议期

C. 愤怒期　　　D. 忧郁期

E. 接受期

10-29　临终关怀的意义不包括

A. 缓解人口老龄化给我国带来的社会压力

B. 提高临终者的生存质量

C. 体现人道主义精神
D. 解决临终病人家庭照料困难
E. 尽量延长临终病人生命

10-30 "好吧,既然是我,那我就去面对吧。",如此表达的临终病人说明其处于
A. 否认期　　　　B. 协议期
C. 愤怒期　　　　D. 忧郁期
E. 接受期

10-31 临终病人最先出现的心理反应期是
A. 否认期　　　　B. 愤怒期
C. 协议期　　　　D. 忧郁期
E. 接受期

10-32 老年临终病人临终前最常见的症状是
A. 疼痛　　　　　B. 头晕
C. 恶心　　　　　D. 呕吐
E. 压疮

10-33 临终关怀着重对临终病人进行的内容不包括
A. 疼痛的控制
B. X线照射
C. 病人的灵性需求
D. 家属的心理指导
E. 情绪的支持

10-34 不符合协议期临终病人表现的是
A. 愤怒逐渐消退
B. 抱有侥幸心理,希望是误诊
C. 很和善、很合作
D. 认为做善事可以死里逃生
E. 接受自己患了不治之症的事实

10-35 临终病人最后出现的心理反应期是
A. 否认期　　　　B. 愤怒期
C. 协议期　　　　D. 忧郁期
E. 接受期

10-36 世界上第一个现代临终关怀机构是
A. 天津医学院临终关怀研究中心
B. 英国圣克里斯多弗临终关怀院
C. 西欧修道院
D. 美国新港临终关怀病院
E. 加拿大姑息护理协会

10-37* 丧偶老年人的心理状态不包括
A. 麻木　　　　　B. 怀念
C. 放弃　　　　　D. 内疚
E. 恢复

10-38 谵妄最常见的原因是
A. 感染
B. 过度刺激
C. 全身衰竭
D. 环境的改变
E. 药物的不良反应

✎ A2型单项选择题(10-39~10-46)

10-39 病人,女性,76岁。3周前确诊胃癌,表现非常生气,经常重复"为什么是我,这不公平!"的话语。此时病人处于
A. 否认期　　　　B. 协议期
C. 愤怒期　　　　D. 忧郁期
E. 接受期

10-40 病人,男性,80岁。肺癌晚期,广泛转移,但对自己的病情仍抱有希望,积极配合医务人员的治疗。此时病人的心理反应期是
A. 否认期　　　　B. 协议期
C. 愤怒期　　　　D. 忧郁期
E. 接受期

10-41 老人,女性,69岁。老伴离世2周,近期总是责怪自己,在老伴临终期间没有尽职尽责,没有照顾好老伴,导致了老伴的死亡。此时,老人的心理反应是
A. 麻木　　　　　B. 内疚
C. 怀念　　　　　D. 恢复
E. 放弃

10-42* 病人,男性,80岁。肺癌晚期,呼吸道分泌大量脓性痰液,伴随呼吸可听见咯咯的声响。病人是出现了
A. 咯血　　　　　B. 呕血
C. 喉鸣　　　　　D. 窒息

E. 呼吸困难

10-43 老人,男性,79岁。自老伴病故后,终日将她的照片握在手中,目光呆滞,食欲减退,不愿与人交流。此时最主要的措施是
A. 安慰支持
B. 诱导发泄
C. 转移注意力
D. 建立新的生活方式
E. 听之任之

10-44 病人,男性,85岁。独居,未婚未育,3个月前诊断胃癌伴远处转移,食欲减退,活动无耐力,疼痛明显,痛苦不堪,常与人说想早点了结生命。其对待死亡的心理类型是
A. 理智型　　B. 积极应对型
C. 接受型　　D. 恐惧型
E. 解脱型

10-45 病人,男性,80岁。胃癌晚期,疼痛评分为6分,医生为其应用止痛药。下列应用止痛药的原则中错误的是
A. 三阶梯法　　B. 预防
C. 必要时　　　D. 规律
E. 足量

10-46 病人,男性,80岁。胃癌晚期,呕血后出现面色苍白,心率加快,血压下降,呼吸急促,四肢湿冷。此时病人的呕血量应为
A. 400 ml　　B. 500 ml
C. 600 ml　　D. 700 ml
E. 800 ml

A3型单项选择题(10-47～10-48)

(10-47～10-48 共用题干)

病人,男性,80岁。前列腺癌晚期,近期因病情恶化精神不佳,食欲减退,不愿与人交流,总是一个人站在窗口发呆。

10-47* 病人的心理状态是
A. 否认　　B. 愤怒

C. 协议　　D. 忧郁
E. 接收

10-48 下列对病人进行的护理措施中错误的是
A. 触摸
B. 耐心倾听和诚恳交谈
C. 舒适的护理
D. 适时有度地展开死亡教育
E. 鼓励病人绝对卧床休息

A4型单项选择题(10-49～10-53)

(10-49～10-53 共用题干)

病人,男性,78岁。胃癌晚期,突然呕出大量鲜红色液体伴胃内容物,之后血压下降,心率增加,呼吸急促,四肢湿冷。陪同家属情绪激动,大哭不止,恳求医生救治病人。

10-49 病人发生的情况是
A. 呕血　　B. 咳血
C. 脑出血　　D. 高血压危象
E. 猝死

10-50 引起此情况最可能的原因是
A. 肝硬化
B. 胃底静脉曲张
C. 胃肿瘤破裂
D. 凝血功能下降
E. 外伤

10-51 病人的出血量至少是
A. 300 ml　　B. 500 ml
C. 700 ml　　D. 800 ml
E. 1 000 ml

10-52 病人应禁食
A. 4～6 小时
B. 6～8 小时
C. 8～12 小时
D. 12～36 小时
E. 24～48 小时

10-53 此时对家属应进行
A. 康复保健
B. 死亡教育

C. 治疗方案介绍
D. 病情分析
E. 不予理睬

✤ 名词解释题(10-54~10-57)

10-54 临终关怀
10-55 死亡教育
10-56 临终护理
10-57 临终喉鸣

✤ 简述问答题(10-58~10-69)

10-58 世界卫生组织提出的临终关怀的6条标准是什么？
10-59 我国老年临终关怀主要的组织形式是什么？
10-60 影响我国老年人临终关怀的因素有哪些？
10-61 老年人临终关怀的意义是什么？
10-62 老年人对待死亡的心理类型有哪几种？
10-63 死亡教育的实质是什么？
10-64 死亡教育的内容有哪些？
10-65 临终护理的特点是什么？
10-66 临终老年人的心理变化过程是怎样的？
10-67 临终老年人的心理护理方法有哪些？
10-68 减轻喉鸣的护理措施有哪些？
10-69 丧偶老年人的心理反应有哪些？

✤ 综合应用题(10-70~10-72)

10-70 病人，女性，76岁。胃癌晚期，伴全身转移，主诉疼痛，需靠药物缓解。食欲减退，营养不良，长期卧床。
请解答：
(1) 主要护理诊断。
(2) 护理要点。

10-71 病人，男性，82岁。肺癌晚期伴肺炎，呼吸道分泌大量脓痰。今晨病人突发呼吸急促，面色青紫，痛苦面容，双手紧抓衣领，伴随呼吸可听见咯咯的声响。给予病人高流量吸氧，经口鼻吸出大量脓痰后，症状缓解。此后，病人经常生气，总是因一点小事便对家人发火。
请解答：
(1) 病人发生了什么问题？护理诊断是什么？护理要点是什么？
(2) 咯咯的声音是什么？护理要点是什么？
(3) 病人出现了怎样的心理问题？护理要点是什么？
(4) 应该怎样与病人家属沟通？

10-72 老人，女性，70岁。独居，有一女儿常年居住在国外，3个月前老伴因脑梗死突然去世。病人常拿老伴照片发呆，深感孤独。
请解答：
(1) 此时老人的心理反应属于哪个阶段？
(2) 对丧偶老人应进行哪方面的关怀？

答案与解析

选择题

A1型单项选择题

10-1	A	10-2	C	10-3	A	10-4	B
10-5	A	10-6	A	10-7	C	10-8	A
10-9	A	10-10	E	10-11	C	10-12	A
10-13	C	10-14	B	10-15	D	10-16	E
10-17	C	10-18	C	10-19	C	10-20	A
10-21	E	10-22	D	10-23	D	10-24	C
10-25	B	10-26	E	10-27	A	10-28	B
10-29	A	10-30	A	10-31	A	10-32	A
10-33	B	10-34	B	10-35	E	10-36	B
10-37	C	10-38	E				

第十章 老年人的临终关怀

A2 型单项选择题

10-39 C 10-40 B 10-41 B 10-42 C
10-43 C 10-44 E 10-45 C 10-46 E

A3 型单项选择题

10-47 D 10-48 E

A4 型单项选择题

10-49 A 10-50 C 10-51 D 10-52 E
10-53 B

部分选择题解析

10-2 解析：临终关怀的目的是提高临终病人最后的生命质量，使他们能够最大限度地减轻痛苦，有尊严并且舒适地走完人生的旅程。

10-21 解析：死亡教育是实施临终关怀的先决条件，最终目的是提高人们的生活质量。

10-23 解析：临终护理的核心是"关心"，其目的是尽最大努力，最大限度地减轻病人的痛苦，稳定情绪，缓和面对死亡的恐惧和不安，维护其尊严，提高生命质量，使临终病人在亲切、温馨的环境中离开世界，达到优死的目的。

10-37 解析：丧偶老年人的心理反应包括麻木、内疚、怀念、恢复。

10-42 解析：濒死期老人的口腔肌肉变得松弛，呼吸时，积聚在喉部或肺部的分泌物会发出咯咯的响声，这种随着呼气和吸气产生的喉鸣音被称为临终喉鸣。

10-47 解析：临终老人的心理变化包括否认、愤怒、协议、忧郁、接受。

名词解释题

10-54 临终关怀是一种特殊的卫生保健服务，指由多学科、多方面的专业人员组成的临终关怀团队，为临终病人及其家属提供包括生理、心理、社会、精神、宗教等全面的身心舒缓疗护。

10-55 死亡教育又称为优死教育，是指向社会大众传达适当的死亡相关知识，并因此使人们在态度和行为上有所转变的一种持续过程。

10-56 临终护理是指对那些已失去治愈希望的病人在生命即将结束时所实施的一种积极的综合护理，是临终关怀的重要组成部分。

10-57 濒死期老人的口腔肌肉变得松弛，呼吸时，积聚在喉部或肺部的分泌物会发出咯咯的响声，这种随着呼气和吸气产生的喉鸣音被称为临终喉鸣。

简述问答题

10-58 世界卫生组织（WHO）提出的临终关怀的 6 条标准包括：①肯定生命，认同死亡是一种自然历程；②不加速和延长死亡；③尽可能减轻痛苦及其他身体不适症状；④支持病人，使其在死亡前能有很好的生活质量；⑤结合心理、社会及灵性照顾；⑥支持病人家属，使他们在亲人疾病期间及亲人去世后的悲伤期能做适当的调整。

10-59 我国老年临终关怀主要的组织形式：①临终关怀专门机构；②附设的临终关怀机构；③家庭临终关怀病床。

10-60 影响我国老年人临终关怀的因素：①社会对临终关怀的认知不够；②临终关怀服务供给不足；③临终关怀教育尚未普及。

10-61 老年人临终关怀的意义：①维护尊严，提高老年临终者的生存质量；②安抚亲友，解决老年人家庭照料困难；③节约费用，优化利用医疗资源；④转变观念，真正体现人道主义精神。

10-62 老年人对待死亡的心理类型：①理智型；②积极应对型；③接受型；④恐惧型；⑤解脱型；⑥无所谓型。

10-63 死亡教育的实质是帮助人们认清生命的本质，接受生命的自然规律，消除和缓解人们对死亡的恐惧。

10-64 死亡教育的内容包括死亡基本知识教育、死亡与生命辨证关系教育、死亡心理教育、死亡权力教育等。在死亡教育中，老年人是比较特殊的对象，其死亡教育的内容包括：①克服怯懦思想；②正确地对待疾病；③树立正确的生命观;④做好充分的心理准备。

10-65　临终护理的特点是从单纯治愈疾病向综合性对症和整体化护理转化,护理的重点是症状控制(减轻躯体的痛苦)、心理支持(减轻心理痛苦)和对家属的安慰。

10-66　临终老年人的心理变化过程:大多要经历否认、愤怒、协议、忧郁、接受等复杂的心理变化过程。除有以上各种心理体验外,还具有个性的心理特征,包括心理障碍加重和思虑后事、留恋亲友。

10-67　临终老年人的心理护理方法:①触摸;②耐心倾听和诚恳交谈;③舒适的护理;④适时有度地展开死亡教育。

10-68　减轻喉鸣的护理措施:①变换体位,床头抬高30°,头偏向一侧,可能减少这种声音,使家属感觉老年人不是很痛苦而安心。②当呼吸频率>20次/分时,皮下注射吗啡,通过减慢呼吸频率来减少喉鸣音。必要时使用镇静药,使老人没有痛苦。③通过负压吸出分泌物,负压吸引的压力要低,抽吸时间不要超过15秒,以免出现气道黏膜出血和呼吸停止。④医护人员向家属解释,老年人不会因大量分泌物而不适,目前的针对性治疗没有益处甚至有潜在的危害性,使其没有顾虑。

10-69　丧偶老年人的心理反应包括麻木、内疚、怀念和恢复。

综合应用题

10-70　(1)主要护理诊断:疼痛。
(2)护理要点:①控制疼痛应及时、有效,正确使用"三阶梯法"。②止痛药应规律、足量应用,而不是必要时才用,等到疼痛发生时再控制比预防疼痛发生更困难。因此,对持续存在的疼痛,可预防性地定时给予止痛药;要取得病人的合作,要为病人和家属写出服药方法、服药时间、药物名称、使用的理由(因疼痛)和剂量(片或毫升),如果现在的药物不能达到解除或减轻症状,应及时告诉医护人员,及时增加剂量或换其他药物;动态评估止痛药物的效果,询问病人有无恶心、呕吐、便秘等不良反应。③对无法口服止痛药造成的不安与痛苦,可使用如皮肤贴片、舌下含服、静脉或肌内注射等方式给予止痛。④除了药物止痛,还可采用其他方法缓解疼痛,如松弛术、催眠术、针灸疗法、神经外科手术疗法等。⑤此外,如果疼痛难以控制,没有食欲,不要勉强病人进食,以免增加病人的负担与痛苦。

10-71　(1)病人发生了呼吸困难。护理诊断是气体交换受阻。护理要点:①病人床旁应备好吸引器,帮助其及时吸出痰液和口腔分泌物。②当呼吸表浅、急促、困难或有潮式呼吸时,立即给予吸氧,病情允许时可适当取半卧位或抬高头与肩。③病人由于快速呼吸加上焦虑而引起喘息,可根据医嘱应用抗焦虑剂,必要时使用吗啡降低呼吸频率。④开窗或使用风扇通风,对缓解呼吸困难也有一定帮助。⑤对张口呼吸者,用湿巾或棉签湿润口腔,或用润唇膏湿润嘴唇,病人睡着时用湿纱布遮盖口部,能避免口腔黏膜干燥、痰痂形成。

(2)咯咯的声音是喉鸣。濒死期老年人的口腔肌肉变得松弛,呼吸时,积聚在喉部或肺部的分泌物会发出咯咯的响声,这种随着呼气和吸气产生的喉鸣音被称为临终喉鸣,通常发生在生命的最后48小时。护理要点:没有任何治疗和护理措施可以从根本上消除喉鸣,但有些措施可以起到缓解作用:详见10-68答案。

(3)病人出现了愤怒心理。护理要点:①触摸;②耐心倾听和诚恳交谈;③舒适的护理;④适时有度地开展死亡教育。

(4)告知家属病人已经进入临终期,并适时地开展死亡教育,主要内容包括:①克服怯懦思想;②正确地对待疾病;③树立正确的生命观;④做好充分的心理准备。

10-72　(1)老人属于怀念的心理反应阶段。
(2)对丧偶老人的关怀要点:①安慰与支持;②诱导发泄;③转移注意力;④建立新的生活方式。老伴过世后,原有的某些生活方式和规律几乎全部破坏了。应该帮助老人调整生活方式,使之与子女、亲友重新建立和谐的依恋关系,使老人感受到虽然失去了一个亲人,但家庭成员间的温暖与关怀依旧,感到生活的连续性,也有安全感,从而使他们尽快走出丧偶的阴影,投入新的生活。

(卢　湘)

第十一章

老年人虐待问题与老年人权益保障

❖ 选择题(11-1~11-42)

✎ A1型单项选择题(11-1~11-26)

11-1 社会弱势群体中最容易受到侵害的对象是
  A. 妇女　　　　　　B. 儿童
  C. 残障人士　　　　D. 老年人
  E. 学生

11-2 最显性的虐待行为是
  A. 身体虐待　　　　B. 心理虐待
  C. 经济剥夺　　　　D. 性虐待
  E. 疏于照料

11-3* 迫使老年人与社会隔离属于
  A. 身体虐待
  B. 心理或精神虐待
  C. 经济剥夺
  D. 性虐待
  E. 疏于照料

11-4* 强迫老年人更改遗嘱属于
  A. 身体虐待
  B. 心理虐待
  C. 经济剥夺或物质虐待
  D. 性虐待
  E. 疏于照料

11-5* 不给老年人提供助听器属于
  A. 身体虐待　　　　B. 心理虐待
  C. 经济剥夺　　　　D. 性虐待
  E. 疏于照料

11-6* 有病不给治属于
  A. 性虐待　　　　　B. 心理虐待
  C. 经济剥夺　　　　D. 身体虐待
  E. 疏于照料

11-7 老年人虐待具有
  A. 恶劣性　　　　　B. 高发性
  C. 多重性　　　　　D. 致死性
  E. 危害性

11-8 老年人虐待的理论是
  A. 压力论　　　　　B. 社会交换论
  C. 个人行为论　　　D. 暴力循环论
  E. 以上都是

11-9 在预防老年人虐待问题中发挥重要作用的是
  A. 医生　　　　　　B. 护士
  C. 社会工作者　　　D. 法律人士
  E. 社区志愿者

11-10 预防虐待老年人的关键是
  A. 给予老年人更多的经济保障
  B. 给予老年人更多的权利和自主性
  C. 给予更多的法律知识
  D. 给予更多的关怀安慰
  E. 以上都不是

11-11 虐待老年人问题是涉及老年人、照顾者和环境的复杂的
  A. 照顾问题
  B. 社会问题
  C. 照顾问题和经济问题
  D. 社会问题和经济问题
  E. 照顾问题和社会问题

11-12 预防虐待老年人的基本措施是
  A. 提供法律保障

B. 提供医疗服务
C. 改变人们的观念和行为
D. 加强道德教育
E. 宣传法律知识

11-13 老年人虐待评估最基本的程序是
A. 询问　　　　B. 触诊
C. 视诊　　　　D. 扣诊
E. 家庭访谈

11-14 老年人虐待的评估本质上是
A. 医疗问题　　B. 隐秘的问题
C. 照顾问题　　D. 经济问题
E. 社会问题

11-15 老年人虐待问题评估的内容是
A. 身体健康评估
B. 环境评估
C. 社会心理功能评估
D. 文化因素评估
E. 以上都是

11-16 评估老年人虐待问题面临的首要难题是
A. 如何与老年人沟通
B. 如何进入老年人家中
C. 如何与照顾者沟通
D. 如何使用评估工具
E. 如何记录评估内容

11-17 评估老年人虐待问题时,应记录的内容是
A. 主诉
B. 病史
C. 损伤的详细情形
D. 异常的实验室检查值
E. 以上都是

11-18 我国法律规定,老年人是指年龄在
A. 50周岁以上
B. 55周岁以上
C. 60周岁以上
D. 65周岁以上
E. 70周岁以上

11-19 专门为老年人提供权益保障的法律条文是
A. 宪法
B. 继承法
C. 婚姻法
D. 老年人权益保障法
E. 劳动法

11-20 我国第一部老年人权益保障法颁布于
A. 1992年　　　B. 1994年
C. 1996年　　　D. 1998年
E. 2000年

11-21 我国现行版本的老年人权益保障法修订于
A. 2010年　　　B. 2011年
C. 2012年　　　D. 2013年
E. 2015年

11-22 老年人就医治疗时可以优先者是年龄在
A. 50周岁以上　B. 55岁以上
C. 60周岁以上　D. 65周岁以上
E. 70周岁以上

11-23 赡养人和其他家庭成员有虐待老年人时,视情节严重程度追究
A. 民事责任
B. 行政责任
C. 刑事责任
D. 行政责任或刑事责任
E. 警告教育

11-24 不常看望老年人属于
A. 违规　　　　B. 违法
C. 违纪　　　　D. 违背道德
E. 以上都不是

11-25 世界上第一部为赡养父母而制定的法律产生于
A. 美国　　　　B. 日本
C. 新加坡　　　D. 中国
E. 韩国

11-26 世界上第一部为赡养父母而创立的法律颁布于
A. 1995年　　　B. 1996年

C. 1997 年   D. 1998 年
E. 1999 年

A2 型单项选择题(11-27～11-30)

11-27 老人,女性。3 年前配偶去世后独居,由保姆照顾其日常起居。保姆脾气差,经常对老人发火,并进行言语攻击。老人受到的虐待是
A. 身体虐待
B. 心理或精神虐待
C. 经济剥夺或物质虐待
D. 性虐待
E. 疏于照料

11-28 老人,男性,75 岁。去年脑梗死后,行动不便,自理能力下降。多次向儿女提起需要助行器帮助行走,儿女迟迟未满足老人的要求。老人受到的虐待是
A. 身体虐待
B. 心理或精神虐待
C. 经济剥夺或物质虐待
D. 性虐待
E. 疏于照料

11-29 老人,男性,80 岁。近日病情恶化,自觉已到生命尽头。遂立遗嘱将自己名下的 1 套房产留给外孙。其子对其不满,要求老人更改遗嘱。老人受到的虐待是
A. 身体虐待
B. 心理或精神虐待
C. 经济剥夺或物质虐待
D. 性虐待
E. 疏于照料

11-30 老人,女性,76 岁。去年脑梗死后,丧失活动能力,长期卧床,大、小便失禁。有一女儿常年居住国外。由保姆照顾,保姆不时殴打老人,致使其身上多处瘀斑。老人受到的虐待是
A. 身体虐待
B. 心理或精神虐待
C. 经济剥夺或物质虐待
D. 性虐待
E. 疏于照料

A3 型单项选择题(11-31～11-36)

(11-31～11-33 共用题干)

老人,女性,70 岁。右侧肢体偏瘫,行动不便,中度听力丧失。与儿子一家同住,儿子忙于工作无暇照看家庭,家庭日常均由妻子负责照料,包括洗衣做饭、打扫卫生和照顾 2 岁的宝宝,常抱怨负担重,无人分担。老人多次向儿媳讨要助听器未果,二人关系进一步恶化。

11-31 老人受到的虐待是
A. 身体虐待
B. 心理或精神虐待
C. 经济剥夺或物质虐待
D. 性虐待
E. 疏于照料

11-32 导致老人受到此虐待的主要个人因素是
A. 心理因素   B. 生理因素
C. 性格因素   D. 经济地位
E. 社会因素

11-33 导致儿媳用此方式对待老人的主要因素是
A. 外部压力   B. 照顾压力
C. 性格因素   D. 关系不睦
E. 经济地位

(11-34～11-36 共用题干)

某护士在进行家庭访视时发现老人精神萎靡、面色苍白,卧室仅有一张木板床,没有被子和褥子,边上有一碗发霉的米饭,房间里充满尿骚味。

11-34 护士观察到老人的情况是
A. 身体虐待
B. 心理或精神虐待
C. 经济剥夺或物质虐待
D. 性虐待

E. 疏于照料

11-35 对于此种情况,最主要的预防措施是
A. 国家津贴补助
B. 社会关系支持
C. 亲戚朋友援助
D. 发挥个人能力
E. 家庭层面照料

11-36 对于此种情况的干预措施,不妥的是
A. 详细评估
B. 仔细记录
C. 按照相应的虐待报告程序进行上报
D. 按照相应的虐待报告程序进行干预
E. 直接送养老院

A4 型单项选择题(11-37～11-42)

(11-37～11-42 共用题干)

老人,女性,67 岁。儿子 40 岁,未婚,初中文化,嗜酒,工作不稳定,没有固定收入来源,情绪不稳伴焦虑,与老人同住,老人常对儿子进行说教,责怪其不务正业,不思进取。儿子不满母亲唠叨,醉酒后对母亲大打出手,导致其右股骨骨折入院,现术后家中卧床静养。儿子对老人照顾不周,三餐无法保证。

11-37 入院前老人受到的虐待是
A. 身体虐待
B. 心理或精神虐待
C. 经济剥夺或物质虐待
D. 性虐待
E. 疏于照料

11-38 导致虐待的施暴者因素是
A. 照顾压力
B. 自身疾病
C. 经济压力
D. 婚姻状况
E. 个性特征及精神状况

11-39 导致虐待入院的受虐者因素是
A. 生理因素
B. 心理因素
C. 身体状况不佳
D. 经济来源不足
E. 繁忙工作

11-40 老人居家静养受到的虐待是
A. 身体虐待
B. 心理或精神虐待
C. 经济剥夺或物质虐待
D. 性虐待
E. 疏于照料

11-41 老人居家时主要的护理问题是
A. 疼痛
B. 营养不良
C. 自理能力受限
D. 焦虑
E. 知识缺乏

11-42 此虐待情况产生的相关理论是
A. 压力论   B. 期望轮
C. 个人行为论   D. 暴力循环论
E. 社会交换论

名词解释题(11-43～11-48)

11-43 虐待老人
11-44 身体虐待
11-45 心理或精神虐待
11-46 经济剥夺或物质虐待
11-47 性虐待
11-48 疏于照料

简述问答题(11-49～11-58)

11-49 虐待老年人的形式有哪些?
11-50 虐待对老年人的影响有哪些?
11-51 虐待老年人造成后果的轻重程度取决于哪些因素?
11-52 虐待老年人的原因有哪些?
11-53 虐待老年人的个体因素有哪些?
11-54 虐待老年人的外部因素有哪些?

11-55 如何预防老年人的虐待问题？
11-56 如何干预老年人的虐待问题？
11-57 老年人的合法权益受到侵害后,如何维护自己的合法权益？
11-58 我国老年人权益保障法的主要内容是什么？

综合应用题(11-59)

11-59 某护士在糖尿病教育门诊接诊了一位被保姆虐待的老人。老人70岁,糖尿病病史20余年,2年前因糖尿病足截肢后自理能力受限,3个月前老伴去世后,其子为其雇佣一位保姆照顾其日常起居,但是这位保姆却对老人进行了身体虐待。

请解答：
(1) 被虐待后的老人常会有哪些特殊的表现？
(2) 护士需采取哪些措施对虐待问题进行干预？

答案与解析

选择题

A1 型单项选择题

11-1 D 11-2 A 11-3 B 11-4 C
11-5 E 11-6 D 11-7 C 11-8 E
11-9 B 11-10 B 11-11 E 11-12 C
11-13 E 11-14 E 11-15 E 11-16 B
11-17 E 11-18 C 11-19 D 11-20 C
11-21 E 11-22 E 11-23 D 11-24 E
11-25 C 11-26 B

A2 型单项选择题

11-27 B 11-28 E 11-29 C 11-30 A

A3 型单项选择题

11-31 E 11-32 A 11-33 B 11-34 E
11-35 E 11-36 E

A4 型单项选择题

11-37 A 11-38 E 11-39 B 11-40 E
11-41 C 11-42 C

部分选择题解析

11-3 解析：心理虐待或精神虐待是指故意或非故意地采用语言、行动或其他方式引起老年人情绪紧张或痛苦。具体而言,经常叫骂和语言恐吓,致使老年人心理承受极其痛苦的压力、折磨；在行动和感情上为难老年人,从言语上进行攻击,从精神和行为上进行孤立；阻碍日常活动,限制老年人的行动自由,强迫其做违反意愿的事情；给予老年人沉默对待,迫使其与社会隔离,如禁止老人接触儿孙、家人或朋友等。

11-4 解析：经济剥夺或物质虐待是指使用不当方式或非法手段剥夺老年人处理自己财产的权利,或是对老年人的财产或资金做非法或不当的处置。具体可表现为：①非法使用或不适当使用或侵吞老年人的财产和(或)资金；②强迫老年人更改遗嘱及其他法律文件；③剥夺老年人使用其个人资金的权利；④通过经济骗局以及诈骗性计划,侵害和掠夺老年人财产。

11-5 解析：疏于照料是指特定的照顾者拒绝或未能履行赡养义务,不能满足一个依赖他(她)的老年人在生理、心理、社会和环境等方面的需求。具体表现为：①不给老年人提供适当的食物、水、干净的衣物和安全舒适的住所,无良好的保健和个人卫生条件；②不准老年人与外界交往,与外界信息交流中断；③不提供必要的辅助用品,如老花镜、助听器、义齿、助行器或拐杖；④未能阻止老年人受到身体上的伤害,未能进行必要的监护。照顾者可能由于缺乏信息、意识、技能、兴趣或资源,无意中造成老年人基本用品的缺乏,也有可能是因为某种原因有意怠慢或疏忽老年人。

11-6 解析: 身体虐待是指因重复性或长期性的外力行为,致使老年人身体受伤、遭受某种程度的疼痛或损伤。包括:①暴力行为,如饿冻老人、强迫喂食、殴打、禁闭、推、捏等,致使老人产生肉体上的痛苦。②有病不给治、接受太多无用医疗、太少的医疗、不适当医疗等。③任何形式的体罚,如长期施加暴力造成痛苦或有害于身体的不适当限制或禁闭。

名词解释题

11-43 虐待老人是指在本应充满信任和安全的任何关系中,发生的一次或多次致使老年人受到身体或心理伤害的行为,或不采取适当行动致使老年人受到身体或心理伤害,导致处境困难的行为。具有多种表现形式的综合征,可以表现为身体和情感上的虐待,可以是对老年人有意或无意的忽视,对老年人财产的剥夺或遗弃,也可以是这些情况的综合表现。

11-44 身体虐待是指重复性或长期性的外力行为,致使老年人身体受伤、遭受某种程度的疼痛或损伤。

11-45 心理或精神虐待是指故意或非故意地采用语言、行动或其他方式引起老年人情绪紧张或痛苦。

11-46 经济剥夺或物质虐待是指使用不当方式或非法手段剥夺老年人处理自由财产的权利,或是对老年人的财产或资金做非法或不当的处置。

11-47 性虐待是指在老年人不同意或不情愿的情况下强迫进行某种形式的性接触,包括向其展示自己的性器官、非礼及强迫进行性行为。

11-48 疏于照料是指特定的照顾者拒绝或未能履行赡养义务,不能满足一个依赖他(她)的老年人在生理、心理、社会和环境等方面的需求。

简述问答题

11-49 虐待老年人的形式有5种:①身体虐待,包括暴力行为、有病不给治及任何形式的体罚。②心理或精神虐待。③经济剥夺或物质虐待,包括非法使用或不适当使用或侵吞老年人的财产和或资金;强迫老年人更改遗嘱或其他法律文件;剥夺老年人使用个人资金的权利;经济骗局以及诈骗性计划,侵害或掠夺老年人财产。④性虐待。⑤疏于照料,包括不给老年人提供适当的食物、水、干净的衣服和安全、舒适的住所,无良好的保健和个人卫生条件;不准老年人与外界交往,与外界信息交流中断;不提供必要的辅助用品,如老花镜、助听器、义齿、助行器或拐杖;未能防止老年人受到身体上的伤害,未能进行必要的监护。

11-50 虐待行为给老年人的身心健康造成了长期负面的影响,被虐待的老人常发生骨折、抑郁、痴呆、营养不良和死亡等不良后果。具体可以包括:①由于对身体的伤害而造成的终身残疾;②免疫系统反应能力降低;③慢性进食紊乱和营养不良;④药物及酒精依赖;⑤自伤或自我疏忽;⑥抑郁症;⑦恐惧和焦虑;⑧自杀倾向;⑨死亡。

11-51 虐待老年人造成后果的轻重程度取决于所受的虐待的意图、类型、严重程度、频率和持续时间。此外,能否及时得到照顾及相应的社会帮助也将影响虐待的最终结果。

11-52 虐待老年人的原因可归纳为个体因素和外部因素。虐待老年人行为的发生常由于个体因素和外部因素相互影响、相互作用所导致。

11-53 在虐待行为发生的过程中,施虐者和受虐老年人的个体因素都对虐待行为的发生有影响。施虐者因素:①照顾压力;②外在压力;③施虐者的个性特征及精神状况。受虐老年人因素:①生理因素,老年人的健康状况,特别是老年人的生活自理能力与虐待老年人行为的发生有比较密切的关系。②心理因素,老年男性保留家长权威,对子女横加干涉和指责;老年女性唠叨,导致家庭矛盾;老年人对照顾者提出无理要求或者有意刁难照顾者。③社会经济地位因素,受教育水平越高、经济来源高且稳定,受虐待可能性越低。

11-54 虐待老年人的外部因素包括:①社会福利保障制度和法律制度;②社会文化因素;③社区因素。

11-55 可以从国家、社会、家庭和个体等几方面进行预防。

国家层面:首先,应该加快完善我国在社会保障方面的立法,进一步保障老年人的老年生活"老有所依",特别是加大农村老年人照顾的经费投入,让其不再单纯地依靠家庭和子女养老,完善农村的医药卫生条件,保障老年人"病有所医";其次,加速提升我国经济实力,以便有能力应对老龄化浪潮的到来;再次,加大对宣传教育经费的投入,特别是对农村偏远地区的教育支持,普及法律知识。教育不仅包括传授新的照顾知识,还包括转变人们的观念和行为,因此是预防虐待老年人的基本措施。社会上有很多机构都提供相应的有关老年人虐待的信息和预防干预知识,应让老年人和家人理解什么是虐待老年人的行为,一旦发生应如何采取行动。

社会层面:慈善机构和相关社会组织应充分发挥其作用,为需要帮助的老年人和其家庭提供帮助。例如,创造机会鼓励老年人最大限度地参与社会活动;相关机构需关注老年人照顾者的照顾负担,过于沉重的照顾负担往往是导致虐待行为发生的一个不容忽视的危险因素。因此,在照顾机构中一定要保证合理的照顾人员和老年人之间的人力配比,在社区居家照顾中提供可以在社区使用的日间照料服务或喘息服务,对照顾人员进行照顾能力的培训和相关知识教育,必要时给予照顾人员一定的心理疏导服务可以减轻照顾负担,进而预防虐待行为的发生。

家庭和个人层面:鼓励家人和老年人一起讨论老年人的照顾需求,共同做出照顾决策,如在老年人需要越来越多的帮助时将由谁、如何进行帮助等。要鼓励老年人持续记录他们所拥有的钱财和贵重物品,在记录过程中如需要帮助就及时提出请求。如果老年人接受到的照顾不适宜,有虐待发生的危险,应鼓励老年人主动寻求帮助、离开可能受虐待的环境,如与朋友或其他家人生活在一起,进而避免被虐待事件的发生。同时,也要教给老年人在受到虐待时应该如何寻求政府和法律的帮助,例如向所在社区居委会(或者街道)或自己既往单位的相关组织部门(或工会)如实反映情况,必要时要借助法律武器维护自己的尊严和权利。

11-56 在老年人虐待问题的干预过程中,重要的是详细评估、仔细记录,以及遵从相应的虐待报告程序,获取相关机构的帮助。①详细评估。在进行评估时应注意:老年人虐待的评估与其他健康和医疗评估不同,本质上它是一个隐秘的问题,只有怀疑老年人被虐待时才能执行;家庭访谈常是最基本的程序,而是否可以进入到老年人家中进行评估是评估人员面临的首要难题。虐待问题的隐蔽性,特别是评估结果与老年人意愿不一致时容易导致老年人和照顾者对评估产生抵触情绪。评估的内容应针对虐待给老年人造成的多方面的影响来进行,主要评估内容包括身体健康评估、日常生活状况评估、社会心理功能评估、环境评估、生命威胁评估、文化因素评估等。其中生命威胁评估是指评估出与法律措施直接相关并作为基本法律依据的内容,如伤口已经感染、没有给予正确的胰岛素剂量致使足部坏疽或溃疡恶化等。②仔细记录。护士要善于发现与老年人的病史和家庭照顾史不匹配的症状或体征,并进行仔细记录。有关文件记录一定要详细描述老年人的主诉、病史、损伤的详细情形,以及一些异常实验室检查值等。在某些情况下,拍摄照片也是一种记录受虐待情况的有效手段。③遵从相应的虐待报告程序进行上报和干预。护士一旦发现老年人遭受虐待,就要和老年人一起寻找安全可行的解决方法。护士可以询问老年人以往是否有虐待发生,如何采取措施、解决效果如何。护士帮助老年人寻找当地相应的机构,上报虐待事件,共同解决,如上报虐待事件至社区居委会、街道、施虐人所在单位的相应部门等,甚至是当地派出所。护士在某些时候需要出庭作证,证明有虐待情形的发生,这是护士的职责之一,也是保护老年人免受更长时间的虐待、恢复其生命尊严的重要途径。

11-57 老年人的合法权益受到侵害后,为维护自己的合法权益,有两条途径可供选择:一是,可以要求有关部门解决,如老年人认为自己的养老金或医疗待遇受到侵害,可以要求侵害人所在组织或者侵害组织的上级机关处理;老年人认为其家庭成员侵害了自己的合法权益,可以要求家庭成员所在的组织或者村(居)委会处理。二是,直接向人民法院提起诉讼,人民法院和有关部门对老年人的诉讼和要求,一定要及时受理,不能有推脱的想法。

11-58 我国老年人权益保障法的主要内容:①老年人在家庭中的权益和保障。我国老年人绝大多数生活在家庭中,经济来源和生活照料主要靠赡养人和抚养人提供。该法规定了赡养人的义务:"赡养人应当履行对老年人经济上的供养、生活上的照料和精神上的慰藉的义务"。对老年人在家庭生活中的受赡养扶助权、人身权、婚姻自由权、房产和居住权、财产权和继承权等该法都做了明确规定。同时规定赡养人的配偶应当协助赡养人履行赡养义务。赡养人的配偶主要指老年人的儿媳和女婿。②老年人在社会中的权益和保障。《老年人权益保障法》对老年人在社会生活中应享有的特殊权益作了规定,涉及老年人生活、医疗、居住、婚姻、社区服务、教育、文化生活和环境与福利等诸多方面的权益。③关于法律责任和处理程序。老年人可以委托代理人代为向有关部门要求处理或直接到法院提起诉讼。具体见11-58答案。

综合应用题

11-59 (1)虐待行为给老人的身心健康造成了长期负面的影响,被虐待的老人常发生骨折、抑郁、痴呆、营养不良和死亡等不良后果,具体包括:①由于对身体的伤害而造成的终身残疾;②免疫系统反应能力降低;③慢性进食紊乱和营养不良;④药物及酒精依赖;⑤自伤或自我疏忽;⑥抑郁症;⑦恐惧和焦虑;⑧自杀倾向;⑨死亡。该老人受到的是身体虐待,除上述表现外,还有以下影响:在生理上有受虐后的身体有形标志,如伤疤、骨折、扭伤等;在心理上的表现(如抑郁等负性情绪),以及由此而致的外出活动减少、困惑和行为方式上的改变。

(2)老人受到了身体虐待,护士应采取以下措施进行干预:①详细评估。评估的内容应针对虐待给老人造成的多方面影响来进行,主要评估内容包括身体健康评估、日常生活状况评估、社会心理功能评估、环境评估、生命威胁评估、文化因素评估等。②仔细记录。描述老人的主诉、病史、损伤的详细情形,以及一些异常实验室检查值等。在某些情况下,拍摄照片也是一种记录受虐待情况的有效手段。③按照相应的虐待报告程序进行上报和干预。和老人一起寻找安全可行的解决方法。询问老人以往是否有虐待发生,采取了哪些措施,解决效果如何。帮助老人寻找当地相应的机构,上报虐待事件,共同解决,如上报虐待事件至社区居委会、街道、施虐人所在单位的相应部门等,甚至是当地派出所。在某些时候需要护士出庭作证,证明有虐待情形的发生。

(卢 湘)

主要参考文献

1. 化前珍,胡秀英.老年护理学[M].北京:人民卫生出版社,2017.
2. 孙建萍,张先庚.老年护理学[M].北京:人民卫生出版社,2018.
3. 李望.老年常见疾病护理[M].北京:科学出版社,2022.
4. 姜小鹰,刘俊荣.护理伦理学[M].北京:人民卫生出版社,2020.
5. 姚月荣,王秀琴,王芃.老年健康评估[M].武汉:华中科技大学出版社,2021.
6. 贾爱芹.常见疾病护理流程[M].北京:人民军医出版社,2016.
7. 徐桂华.老年护理学[M].北京:人民卫生出版社,2016.
8. 黄岩松,李敏.老年健康照护[M].武汉:华中科技大学出版社,2017.
9. 曹新妹,栗幼嵩.护理心理学[M].武汉:华中科技大学出版社,2020.
10. 董志.药理学[M].北京:人民卫生出版社,2017.

图书在版编目(CIP)数据

新编老年护理学考题解析/曹雪楠,王骏,刘芹主编. —上海:复旦大学出版社,2022.11
(护理专业教辅系列丛书)
ISBN 978-7-309-16086-4

Ⅰ.①新⋯　Ⅱ.①曹⋯ ②王⋯ ③刘⋯　Ⅲ.①老年医学-护理学-资格考试-题解　Ⅳ.①R473-44

中国版本图书馆 CIP 数据核字(2021)第 280596 号

新编老年护理学考题解析
曹雪楠　王　骏　刘　芹　主编
责任编辑/肖　芬

复旦大学出版社有限公司出版发行
上海市国权路 579 号　邮编:200433
网址:fupnet@fudanpress.com　http://www.fudanpress.com
门市零售:86-21-65102580　团体订购:86-21-65104505
出版部电话:86-21-65642845
常熟市华顺印刷有限公司

开本 787×1092　1/16　印张 12.75　字数 318 千
2022 年 11 月第 1 版
2022 年 11 月第 1 版第 1 次印刷

ISBN 978-7-309-16086-4/R·1931
定价:50.00 元

如有印装质量问题,请向复旦大学出版社有限公司出版部调换。
版权所有　侵权必究